U0590164

中医治未病针灸与调理

主编 虞鹤鸣 曹 于 余亚兰 顾晋瑜 黄 晶 刘 伟

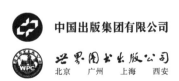

中国出版集团有限公司

世界图书出版公司
北京 广州 上海 西安

图书在版编目（CIP）数据

中医治未病针灸与调理 / 虞鹤鸣等主编. -- 北京：
世界图书出版有限公司北京分公司，2024. 12. -- ISBN
978-7-5232-2050-4

Ⅰ. R245

中国国家版本馆CIP数据核字第2025FP4916号

书　　名	中医治未病针灸与调理	
	ZHONGYI ZHI WEIBING ZHENJIU YU TIAOLI	
主　　编	虞鹤鸣　曹　于　余亚兰　顾晋瑜　黄　晶　刘　伟	
责任编辑	刘梦娜	
特约编辑	李辉芳　郑家麟	
封面设计	石家庄健康之路文化传播有限公司	
出版发行	世界图书出版有限公司北京分公司	
地　　址	北京市东城区朝内大街 137 号	
邮　　编	100010	
电　　话	010-64038355（发行）　64033507（总编室）	
网　　址	http://www.wpcbj.com.cn	
邮　　箱	wpcbjst@vip.163.com	
印　　刷	中煤（北京）印务有限公司	
开　　本	787 mm×1092 mm　1/16	
印　　张	16.25	
字　　数	400 千字	
版　　次	2024 年 12 月第 1 版	
印　　次	2024 年 12 月第 1 次印刷	
书　　号	ISBN 978-7-5232-2050-4	
定　　价	82.00 元	

版权所有　翻印必究

（如发现印装质量问题，请与本公司联系调换）

编委会

主　编：虞鹤鸣　南京市中医院
　　　　曹　于　北京中西医结合医院
　　　　余亚兰　西安中医脑病医院
　　　　顾晋瑜　澳大利亚墨尔本北京同仁堂中医门诊
　　　　黄　晶　武汉市中医医院
　　　　刘　伟　山东第一医科大学附属颈肩腰腿痛医院
副主编：黄庆菊　佛山市南海区里水镇社区卫生服务中心
　　　　陈亚杰　济南护理职业学院
　　　　张艳媚　广州中医药大学深圳医院（福田）
　　　　栾逸先　广东省中医院海南医院－海南省中医院
　　　　洪登攀　西安中医脑病医院
　　　　刘子达　北京市上地医院
　　　　代普云　云南省曲靖市曲靖经开康麒医院
　　　　张兴荣　贵州中医药大学第二附属医院
　　　　罗本华　广西中医药大学
　　　　张德东　内蒙古阿荣旗大河湾骨科医院
　　　　吴王芳　宁波市中医院
　　　　张春龙　北京市海淀区四季青镇社区卫生服务中心
　　　　李明霞　公安部第一研究所卫生所
　　　　杨　薇　柳州市中医医院（柳州市壮医医院）
编　委：薛炜翔　中国人民解放军联勤保障部队第910医院
　　　　郇晓宇　济南护理职业学院
　　　　陆　锋　广西壮族自治区桂东人民医院
　　　　陈　夷　北京中医药大学第三附属医院
　　　　杨晓琳　南平市第一医院
　　　　白欣蕊　榆林市中医医院
　　　　慕肖梅　榆林市中医医院
　　　　刘　鹏　陕西中医药大学
　　　　李　婷　榆林市中医医院
　　　　孙立志　北华大学附属医院
　　　　李璜之　藏颐堂深圳研发室

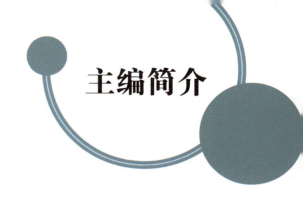

虞鹤鸣，男，教授、主任中医师，毕业于南京中医药大学，现任南京市中医院党委副书记、院长。兼任中华中医药学会膏方分会、心身医学分会副主任委员，江苏省中医药学会治未病专委会主任委员、脑病专业委员会常务委员等。2005年和2022年分别获得南京市科技进步三等奖和南京市中医药科学技术三等奖（排名第一）。曾先后获得南京首届优秀青年中医工作者、"南京市名中医"、南京市卫生健康系统优秀管理者、南京市卫生健康委员会优秀党务工作者及首届"南京中医药大学名医"等称号。长期从事中医治未病、脑血管病、颤病、郁病、痴呆、头痛、眩晕、睡眠障碍等疾病的中西医结合临床、科研、教学研究，对卫生事业、医院管理亦有较深造诣。强调中医治未病理念，引领省内中医治未病学科发展及质控工作。

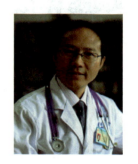

曹于，女，主任医师，毕业于北京中医药大学，现就职于北京中西医结合医院，担任健康管理中心（治未病）科主任。被评为第三期仲景国医优秀传人、第六批北京市级中医药专家学术继承人、2024年度首都杏林健康卫士，以及京津冀中医、中西医结合"晨曦60"计划优秀人才、北京中西医结合学会"杰出青年专家"、海淀区属卫生健康系统高层次人才。

师从首都名中医金哲教授、国内知名的针灸专家刘志顺教授。现任北京中西医结合学会治未病专业委员会副主任委员兼秘书长、北京中西医结合学会医养结合专业委员会常务委员等。擅长运用中药联合针灸治疗月经不调、慢性盆腔炎、多囊卵巢综合症、痛经、更年期综合征等妇科疾病，对疲劳综合征、失眠、心悸、颈腰椎病、神经性头痛、前列腺增生等有丰富临床经验。主持省部级课题1项、北京市中医局课题2项，参与省部级、区级课题10余项，发表学术论文20余篇，参与编著2部，发表SCI论文2篇，获国家发明专利1项。

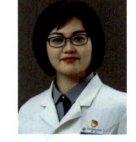

余亚兰，女，主任医师，毕业于陕西中医药大学，现就职于西安中医脑病医院，担任脑病八科主任及硕士研究生导师。被评为全国中医临床特色技术骨干人才，中国工程院院士、国医大师石学敏教授学术继承人，西岐中医学术流派第四代主要传承人，第二批省级中医药青年科技骨干人才，三秦人才创新团队主要成员。兼任世界中联"亚健康"专业委员会理事会常务理事、中华中医药学会内

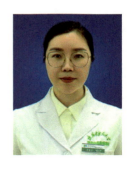

科分会第八届委员会青年副主任委员及其脑病分会青年委员、中国中医药促进会中医学术流派分会委员及其脑病分会常委，以及陕西省中医药学会神志病专业委员会、针药结合专委会、老年病专委会常委，担任五运六气专委会、经方专委会常委兼副秘书长、陕西省中西医结合学会脑病专委会常委兼副秘书长等。主持及参与国家级及省级科研课题10余项。主编及参编著作8部。在国家级、省级刊物上发表论文10余篇。

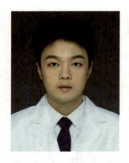

顾晋瑜，男，中医师，毕业于皇家墨尔本理工大学，现就职于澳大利亚墨尔本同仁堂中医门诊，拥有健康科学和应用科学双学士学位（中医、针灸专业），获优秀毕业生荣誉。深受浙江省名中医朱可奇教授及多位老中医悉心教导，精研中医基础理论。临床运用针灸特色疗法结合中医经验名方，取得较好的疗效。擅长治疗颈椎病，腰椎间盘突出症，关节炎，运动关节损伤疾病，萎缩性胃炎，胃溃疡，过敏性鼻炎，支气管哮喘，中风偏瘫，老年痴呆症，高血压，糖尿病及各种皮肤病等综合性疾病。专著有《中医呼吸疾病诊断与治疗》《中医呼吸疾病治疗与预防研究》等。

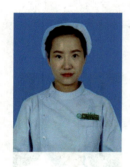

黄晶，女，副主任护师，毕业于咸宁医学院，现任武汉市中医医院治未病科护士长。担任中国中医药研究促进会免疫疾病分会常务委员、世界中联专业（工作）委员会理事等。擅长使用罐类、刮痧类、灸类等中医适宜技术治疗颈椎腰腿痛类疾病，曾多次参加省市级中医适宜技术大赛，获得多项省市中医适宜技术竞赛荣誉及奖项。

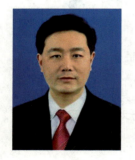

刘伟，男，主治医师，毕业于山东中医药大学，现就职于山东第一医科大学附属颈肩腰腿痛医院，担任治未病中心主任。担任中国中医药促进会外治分会理事、中国中医药研究促进会针刀疼痛康复分会理事、山东疼痛医学会颈肩腰腿痛委员会委员等职务，研究方向为中西医结合防治骨关节病。在中医治未病与疼痛类疾病领域具有特有专长；发表SCI论文、核心论文多篇；主持和参与国社科重大项目、山东省重大科技创新工程、山东省中央引导地方科技发展资金项目、山东省中医药科技面上项目等课题；获山东省体卫融合试点项目2021试点推广类优秀成果奖；2024年齐鲁中医药文化项目结题。

前　言

中医治未病是中华传统医学的瑰宝，是预防医学与整体健康管理的重要实践。它强调"未病先防、既病防变、愈后防复"，体现了中医学独特的整体观念与辨证施治理念。随着现代医学的不断进步和人们健康需求的日益增加，中医治未病的理论与实践正逐步融入现代健康管理体系，在慢性病防治、亚健康状态调理等领域发挥着重要作用。

本书以"中医治未病针灸与调理"为主题，从基础理论到临床应用，系统阐述了中医治未病的核心理念、实践原则及具体方法，旨在为医疗从业者、学术研究人员及广大中医爱好者提供一本全面而实用的参考书。

第一篇"中医治未病的概述"全面回顾了治未病的理论基础和发展历程，探讨了其在现代医学中的实践价值及国际化发展趋势，尤其是在慢性病管理中的重要作用。本篇还着重介绍了针灸在治未病中的独特作用，分析了其理论机制与临床应用原则。

第二篇"常见病的中医治未病"聚焦于呼吸、消化、神经、代谢等系统的常见疾病，以及亚健康状态的干预方法，通过结合针灸技术和中医经验方，为疾病预防、治疗及康复提供了切实可行的解决方案。这不仅拓展了针灸治未病的应用范围，也为临床实践提供了丰富的经验指导。

本书的编写注重理论与实践相结合，既阐述了中医治未病的传统理论，又融入了针灸疗法和现代医学的先进理念，力求将中医的优势与现代科学方法有机结合。希望本书能为读者搭建一座了解中医治未病的桥梁，让这一古老而实用的医学智慧在现代社会焕发新的生机，为大众健康提供更多可能。

愿本书成为读者学习、实践中医治未病的重要工具，也期待通过这本书推动中医治未病理论与技术的广泛传播，为构建"以健康为中心"的医学模式贡献绵薄之力。

本书的编写受到时间、编写人员能力及水平的限制，对书中的不足之处，恳请广大读者、同行专家给予批评指正。

目　　录

第一篇　中医治未病的概述

第二篇　常见病的中医治未病

第一篇
中医治未病的概述

第一章　中医治未病的理论基础

第一节　未病与治未病

治未病出自《黄帝内经》（下简称《内经》）之《素问·四气调神大论》，本篇是《内经》中最重要的养生学文献，体现了天人合一的整体观、阴阳平衡的生命观、未病先防的健康观，是我们开展预防与养生工作的重要理论基础。

一、健康与疾病的定义

愉悦的心情、强壮的体力、充沛的精力、良好的心态是健康的四大基本表现。不同时代对健康的定义并不完全相同，早期认为身体没有疾病、没有虚弱就是健康。

健康的英文是 Wellness，健康状况的英文是 Health。《辞海》将健康定义为：人体各器官系统发育良好、功能正常、体质健壮、精力充沛，并具有良好劳动、效能的状态。通常用人体测量、体格检查和各种生理指标来衡量健康。这种提法符合当时的社会环境、一般大众的认识，因而广为认可和接受。很长一段时间，我们对"心理和社会适应能力上的完好状态"处于无知的状态，直到改革开放后才开始重视心理和社会适应能力对健康的影响。

《简明不列颠百科全书》1987 年中文版关于健康的定义是："健康是使个体能长时期地适应环境的身体、情绪、精神及社交方面的能力"。健康可用可测量的数值（如身高、体重、体温、脉搏、血压、视力等）来衡量，但其标准很难掌握。虽然在定义中提到心理因素，但在测量和疾病分类方面没有具体内容。可以说这是从生物医学模式向生物－心理－社会医学模式过渡过程中的产物。

健康是指一个人在身体、精神和社会等方面都处于良好的状态。传统的健康观是"无病即健康"，现代人的健康观是整体健康，世界卫生组织提出"健康不仅是躯体没有疾病，还要具备心理健康、社会适应良好和有道德"。因此，现代人的健康内容包括：躯体健康、心理健康、心灵健康、社会健康、智力健康、道德健康、环境健康等。健康是人的基本权利。

疾病，是产生症状或体征的异常生理或心理状态，是人体在致病因素的影响下，器官组织的形态、功能偏离正常标准的状态。

二、未病与治未病

疾病的现代定义是与健康相对应的，《说文解字》记载："疾，病也""病，疾加也"，由此可见，古代两字并不具有相同的含义，此外还有"恙"，是指心忧。由此可见，病的原始意义应当是重病，而未病应当指疾病的萌芽，未重的阶段，从扁鹊见蔡桓公的故事，可以对古代有关疾、病及预防思想有所了解。

（一）未病的定义

在中医学中，未病是指一种尚未显现出明确疾病症状的状态，即机体处于潜在的疾病

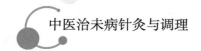

危险中。它不仅包括尚未发病的个体，也包括那些已经表现出不适或亚健康状态，但尚未发展为明确疾病的群体。未病是一个广泛的概念，涵盖了从完全健康到即将生病的不同阶段。从中医的角度来看，未病不仅仅是指一种生理或病理上的改变，更是一个涉及整体健康、气血平衡、阴阳调和的动态过程。未病的状态表现为以下 3 种情况。

1. 机体尚处于健康状态，但处于疾病的潜在风险中

在日常生活中，诸多因素可使机体处于这种特殊状态。从外部环境来看，长期暴露于污染的空气、水源环境里，有害化学物质会逐渐累积影响机体。内在方面，情绪波动过大时，人体内分泌系统易紊乱；压力过大会干扰神经调节机制；饮食不当，如过度摄入高糖、高脂食物，可致代谢失衡。这些均会削弱身体自我调节能力，让机体健康变得脆弱，悄然埋下疾病的隐患。

2. 体内阴阳失衡，气血不足或郁结，尚未达到病理变化的程度

依据中医理论，人体需要维持阴阳平衡及气血的顺畅流通才能保障健康。当出现阴阳失衡，如阳气过盛或阴气偏衰，会打破机体原有的协调状态。气血不足时，各脏腑得不到充足滋养，功能受限；气血郁结则会使气血运行受阻。尽管当下尚未引发明显病理改变，可它们犹如隐藏的"导火索"，一旦积累到一定程度，极易诱发各类疾病，构成潜在健康威胁。

3. 亚健康状态

亚健康状态是介于健康与疾病之间的一种临界状态。在此期间，身体部分功能出现轻度减退，个体常会有诸多不适症状。例如，容易感到疲乏无力，即便经过充足休息也难以恢复精力；时常遭受失眠困扰，入睡困难且睡眠质量差；还会出现头痛，多为隐痛或胀痛且反复发生。然而，通过常规的医学检查手段，却未能发现明确的病理改变，值得人们高度关注。

因此，未病不仅是生理上的未发病状态，还是心理和社会因素交织下的整体健康状态。

（二）治未病的定义

治未病是中医对未病状态的积极应对方式。其核心思想是通过提前的干预，避免疾病的发生或发展，保持机体的健康与平衡。中医治未病的概念最早见于《黄帝内经》中的"上医治未病"，强调疾病未发生时，通过调节、疏导、平衡等方法来防止疾病的发生，减少疾病对人体的伤害。

1. 防病于未然，强化预防意识

治未病将预防置于首要地位，秉持"未病先防"理念，聚焦早期干预。对于暂无病理症状者，综合考量生活各方面，如倡导规律作息、均衡膳食，避免高盐、高脂、高糖饮食，注重情绪的合理宣泄与管理，减轻压力。这并非局限于单一病种预防，而是着眼整体健康，全方位优化生活方式，构建健康"防护网"，从根源上阻断疾病滋生路径，守护机体健康。

2. 个体化治疗，辨证施治

治未病核心在于个体化，它超越常规疾病预防范畴。医生依据个体独特的体质差异，如阳虚体质者多畏寒怕冷，阴虚体质者易潮热盗汗，结合当下健康状况及所处外部环境影响因素，严格遵循辨证施治原则。精准判断诸如气虚、阴虚、湿热等具体情况，为其量身定制专属健康管理方案，致力于调和阴阳、畅达气血，维持机体内部的和谐稳定，预防疾病萌发。

3. 养生与调理并行

在治未病实践中，养生与调理相辅相成，共同构筑健康防线。中医重视养生之道，从多维度入手，饮食上讲究荤素搭配、五味调和，确保营养均衡；睡眠方面保证充足时长与良好质量，遵循自然节律；运动选取适合自身的方式，适度锻炼；心态调节注重平和乐观，避免过激情绪。通过"内调精神，外调形体"，全方位提高身体素质，强化免疫力与抗病能力，有效抵御疾病侵袭。

4. 通过针灸、按摩、药物等手段调节机体功能

治未病借助丰富的传统治疗手段来优化机体功能。以针灸为例，它依据经络学说，通过针刺穴位，激发人体自身的经络气血运行，调节脏腑功能。气血得以顺畅流通，内脏功能得到改善，机体便能够更好地发挥自我修复能力，如缓解疲劳、增强消化功能等，进而达到预防疾病及辅助治疗疾病的双重功效，展现出传统医学在健康维护方面的独特优势。

（三）未病与治未病的关系

未病与治未病之间是密切相关的。未病是治未病的基础，而治未病是未病的应对策略。通过对未病的认识和治疗，中医强调不仅要治疗疾病的表现，更要防范其发生的根源。

1. 未病作为病理预警

未病是一个病理状态的前兆，代表着身体的一种不平衡状态。虽然此时没有明显的疾病表现，但这已经为疾病的发生埋下了伏笔。未病期是最适合治疗和干预的时机，此时通过合理的中医治疗措施，可以有效防止疾病的发生，或是使疾病在初期阶段就得到控制。

2. 治未病的时机与重要性

在未病的状态下，通过治疗和调理，能够恢复机体的平衡，避免病变的进一步发展。治未病最重要的是早期干预和调整，因为此时通过简便的调理措施（如中药调理、针灸、食疗、运动、心理疏导等），可以防止疾病的发生或使其症状减轻，从而减轻后期的治疗负担。

三、治未病的主要措施

治未病的实施方法非常广泛，以下是 4 种常见的干预方式。

（一）针灸与推拿

1. 针灸

针灸作为传统中医治未病的重要手段，其原理在于经络学说，人体经络系统遍布全身，气血在其中运行。当处于未病期出现亚健康状况时，如疲劳，多因气血运行不畅、脏腑功能失调所致。通过针刺特定穴位，可激发经气，调节气血的正常流通，如针刺足三里穴能补益气血、增强脾胃功能，进而疏通经络，调整脏腑间的协调关系，提高身体抵抗力，预防疾病发生。

2. 推拿

推拿在治未病中同样发挥着关键作用。专业的推拿手法作用于体表，能直接改善局部气血循环。例如，长时间伏案工作易导致颈部、肩部肌肉紧张，推拿时运用揉、按、滚等手法作用于这些部位，可放松肌肉纤维，促进局部血液循环，缓解肌肉的僵硬与酸痛。而且这种良性的刺激还能传至脏腑，调节整体机能，提高机体免疫力，使身体处于相对健康的状态，抵御疾病侵袭。

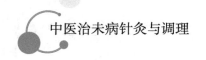

（二）中药调理

中药调理治未病严格遵循辨证施治原则，依据个人体质差异精准选方用药。中医将人体体质分为多种类型，不同体质对疾病的易感性不同。例如，对于体质偏气虚者，常表现为气短懒言、神疲乏力，四君子汤就是常用方剂，方中人参补气、白术健脾、茯苓祛湿、甘草调和，诸药配伍，起到健脾益气之效，改善气虚体质，增强机体功能，从根本上调整身体状态，预防因气虚引发的各类疾病。

（三）养生与饮食

1. 顺应四季饮食

依据中医养生理念，顺应四时变化调整饮食结构是治未病的重要环节。春季阳气升发，宜多吃新鲜蔬菜，如菠菜、韭菜等，它们富含维生素与膳食纤维，能疏肝理气、助阳生发；夏季气候炎热，可适当食用清热解暑的食物，像绿豆汤、冬瓜汤，既能补充水分，又可清热利湿，预防暑热疾病。秋季干燥，多吃梨、百合等润肺生津食物，以防燥邪伤肺；冬季寒冷，适当增加温热性食物，如羊肉、桂圆等，可温阳散寒，增强体质。

2. 个体差异饮食

考虑个体差异调整饮食同样关键。不同体质的人对食物的耐受性和需求不同。例如，阳虚体质者，平素畏寒怕冷，饮食上应多选择温热性食物，如生姜、肉桂等，有助于温补阳气；阴虚体质者常有口干咽燥、手足心热等表现，可多食用滋阴润燥的食物，像银耳、桑葚等。同时，无论何种体质，都要少食油腻食品，避免加重脾胃负担，通过合理饮食，维持身体内环境稳定，提高抗病能力。

3. 生活作息与情绪调节

在养生方面，除饮食外，规律的生活作息和良好的情绪调节不可或缺。早睡早起顺应自然昼夜节律，有助于人体阳气的潜藏与生发，保证充足睡眠能让身体各器官得到充分休息，恢复精力。保持心理平衡也极为重要，避免过度劳累和情绪波动，因为长期的焦虑、抑郁等不良情绪会影响脏腑功能，扰乱气血运行。通过这些生活方式的调整，使身心处于和谐状态，达到治未病的目的。

（四）情志调节

在中医理论中，情志对健康影响深远，"气行则血行，气滞则血瘀"明确阐述了情志与气血运行的密切联系。当人处于未病状态时，情绪不稳（如焦虑、抑郁等）情况较为常见，这些不良情志会导致气滞，使气血运行受阻。例如，长期焦虑的人，易出现胁肋部胀痛、纳呆等表现，这就是情志不畅影响了肝的疏泄功能及脾胃的运化功能，进而影响整体健康，所以调节情志对预防疾病意义重大。

第二节　中医治未病的概念与内涵

治未病是中医学中独特的健康管理思想，是中医养生与预防医学的重要组成部分。这个概念最早来源于《黄帝内经》中的"上医治未病"，其基本含义是，在疾病发生之前，通过对健康状态的关注和干预，采取适当的措施，使人体的阴阳气血保持平衡，达到预防疾病的目的，从而避免疾病的发生。中医治未病强调防患未然，即在病未发之前，通过调整体质、优化生活方式和饮食习惯等手段，增强身体的自我调节与抗病能力。

一、中医治未病的含义

归纳古今有关文献，我们认为治未病应该包括 3 个方面的含义。

（一）救其萌芽

《素问·八正神明论》有"上工救其萌芽"之说，强调早期发现，早期干预。

《素问·阴阳应象大论》云："邪风之至，疾如风雨，故善治者治皮毛，其次治肌肤，其次治筋脉，其次治六腑，其次治五脏。治五脏者，半死半生也。"

《金匮要略·脏腑经络先后病脉证》指出"适中经络，未流传脏腑，即医治之；四肢才觉重滞，即导引、吐纳、针灸、膏摩，勿令九窍闭塞"。张景岳对治未病的阐述亦深刻，指出"祸始于微，危因于易，能预此者，谓之治未病，不能预此者，谓之治已病。知命者，其谨于微而已矣"，治未病就是"履霜坚冰至，贵在谨于微，此诚医学之纲领，生命之枢机也"。

（二）安未受邪之所

通过五行生克、脏腑相关分析，在脏腑发生疾病时，我们可以对可能受影响但尚未发病的脏腑进行调治，以防疾病波及他脏。如《难经》曰："所谓治未病者，见肝之病，则知肝当传之与脾，故先实其脾气，无令得受肝之邪，故曰治未病焉。"《金匮要略》亦有相似记载。清代叶天士在治疗温热时特别强调了"先安未受邪之地"，邪未入营分则先安营分是叶天士运用治未病思想的体现。

（三）防止不利传变

1. 预防由表入里

首先是预防由表入里的传变，这在《内经》中有较为充分的体现。如《灵枢·百病始生》有自皮肤→络脉→经→俞→肠胃→肠胃之外、募原之间的传变。《素问·玉机真脏论》曰："今风寒客于人，使人毫毛毕直，皮肤闭而为热……或痹不仁肿痛……弗治，病入舍于肺……弗治，肺即传而行之于肝……弗治，肝传之脾……弗治，脾传之肾……弗治，肾传之心……肾因传之心，心即复反传而行之肺，发寒热，法当三岁死。"

2. 预防六经由轻而重

其次是预防六经由轻而重的传变，其在《内经》有记载，而在《伤寒论》则得到发扬。《素问·热论》曰："伤寒一日，巨阳受之……二日，阳明受之……三日，少阳受之……四日，太阴受之……五日，少阴受之……六日，厥阴受之……三阴三阳、五脏六腑皆受病，荣卫不行，五脏不通，则死矣。"文中阐述了六经传变的基本规律。《伤寒论》中详尽论述了六经传变规律及相应的治法治则。

3. 预防卫气营血与三焦由浅入深

最后是预防卫气营血与三焦由浅入深的传变。在温病学发展较为迅速的清代，叶天士指出"卫之后，方言气，营之后，方言血"，认为邪入血分或传心包往往病情危重。吴瑭则提出上、中、下三焦的传变，其中下焦病变往往最重，在《温病条辨》中有关预防逆传心包、透营转气、预防传入三焦等，都是防止不利传变的体现。

二、中医治未病的内涵

（一）历史溯源

治未病是人类为了生存在与外界环境作斗争的生产、生活实践中总结出来的。如从远

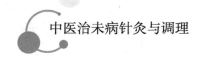

古时代的"构木为巢，以避群害""钻燧取火以化腥臊"到神农氏"尝尝百草，始有医药"；又如殷墟出土的文物记载了当时的人们已经知道防虫、排水、清扫等卫生措施。

《尚书·说命中》明确提出"有备无患"，说明当时的人们已认识到预防的重要性。而对疾病的认识则为人们预防疾病的发生提供了依据。如《庄子·内篇·齐物论》中记载西周时人们已认识到气候异常可导致疫病流行，长居湿地会发生腰疾。《管子·内业》《吕氏春秋·仲春记》说"百病怒起""忧郁生疾"，说明气候、居处环境、情志等均是导致疫病发生的原因。

《素问·四气调神大论篇》中明确提出了"圣人不治已病治未病，不治已乱治未乱""病已成而后药之，乱已成而后治之，譬犹渴而穿井，斗而铸锥"的治未病思想，体现了在《黄帝内经》时代，已十分重视未病先防。此后历代医家对中医治未病理论从不同角度进行了研究和阐发。

治未病内涵和具体应用主要包括未病先防、既病防变和病后防复三个方面。未病不仅是指机体处于尚未发生疾病时段的状态，亦包括疾病在动态变化中可能出现的趋向和未来时段可能表现出的状态，包括疾病微而未显（隐而未现）、显而未成（有轻微表现）、成而未发（有明显表现）、发而未传（有典型表现）、传而未变（有恶化表现）、变而未果（表现出愈或坏、生或死的紧急关头）的全过程，是一个极其复杂的系统工程。

（二）治未病的内涵

具体来说，"治未病"的内涵主要包括以下 4 个方面的内容。

1. 未病养生，重在预防

《黄帝内经》十分重视人体正气在抗邪防病中的主导作用，指出"夫精者，身之本也。故藏于精者，春不病温"（《素问·金匮真言论篇》）"正气存内，邪气可干"（《素问·刺法论篇》）。把预防寓于养生之中进行，如"夫四时阴阳者，万物之根本也。……逆其根，则伐其本，坏其真矣。万物之终始也，死生之本也。"（《素问·四气调神大论篇》）"无恚嗔之心，行不欲离于世，被服章，举不欲观于俗，外不劳形于事，内无思想之患。"（《素问·上古天真论篇》）"是故谨和五味，骨正筋柔，气血以流，腠理以密，如是，则骨气以精。谨道如法，长有天命"（《素问·生气通天论》）等。

《灵枢·逆顺》亦云："上工，刺其未生者也；……故曰：上工治未病，不治已病。"这些关于未病先防，进行积极预防的思想。如《素问·四气调神大论篇》曰"春发陈""秋容平""冬闭藏""春夏养阳，秋冬养阴"等亦强调了应未病先防重养生。孙思邈认为："常需安不忘危，预防诸病。"清代名医陈根儒指出："防其已然，防之未必能止；不如防其未然，使不能传之。"

2. 欲病救萌，防微杜渐

《素问·阴阳应象大论篇》指出："故邪风之至，疾如风雨。故善治者，治皮毛其次治肌肤，其次治筋脉，其次治六腑，其次治五脏。治五脏者，半死半生也。"这里"治皮毛"，即强调早期治疗，疾病尚处于萌芽阶段，病邪较轻、病位较浅、邪类较单纯、正气尚足、修复能力较强，病邪易于速去。

《素问·八正神明论篇》曰："上工救其萌芽。"就是说疾病虽未发生，但已出现某些先兆，或处于萌芽状态时，应采取措施，防微杜渐，从而防止疾病的发生。

3. 适时调治，防其发作

中医治未病理论认为，治疗疾病也要掌握正邪双方的正邪盛衰，抓住最佳治疗时机进

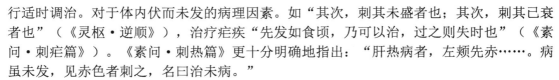

行适时调治。对于体内伏而未发的病理因素。如"其次，刺其未盛者也；其次，刺其已衰者也"（《灵枢·逆顺》），治疗疟疾"先发如食顷，乃可以治，过之则失时也"（《素问·刺疟篇》）。《素问·刺热篇》更十分明确地指出："肝热病者，左颊先赤……。病虽未发，见赤色者刺之，名曰治未病。"

4. 已病早治，防其传变

"已病早治，防其传变"是指既病之后，宜及早治疗，防止疾病传变。也就是在治疗过程中，把握病机，防止疾病向严重复杂的方向发展，这就是《黄帝内经》所谓"见微得过，用之不殆"之意。其目的在于防止疾病的传变与加重，以减少病人的痛苦，缩短疾病的疗程。《金匮要略·脏腑经络先后病脉证第一》云："适中经络，未流传脏腑，即医治之；四肢才觉重滞，即导引、吐纳、针灸、膏摩，勿令九窍闭塞。"此即强调疾病的早期治疗。在疾病初期，一般病位较浅，病情较轻，对正气的损害也不甚严重故早期治疗可达到易治的目的。

正如《医学源流论》云："病之始生，浅则易治，久而深入，则难治。"疾病在早期就被治愈，那就不会发展、变化了；若等到病邪盛、病情深重时才治疗，那就比较困难了。因为"邪气深入，则邪气与正气相乱，欲攻邪则碍正，欲扶正则助邪，即使邪渐去，而正气已不支矣"。《难经·论针法》云："所谓治未病者，见肝之病，则知肝当传之于脾，故先实其脾气，无令得受肝之邪，故曰治未病焉。"

三、治未病的实际应用

在实际应用中，中医治未病的表现主要有以下 4 个方面。

（一）气候与环境的适应性调理

1. 寒冷天气的调理

在寒冷天气条件下，人体阳气易受外界阴寒之气的侵袭而潜藏于内，此时采取温补措施尤为关键。例如，可适当增加性温热的食物摄入，如羊肉、桂圆等，它们味甘性温，能助力阳气生发，起到温阳散寒之效。同时，还可通过艾灸关元、气海等穴位，借助艾灸温热之力，温通经络，激发体内阳气，增强机体抵御寒邪的能力，使身体更好地适应寒冷环境，维持健康状态。

2. 夏季炎热时的调理

夏季气候炎热，暑湿之气较重，人体易受湿热之邪困扰。采取清热解毒、祛湿祛暑的方法能有效帮助机体适应季节变化。饮食上，可多食用绿豆、荷叶、冬瓜等食材，绿豆汤清热解暑，荷叶泡茶能清暑利湿，冬瓜煲汤可利水消肿、清热祛暑。此外，通过拔罐等疗法，可疏通经络、排出体内湿气，调节机体的阴阳平衡，预防中暑、湿热病症等发生，确保夏季身体健康。

（二）饮食调养

1. 食疗的应用

食疗作为饮食调养的重要方式，依据食物的性味归经来调节体内阴阳失衡。例如，对于体质偏阴虚者，常有口干舌燥、手足心热等表现，可食用百合、银耳等甘凉滋润之品，百合能润肺止咳、清心安神，银耳滋阴润肺、养胃生津，二者煮成羹食用，有助于滋养阴液，改善阴虚症状。通过合理搭配食物，使其发挥类似药物的功效，达到扶正祛邪、平衡

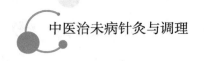

阴阳、增强机体抵抗力的目的。

2. 草药配方的运用

运用草药配方调节体内阴阳是饮食调养的关键环节。以脾胃虚弱人群为例,常用的四君子汤在其中发挥着重要作用。方中人参味甘微苦,大补元气、健脾益肺;白术苦温,健脾燥湿;茯苓甘淡,利水渗湿、健脾宁心;甘草甘平,调和诸药。四药配伍,共奏健脾益气之功,能有效改善脾胃运化功能,增强气血生化之源,提高机体免疫力,从而降低因脾胃虚弱引发各类疾病的可能性。

(三)针灸与推拿

1. 针灸

针灸在治未病中通过刺激人体特定穴位来疏通经络、调节气血,进而增强机体的自愈能力。人体经络犹如交通网络,气血则是在网络中运行的"车辆",当经络不畅、气血瘀滞时,身体易出现不适。针灸通过针刺穴位,如针刺足三里穴可调节胃肠功能,针刺三阴交穴能调和气血、滋养肝肾等,使经络通畅,气血得以正常运行,激发机体自身的修复能力,对改善亚健康状态效果显著。

2. 推拿

推拿同样是治未病的有效手段,其原理在于通过各种手法作用于体表,直接改善局部气血循环,间接调节脏腑功能,进而增强机体自愈能力。例如,用揉法、滚法等在肩颈部操作,可缓解肌肉紧张,改善此处气血供应,因为此处气血通畅能保障脑部供血充足,缓解眩晕、乏力等亚健康症状。推拿还可根据不同经络走向和穴位分布进行针对性操作,达到整体调节气血、改善机体状态的目的,尤其适用于长期伏案等人群的保健。

(四)个体化的健康管理

1. 辨证施治

个体化的健康管理核心在于辨证施治,即依据不同个体的体质特点准确判断其身体状况,制定专属治疗方案。例如,对于阳虚体质者,常表现为畏寒怕冷、腰膝酸软等,治疗时会选用温补肾阳的药物,如金匮肾气丸等,以改善阳虚状态;而对于湿热体质者,有面垢油光、口苦苔黄腻等表现,则采用清热利湿的方法,如龙胆泻肝汤加减进行调理,提前防范因体质偏颇引发的疾病,保障个体健康。

2. 药膳调理

在个体化健康管理中,药膳调理是重要的辅助手段。它将中药与食物巧妙搭配,兼顾营养与药用功效。例如,对于体质虚弱、易感冒的人群,可制作黄芪炖母鸡,黄芪补气固表,母鸡温中益气、补虚劳,二者搭配,既能补充营养,又能增强机体的卫外功能,提高抵抗力。根据个体体质差异选择不同的药膳,如血虚者用当归红枣粥等,通过长期合理的药膳调理,预防疾病,维护身体健康。

第三节　治未病的整体观与辨证施治

中医的治未病概念起源于《黄帝内经》中的"上医治未病,中医治欲病,下医治已病"。这意味着,治未病不仅仅是指治疗尚未发生的疾病,还包括通过调整身体状态和生活方式,预防疾病的发生,保持身体的健康与平衡。治未病的理论基础不仅包含了中医的整体观和辨证施治的思想,还涉及预防、调养、调节等多方面的内容。

在中医治未病的理论框架下，整体观和辨证施治是两个重要的理论支柱，它们相互结合，共同指导治未病的临床实践。

一、整体观：视人如整体，调节全身

中医的整体观是治未病的核心思想之一。它认为人体是一个有机的整体，各个器官、系统、组织和细胞之间相互联系、相互影响，任何一个局部的疾病或不调和都可能影响整体的健康。因此，在中医治疗中，注重的不仅仅是局部病变，而是通过整体调节来恢复机体的平衡与和谐。

（一）人体是一个整体，强调内外相互作用

1. 内外互为影响

在中医的理论体系中，人体内部与外部之间存在着千丝万缕的联系，共同构成一个有机整体。体内的气血、阴阳及脏腑功能等诸多要素相互协调，维持着身体的健康稳态。然而，外部环境因素，涵盖气候的寒暖干湿、所处地理环境的差异、日常饮食结构的不同及情绪的起伏变化等，都无时无刻不在与体内因素相互作用、彼此影响。例如，长期处于潮湿阴冷之地，易使体内寒湿积聚，影响脏腑气血运行，故而治未病着重从内外两方面入手调和，保障身体与外界环境的和谐统一，守护健康防线。

2. 环境适应性

外部环境时刻处于动态变化之中，如气候的四季更替、地域环境的多样变化等，均会对人体产生影响。依据中医的阴阳五行理论，人体具备相应的调节机制来适应这些外界变化，以此预防疾病发生。以秋冬季节为例，此时气候干燥，空气中湿度降低，人体呼吸道黏膜易失于濡润，为病邪入侵创造条件，进而引发呼吸道疾病。对此，中医运用润燥、补肺等举措，调节体内湿气、阴液的平衡，增强呼吸道抵御能力，避免病邪侵袭，维持机体健康。

（二）脏腑、经络、气血的平衡

1. 脏腑系统

在中医理论中，人体的脏腑系统是一个协同运作的有机整体，各个脏腑虽有着独特且明确的生理功能，如心主血脉、肺主气司呼吸等，但它们绝非孤立存在，而是借助气血的濡养与经络的联络，相互关联、相互制约，共同维系着人体整体的生理活动。一旦个别脏腑出现功能失调，这种失衡状态就会通过气血、经络传导，波及其他脏腑，进而影响整个机体的健康状况。所以，治未病的关键环节在于精准调整脏腑功能，使其恢复并保持平衡状态，从根源上阻断疾病发生的途径。

2. 经络系统

经络在人体中扮演着气血流通通道的关键角色，维系着生命活动的正常运转。经络系统的通畅与否，直接关系到机体自我调节能力的强弱。中医通过针灸、推拿等特色手段对经络进行针对性调理，能够精准干预气血的运行状态，使其顺畅无阻。例如，针刺穴位可激发经气，调整气血在经络中的分布与流通，增强机体抵御外邪的能力，达到治未病、防患于未然的目的，守护人体健康。

3. 气血的调节

气血作为维持人体生命活动的基本物质，其充盈且流畅的状态对身体健康起着至关重

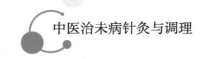

要的作用。气血充盈，方能为脏腑功能的正常运作提供充足的物质基础与动力支持，保障人体免疫力与抗病能力处于良好水平。一旦气血出现亏虚或运行不畅的情况，脏腑功能便会受到牵连，进而引发各种潜在的健康问题。中医凭借敏锐的观察力与丰富的诊断经验，能够早期察觉气血的潜在失调状态，并运用中药调理、食疗、功法锻炼等多种方法调节气血运行，提前预防疾病发生，筑牢健康根基。

（三）整体调养与个体差异

中医治未病秉持着鲜明的整体观念，将人体视为一个统一的整体进行综合考量，同时又高度重视个体之间的差异。每个人由于先天禀赋、后天生活习惯及所处环境变化等诸多因素的不同，造就了各自独特的体质类型，如阳虚体质、阴虚体质、痰湿体质等，这些差异使人们对外界环境的适应能力及自身的免疫力参差不齐。

因此，中医在实施治未病的过程中，不仅着眼于人体整体的阴阳平衡、气血调和等宏观层面，更会因人而异，深入分析个体的具体情况，精心制定契合个人特点的个性化调养方案，真正做到因人制宜，全方位保障个体健康。

二、辨证施治：精准调节，针对病因

辨证施治是中医治疗的基本原则之一，尤其在治未病的过程中，辨证施治体现了中医独特的治疗策略。在治未病的过程中，辨证施治强调通过对个体的辨证分析，找出其潜在的健康问题，并采取有效的干预措施，以达到防病、调理的目的。

（一）辨证的基本理念

辨证是指根据病人的具体症状、体质、病因等综合因素，分析其身体的失衡状态，明确其潜在的健康问题。中医认为，人体的疾病往往是多因素、多环节相互作用的结果，必须从整体入手，进行全面、细致的辨析。

辨证施治强调根据每个人的具体情况，选择适合的调理方法，这种方法可以是针灸、药物、食疗等。

（二）四诊合参与辨证

中医的四诊（望、闻、问、切）是辨证施治的基础，医生通过综合考虑病人的症状、舌象、脉象、外部体征及生活习惯等因素，来判断其健康状态。

（1）望诊：观察舌苔、面色、体态、眼神等。

（2）闻诊：通过听病人的声音、呼吸及气味来判断。

（3）问诊：通过询问病人的自觉症状、生活习惯及家族病史等。

（4）切诊：通过脉搏、体温等生理特征，了解机体的状态。

通过这四个方面的综合分析，能够准确了解病人的身体状况、气血阴阳的平衡情况，从而为辨证施治提供依据。

（三）治未病中的辨证施治

1. 气血阴阳辨证

人体的气血阴阳处于平衡协调状态时，方能维持正常生理功能。一旦出现失调，如气虚，常表现为气短懒言、神疲乏力，这是因元气不足，脏腑功能衰退所致，易引发体弱多病；血虚会有面色苍白、头晕目眩等症状，多因血液生化不足或失血过多，可致身体抵抗力下降。中医依据这些情况，运用人参、熟地等药物，或通过食疗、功法等补气、养血、

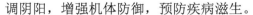

调阴阳，增强机体防御，预防疾病滋生。

2. 体质辨证

中医对人体体质分类细致，不同体质各有特点及健康倾向。例如，阳虚体质者，阳气虚衰，畏寒怕冷，对寒邪抵抗力弱，易患关节疼痛、胃脘冷痛等疾病，需要温阳散寒来防病；痰湿体质之人，因脾胃运化失常，水湿内聚成痰，形体肥胖，易出现高血脂、冠状动脉粥样硬化性心脏病等，重点在于健脾化痰祛湿。辨清体质，针对其易感疾病和防病关键进行调理，可有效维护健康。

3. 季节变化辨证

四季更替，气候各异，人体阴阳亦随之变化，治未病应遵循因时制宜原则。春季阳气升发，万物复苏，肝主疏泄，与春气相通，此时应早睡早起，踏青赏春，饮食多吃豆芽、韭菜等疏肝食物以养肝；夏季暑热外蒸，易伤津耗气，宜晚睡早起，多吃苦瓜、绿豆等清热消暑食物；秋冬之时，秋燥伤阴，冬季寒盛伤阳，相应地要滋阴润燥、温阳补肾，保障机体阴阳平衡。

（四）治未病中的干预措施

1. 食疗和中药调养

食疗与中药调养在治未病中相辅相成。对于气虚体质人群，大枣味甘性温，能补中益气，黄芪可补气升阳，党参健脾益肺，将它们煲汤、煮粥食用，可逐渐改善气虚状态，提高抵抗力。湿热体质者，体内湿热蕴结，莲子能养心安神、清热降火，薏米利水渗湿，绿茶清热利湿，适量食用或饮用，有助于排出湿热，维持身体内环境稳定，降低患病风险。

2. 针灸与推拿

针灸与推拿作为传统中医手段，有着独特的治未病功效。针灸通过针刺特定穴位，如针刺足三里穴可调节胃肠功能，激发脾胃之气，生化气血；针刺三阴交穴能调和气血、滋养肝肾。推拿则运用揉、按、推等手法，作用于人体经络、穴位及肌肉，像推拿背部膀胱经，可疏通经络，促进气血运行，增强机体自我调节能力，预防疾病发生，保障身体健康。

3. 心理调节

心理状态对健康影响深远，通过有效的心理调节能助力治未病。冥想时，人们专注呼吸、排除杂念，身心进入放松状态，可缓解焦虑、抑郁情绪，减轻心理压力对身体的不良影响；太极以舒缓动作配合呼吸吐纳，让人沉浸其中，转移注意力，调节身心平衡；气功依靠特定的意念引导与呼吸方法，调和气血、宁心安神。运用这些方法，保持良好心理状态，有利于预防身心疾病。

第四节　中医治未病的原则

治未病作为中医独特的预防和治疗理念，强调通过在疾病未发生之前采取干预措施，调整机体的失衡状态，防止疾病的发生。其核心思想植根于中医的整体观、辨证施治及天人合一的哲学思想。中医治未病的原则主要围绕以下 4 个方面展开。

一、天人合一

（一）人是自然之子，参与自然循环

人为自然之子，参与自然界的大循环。

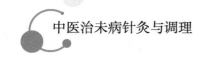

《素问·宝命全形论》曰："人以天地之气生，四时之法成。""人以天地之气生"说明人来自自然界，来源于自然之五行，即木、火、土、金、水，人不是超自然界的产物；"四时之法"就是生、长、化、收、藏之法，人的生命活动遵循的是生、长、化、收、藏的规律，逆之则不成。百年之后，人回归自然，化为五行。

人不能独立于自然界而生存，人与天地的关系不仅在于生命的形成，更在于生命的延续，自然之气也是生命延续的基础，正如《素问·六节藏象论》所说"天食人以五气，地食人以五味"，即是此理。

（二）"人-地-天-道"的自然法则

"道可道，非常道；名可名，非常名"（《道德经》），自然之道是最简单的道理，我们的祖先通过对人生的观察与植物、动物生命规律的观察，总结出生、长、化、收、藏之规律。张景岳曰："春应肝而养生，夏应心而养长，长夏应脾而养化，秋应肺而养收，冬应肾而养藏。"这是自然之道最大的道，没有生、长、化、收、藏，自然界的生命将不复存在。具体到人体，要实现生、长、化、收、藏，还需要有内外沟通机制，而"升、降、出、入"就是人与自然的沟通机制，"出入废则神机化灭，升降息则气立孤危"。

（三）无为，无所不为

养生与治未病的首要任务是分清"可为"与"不可为"之事。人的生命不能超过其极限，对绝大多数人来说，生命都是在自然规定的极限之内终结，养生的目标就是尽终其天年。

（四）"天人合一"在于合自然之道

从中医角度来说，天人合一是人体与自然界的协调统一，按照自然界生、长、化、收、藏的规律，保养人体的阳气，适应自然界变化。人要靠天地之气提供的物质条件而获得生存，同时人体五脏的生理活动，必须适应四时阴阳的变化，才能与外界环境保持协调平衡。

正如因此，人体要保持健康无病，必须维持人与自然规律的协调统一。人也应根据这一规律，安排生活作息，调整精神活动，以适应不同的改变。"从之则苛疾不起"，健康长寿；"逆之则灾害生"，轻则为病，重则危及生命。

二、阴阳平衡

平衡即和谐，人体生命与健康在于平衡，中医治未病的根本目标就在于维护这种平衡，守之则健，失此即病。

（一）内外平衡

自然界的阴阳变化有三个基本节律，一是年节律，二是日节律，女性还有月节律。从生、长、化、收、藏来看，阴阳平衡是一个动态的平衡，是一个活的平衡，人永远不可能将阴阳固定在平衡点上。《内经》还提出了"春夏养阳，秋冬养阴"的论点，提示我们春夏要养"阳气"的生长之道，秋冬养"阴精"的收藏之道。"春夏养阳，秋冬养阴"是要求养生适应阴阳平衡，遵守阳气生、长、化、收、藏的年节律，一日之中也有阴阳，也要遵守这个规律。

（二）五脏调和

五脏调和在养生领域占据着至关重要的地位，它作为阴阳平衡的关键养生要点，体现了中医对生命认知的深度与核心内涵。五脏，即心、肝、脾、肺、肾，以五脏中心论来看，其相互协作构成了人体复杂的基本生理过程，同时也主导着病理变化的产生与发展。而如脾升胃降的脏腑协调机制，能够使人体气机顺畅，有助于维持整体阴阳的平衡状态，保障身体健康。

（三）气血调和

在传统中医理念中，从自然界的角度出发，有着"水火者，阴阳之征兆也"这样的经典认知。对应到人体层面，气血便成了阴阳的重要代表元素。气血在人体内周流不息，当气血调和有序时，身体各脏腑、经络等都能得到充分滋养，生理功能得以正常运转，故而百病难生。然而，一旦气血运行出现怫郁不畅、失调的情况，各种杂病就会随之而来，影响健康。

三、顺应四时

四时阴阳的生、长、化、收、藏规律是自然界中周期变化规律，对人体影响最为重要，阴阳的平衡是动态的平衡，首先体现在四时动态变化中的平衡，作为"天人合一"及"阴阳平衡"最重要的一环，是阴阳与人体相互关系的年节律。这是最主要的节律，也是对人体来说最重要的节律。因此，养生顺应四时就成为顺应自然的主要内容。

各季节有鲜明的物候特点、气候变化规律，也是人比较容易认识与把握的规律，如春季阳气生发，风气当令，气候寒热多变，应适当增加活动，以助阳气生发，避免感受风邪；夏季阳气盛长，暑湿当令，应防止中暑、伤湿困阳，另外夏天阳气在外，纳食生冷过度极易伤阳；秋季阳气收敛，燥气当令，气温由热变凉，行收之道，阳气应当渐入于阴分之位，应防止温燥致阳气外越而不能收藏；冬季阳气潜藏，寒气当令，应适当减少户外活动，防止受寒和保暖过度而生病。

总而言之，人体顺应四时，就是要利用自然阴阳生、长、化、收、藏的规律，借力养生，使人身之阴阳变化顺势而为，主动契合自然界阴阳变化规律，内外阴阳协调，抗御外邪，防病延年。这就是处无为之事。

如果逆自然规律而行，如长期生活起居不遵从自然规律，必然使阴阳失和，气血不调，"半百而衰"，人体元气虚衰，抗邪能力下降，易罹患各种疾病。养生就是养成顺势而为，守四时之法，从阴阳之道的生活习惯。

四、三因制宜

三因制宜即因时、因地、因人制宜。三因制宜强调的是在审因施养时要将当时的季节气候条件、所处地区的不同、个体差异等作为选择养生方法和立法处方的重要依据，它充分体现了中医的整体观念和辨证论治思想应用到养生防病领域的原则性和灵活性，是中医学基本原则在养生防病过程中的体现。

"人以天地之气生，四时之法成"，是自然界的产物。天地阴阳之气的运动变化对人的情志活动、脏腑功能、经气运行、发病都有影响，养生之道在于顺应自然，适应四时气候及日夜晨昏的变化规律，让人体节律与外界节律协调而保持健康的状态。《内经》中明确指出了顺时养生的重要性，如《灵枢•本神》曰："智者之养生也，必顺四时而适寒暑。"顺四时是从四时阴阳，适寒暑是根据主气、客气及年运变化之规律进行调整。

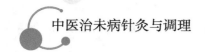

历代医家都把根据四时气候的变化适度调摄精神作为养生长寿之本、防病治病的良药。《素问·四气调神大论》提出了顺应四时变化调养精神的方法：如春三月中的"以使志生，生而勿杀"，以顺应肝喜条达的特性来养神；夏三月中的"使志无怒"，以顺应自然界夏季阳气盛长的变化；秋三月的"使志安宁……无外其志"，以缓解由于秋气肃杀而使人产生的悲观情绪；冬三月的"使志若伏若匿，若有私意，若已有得"以顺应"冬藏"之气养神。

地域气候差异、地理环境和生活习惯的不同，在一定程度上影响人体生理活动和脏腑机能。《素问·异法方宜论》指出：东西南北中五方之人，因地理方位、地势气候及生活习惯不同，形成不同的体质，易患不同病证，因此治法随之而异。因此，治未病应遵循"因地制宜"的法则。

因人制宜是"三因制宜"理论的重要组成部分，是根据病人年龄、性别、体质、生活习惯等不同特点，辨证施养，防护治疗的原则。清代徐大椿在《医学源流论》指出："天下有同此一病，而治此有效，治彼则不效，且不惟无效，而反有大害者，何也？则以病同人异也。"这是在治疗疾病的过程中因人不同而形成的治疗差异性，即中医"同病异治"思想的体现。

第五节　中医治未病的常见方法

一、针刺技术

针灸通过刺激特定的经络和腧穴，调节气血，疏通经络，达到疏风解表、通络活血、滋补脏腑等作用。常见的针刺技术包括毫针刺法技术、三棱针技术及电针技术。因篇幅限制，在此只列举毫针刺法技术操作规程。

（一）目的

采用不同型号的金属毫针刺激人体的腧穴，以调和气血、疏通经络，从而达到扶正祛邪、防治疾病的目的。适用于各种急慢性疾病。

（二）用物准备

治疗盘，毫针盒（内备各种毫针）或一次性毫针，0.5% 碘伏，棉签，棉球，镊子，弯盘，必要时备毛毯和屏风等。

（三）操作方法

1. 进针法

（1）指切进针法：又称爪切进针法。一般用左手拇指或示指端切按在穴位旁边，右手持针，用拇指、示指、中指三指夹持针柄近针根处紧靠左手指甲面将针刺入。此法适宜短针的进针。

（2）夹持进针法：又称骈指进针法。用左手拇指、示指二指捏消毒干棉球，夹住针身下端，将针尖固定在所刺入腧穴皮肤表面位置，右手捻动针柄，将针刺入腧穴。此法适用于肌肉丰满部位及长针的进针。

（3）舒张进针法：用左手拇指、示指二指将所刺腧穴部位的皮肤绷紧，右手持针，使针从左手拇指、示指二指的中间刺入。此法主要用于皮肤松弛或有皱褶部位的腧穴，如腹部的穴位。

（4）提捏进针法：用左手拇指、示指二指将所刺腧穴部位的皮肤捏起，右手持针，从捏起的皮肤顶端将针刺入。此法主要用于皮肉浅薄部位的腧穴进针，如印堂穴。

2. 进针角度和深度

（1）角度：是指进针时针身与皮肤表面构成的夹角。

1）直刺：针身与皮肤表面成 90°，垂直刺入。此法适用于人体大部分腧穴。

2）斜刺：针身与皮肤表面成 45° 左右刺入。此法适用于肌肉较浅薄处或内有重要脏器或不宜于直刺、深刺的腧穴。

3）平刺：即横刺，是针身与皮肤表面成 15° 左右沿皮刺入。此法适用于皮薄肉少部位的腧穴，如头部。

（2）深度：是指针身刺入皮肉的深度，一般根据患者体质、年龄、病情及针刺部位而定。

1）体质：身体瘦弱，宜浅刺；肌肉丰满者，宜深刺。

2）年龄：小儿及年老体弱者，宜浅刺；中青年身强体壮者，宜深刺。

3）病情：阳证、新病宜浅刺；阴证、久病宜深刺。

4）部位：头面和胸背及皮薄肉少处的腧穴，宜浅刺；四肢、臀、腹及肌肉丰满处的腧穴，宜深刺。

3. 行针基本手法

（1）提插法：当针刺入腧穴一定深度后，将针身提到浅层，再由浅层插到深层，以加大刺激量，使局部产生酸、麻、胀、重等感觉。

（2）捻转法：当针刺入腧穴一定深度后，将针身大幅度捻转，幅度愈大，频率愈快，刺激量也就愈大。当针刺部位出现酸、麻、胀、重等感觉时，术者手下也会有沉、紧、涩的感觉，即为"得气"，说明针刺起到了作用。

4. 补泻手法

（1）补法：进针慢而浅，提插轻，捻转幅度小，留针后不捻转，出针后多揉按针孔。多用于虚证。

（2）泻法：进针快而深，提插重，捻转幅度大，留针时间长并反复捻转，出针后不按针孔。多用于实证。

（3）平补平泻法：进针深浅适中，刺激强度适宜，提插和捻转的幅度中等，进针和出针用力均匀。适用于一般患者。

（四）操作程序

（1）备齐用物，携至床旁，作好解释，取得患者配合。

（2）协助患者松开衣着，按针刺部位，取合理体位。

（3）选好腧穴后，先用拇指按压穴位，并询问患者有无感觉。

（4）消毒进针部位后，按腧穴深浅和患者胖瘦，选取合适的毫针，同时检查针柄是否松动，针身和针尖是否弯曲或带钩，术者消毒手指。

（5）根据针刺部位，选择相应进针方法，正确进针。

（6）当刺入一定深度时，患者局部产生酸、麻、胀、重等感觉或向远处传导，即为"得气"。得气后调节针感，一般留针 10 ～ 20 分钟。

（7）在针刺及留针过程中，密切观察患者有无晕针、滞针情况。如出现意外,紧急处理。

（8）起针：一般用左手拇（示）指端按压在针孔周围皮肤处，右手持针柄慢慢捻动将针尖退至皮下，迅速拔出，随即用无菌干棉球轻压针孔片刻，防止出血。最后检查针数，以防遗漏。

（9）操作完毕，协助患者穿好衣服，安置舒适卧位，整理床铺。

（10）清理用物，归还原处。

（五）注意事项

（1）患者过于饥饿、疲劳、精神过度紧张时，不宜立即进行针刺。对身体瘦弱、气虚血亏的患者，进行针刺时手法不宜过强，并应尽量选用卧位。

（2）妇女怀孕 3 个月者，不宜针刺小腹部的腧穴。若怀孕 3 个月以上者，腹部、腰骶部腧穴也不宜针刺。至于三阴交、合谷、昆仑、至阴等一些通经活血的腧穴，在怀孕期亦应予禁刺。如妇女行经时，若非为了调经，亦不应针刺。

（3）小儿囟门未合时，头顶部的腧穴不宜针刺。

（4）常有自发性出血或损伤后出血不止的患者，不宜针刺。

（5）皮肤有感染、溃疡、瘢痕或肿瘤的部位，不宜针刺。

二、艾灸技术

艾灸主要包括艾柱灸及艾条灸，此处列举艾条灸的技术操作规程。

（一）目的

艾条灸是用纯净的艾绒（或加入中药）卷成圆柱形的艾条，点燃后在人体表面熏烤的一种疗法。适用于各种虚寒性病证，如胃脘痛、腹痛、泄泻、风寒痹证、阳痿、早泄、疮疡久溃不愈等。

（二）用物准备

治疗盘、艾条、火柴、弯盘、小口瓶，必要时备浴巾、屏风等。

（三）操作程序

（1）备齐用物，携至床旁，作好解释，取得病人合作。

（2）取合理体位，暴露施灸部位，冬季注意保暖。

（3）根据病情，实施相应的灸法。

1）温和灸：点燃艾条，将点燃的一端在距离施灸穴位皮肤 3cm 左右处进行熏灸，以局部有温热感而无灼痛为宜。一般每处灸 5～7 分钟，以局部皮肤出现红晕为度。

2）雀啄灸：将艾条点燃的一端在距离施灸部位 2～5cm 处，如同鸟雀啄食般一下一上不停移动，反复熏灸，每处 5 分钟左右。

3）回旋灸：将艾条点燃的一端距施灸部位 3cm 左右，左右来回旋转移动，进行反复熏灸，一般可灸 20～30 分钟。

（4）施灸过程中，随时询问患者有无灼痛，及时调整距离，防止烧伤。观察病情变化及有无体位不适。

（5）施灸中应及时将艾灰弹入弯盘，防止烧伤皮肤及烧坏衣物。

（6）施灸完毕，立即将艾条插入小口瓶，熄灭艾火。清洁局部皮肤后，协助患者穿好衣服，安置舒适卧位，酌情开窗通风。

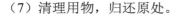

（7）清理用物，归还原处。

（四）注意事项

（1）若施灸后局部皮肤出现微红灼热，属于正常现象。如灸后出现小水疱，无须处理，可自行吸收。如水疱较大，可用无菌注射器抽去疱内液体，覆盖消毒纱布，保持干燥，防止感染。

（2）施灸过程中防止艾灰脱落烫伤皮肤或烧坏衣物。

（3）熄灭后的艾条，应装入小口瓶内，以防复燃引发火灾。

三、推拿技术

（一）目的

推拿疗法又称按摩疗法。医生运用各种手法于患者体表一定部位或穴位上，以达到治疗疾病的一种疗法。推拿疗法具有扶正祛邪、散寒止痛、健脾和胃、导滞消积、疏通经络、滑利关节、强筋壮骨等作用，更具有保健强身，预防疾病，延年益寿的效果。适用于发热畏寒、头痛身痛、咳喘并作、脘痛纳呆、腹胀泄泻、痹证、痿证、中风后遗症、月经不调、跌打损伤、腰伤腿痛、关节不利、痈肿疮疖，以及骨折后遗症等。

（二）用物准备

治疗巾或大浴巾。

（三）操作程序

（1）作好解释，取得患者配合。

（2）取适宜体位，协助松开衣着，暴露治疗部位，注意保暖。

（3）在治疗部位上铺治疗巾，腰、腹部进行按摩时，先嘱患者排尿。

（4）按确定的手法进行操作，操作时压力、频率、摆动幅度均匀，动作灵活。

（5）操作过程中随时观察患者对手法治疗的反应，若有不适，应及时调整手法或停止操作，以防发生意外。

（6）操作手法轻重快慢适宜，用力均匀，禁用暴力。每次推拿时间一般为15～30分钟。

（7）操作完毕后，清理用物，归还原处。

（四）常用操作方法

1. 推法

用指、掌或肘部着力于一定部位上，进行单方向的直接摩擦。用指称指推法；用掌称掌推法；用肘称肘推法。操作时指、掌、肘要紧贴体表，用力要稳，速度缓慢而均匀，以能使肌肤深层透热而不擦伤皮肤为度。此法可在人体各部位使用，能提高肌肉的兴奋性，促使血液循环，并有舒筋活络作用。

2. 一指禅推法

用拇指指腹或指端着力于推拿部位，腕部放松，沉肩、垂肘、悬腕，以肘部为支点，前臂做主动摆动，带动腕部摆动和拇指关节做屈伸活动。手法频率为每分钟120～160次，压力、频率、摆动幅度要均匀，动作要灵活，操作时要求达到患者有透热感。常用于头面、胸腹及四肢等处。具有舒筋活络、调和营卫、健脾和胃、祛瘀消积的功能。

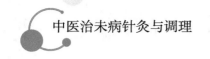

3. 揉法

用手掌大鱼际、掌根或拇指指腹着力，腕关节或掌指做轻柔缓和的摆动。操作时压力要轻柔，动作要协调而有节律，一般频率为每分钟 120～160 次。适用于全身各部位。具有宽胸理气、消积导滞、活血化瘀、消肿止痛等作用。

4. 摩法

用手掌掌面或手指指腹附着于一定部位或穴位，以腕关节连同前臂进行节律性环旋运动。此法操作时肘关节自然弯曲，腕部放松，指掌自然伸直，动作要缓和而协调，频率为每分钟 120 次左右。此法刺激轻柔，常用于胸腹、胁肋部位。具有理气和中、消食导滞、调节肠胃蠕动等作用。

5. 擦法（平推法）

用手掌大鱼际、掌根或小鱼际附着在一定部位，进行直线来回摩擦。操作时手指自然伸开，整个指掌要贴在患者体表治疗部位，以肩关节为支点，上臂主动带动手掌做前后或上下往返移动。动作要均匀连续，推动幅度要大，呼吸自然，不可屏气，频率为每分钟 100～120 次。此法用于胸腹、肩背、腰臀及四肢。具有温经通络、行气活血、消肿止痛、健脾和胃等作用。

6. 其他

（1）搓法：用双手掌面夹住一定部位，相对用力做快速搓揉，同时做上下往返移动。操作时双手用力要对称，搓动要快，移动要慢。手法由轻到重，由慢到快，再由快到慢。适用于腰背、胁肋及四肢部位，一般作为推拿结束时的手法。具有调和气血、舒筋通络作用。

（2）抹法：用单手或双手手指指腹紧贴皮肤，做上下或左右往返移动。操作时用力要轻而不浮，重而不滞。本法适用于头面及颈项部。具有开窍镇静、醒脑明目等作用。

（3）振法：用手指或手掌着力于体表，前臂和手部肌肉静止性用力，产生震颤动作，操作时力量要集中在指端或手掌上，振动的频率较高，着力较重。此法多用单手操作，也可双手同时进行。适用于全身各部位和穴位。具有祛瘀消积、和气理气作用。

（4）按法：用拇指指端、指腹、单掌或双掌（双掌重叠）按压体表，并稍留片刻。操作时着力部位要紧贴体表，不可移动，用力要由轻而重，不可用暴力猛然按压。指按法适用于全身各部穴位，掌按法适用于腰背及腹部。具有放松肌肉、活血止痛的作用。

（5）捏法：用拇指与示指、中指两指或拇指与其余四指将患处皮肤、肌肉、肌腱捏起，相对用力挤压。操作时要连续向前提捏推行，均匀而有节律。此法适用于头部、颈项部、肩背及四肢。具有舒筋活络、行气活血作用。

（五）注意事项

（1）操作者在治疗前应修剪指甲，以免伤及病人皮肤。

（2）孕妇的腰骶部与腹部、妇女经期均忌用。

（3）年老体衰、久病体虚、极度疲劳及剧烈运动后、过饥过饱、醉酒者不宜或慎用推拿。

（4）严重心脏病、各种出血性疾病、结核病、肿瘤、脓毒血症、骨折早期（包括颈椎骨折损伤）、截瘫初期者，以及烫伤、皮肤破损部位、溃疡性皮炎的局部禁用推拿。

四、膏方

膏方，又叫膏剂，以其剂型为名，属于中医丸、散、膏、丹、酒、露、汤、锭八种剂

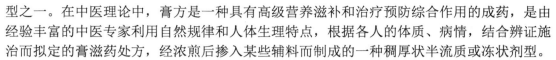

型之一。在中医理论中，膏方是一种具有高级营养滋补和治疗预防综合作用的成药，是由经验丰富的中医专家利用自然规律和人体生理特点，根据各人的体质、病情，结合辨证施治而拟定的膏滋药处方，经浓煎后掺入某些辅料而制成的一种稠厚状半流质或冻状剂型。

膏方为内服膏剂，因其起到滋补作用，也有人称其为滋补药。膏方又有人习惯称其为冬令膏方，顾名思义是在冬季里服用。因为在冬季，为适应外界渐冷的气候，人体的生理作出相应的调整，血液在消化道为多，此时，消化腺、消化酶分泌增多，食欲旺盛，身体对高热量食品需求增多，容易吸收，并把营养储存于体内，同时代谢降低，热量消耗少，见效快。其次是滋补品在冬季容易保存，不易发霉变质而影响疗效。

膏方调补特别重视针对性，所谓针对性，是指应该针对患者的疾病性质和体质类型，经辨证后配方制膏，一人一方，量体用药，方能达到增强体质、祛病延年的目的。另外，膏方中多含补益气血阴阳的药物，其性黏腻难化，若不顾实际情况，会妨碍气血，于健康无益，故配伍用药，至为重要。

（一）组方特点

1. 注重体质差异，量体用药

人体体质的减弱是病邪得以侵袭、疾病得以产生的主要原因，而体质因年龄、性别、生活境遇、先天禀赋、后天调养等不同而各有差异，故选方用药也因人而异。例如，老年人脏气衰退，气血运行迟缓，膏方中多佐行气活血之品；妇女以肝为先天，易于肝气瘀滞，故宜辅以疏肝解郁之药；小儿为纯阳之体，不能过早服用补品，如果确实需要，多以甘淡之品调养，如四君子汤、六味地黄汤等；中年人负担堪重，又多七情劳逸所伤，治疗时多需补泻兼施。除此以外，又有诸多个体差异，均应详细分析，根据具体情况，制定不同的治疗计划。

2. 调畅气血阴阳，以平为期

利用药物的偏胜之性来纠正人体阴阳气血的不平衡，以求"阴平阳秘，精神乃治"，这是中医养生和治病的基本思想，也是制定膏方的主要原则。临床所及，中老年人脏气渐衰，运化不及，常呈现虚实夹杂的复杂病理状态，如果对此忽视，一味投补，补其有余，实其所实，往往会适得其反。所以膏方用药，既要考虑"形不足者温之以气""精不足者，补之以味"，又要根据患者的症状，针对瘀血等病理产物，适当加以行气、活血之品，舒其血气、令其条达而致阴阳平衡。

3. 调理脾胃升降，以喜为补

清代著名医家叶天士曾谓："食物自适者即胃喜为补。"此为临床药物治疗及食物调养的重要法则，同样适合于膏方的制定。口服膏方后，胃中舒服，能消化吸收，方可达到补益的目的。故制定膏方，总宜佐以运脾健胃之品，或取香拌炒麦芽，以醒脾开胃；或用桔梗、枳壳，以升降相因；或配伍陈皮、山、神曲以消食化积。尤其是苍术一味，气味辛香，为运脾要药，加入众多滋腻补品中，能消除补药黏腻之性以资脾运之功。

中医习惯在服用膏方进补前服一些开路药，或祛除外邪，或消除宿滞或运脾健胃，处处照顾脾胃的运化功能，确具至理。

4. 着意通补相兼，动静结合

用膏方进补期间，既不能一味呆补，又不宜猛浪攻泄，而常取通补兼施、动静相合、并行不悖的方法。民间常以驴皮膏加南货制膏进补，时有腹胀便溏等不良反应发生，多因

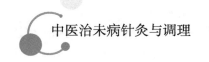

其不符合"通补相兼，动静结合"的原则。

补品为"静药"，必须配合辛香走窜之"动药"，动静结合，才能补而不滞。临床可针对中老年人常见的心脑血管疾病，如高血压、高血脂、冠状动脉粥样硬化性心脏病、脑梗死、糖尿病等，辨证选用"动药"，如取附子温寒解凝，振奋心阳；取大黄、决明子通腑排毒，降低血脂；取葛根、丹参活血化瘀，净化血液等，与补药相配，相使相成，而起到固本清源之效。

（二）服用方法

临床上膏方的具体服法，一是根据患者的病情决定；二是考虑患者的体质、应时的季节、气候、地理条件等因素，做到因人、因时、因地制宜。一般来说，服用膏方多由冬至即"一九"开始，至"九九"结束。冬天为封藏的季节，滋补为主的膏方容易被机体吸收储藏，所以冬令是服用膏方的最佳季节。治疗为主的调治膏方可视病情需要，根据不同时令特点随季节处方。具体服用方法有以下 3 种。

1. 冲服

取适量膏滋，放在杯中，将白开水冲入搅匀，使之融化，服下。如果方中用熟地黄、山茱萸、巴戟肉等滋腻药较多，且配药中胶类剂量又较大，则膏药黏稠较难烊化应该用开水炖烊后再服。根据病情需要，也可将温热的黄酒冲入服用。

2. 调服

将胶剂如阿胶、鹿角胶等研细末，用适当的汤药或黄酒等隔水炖热，调好和匀服下。

3. 噙化

亦称含化。将膏滋含在口中，让药慢慢在口中溶化，发挥药效，如治疗慢性咽炎所用的青果膏等。

第六节　养生与治未病

一、养生与治未病的关系

中医养生强调在日常生活中通过调节生活方式、饮食、情志等方面，增强体质，预防疾病的发生。这些养生的原则和方法正是治未病的重要内容。通过养生手段，人们能够调和气血、疏通经络、调节脏腑功能，从而达到抗病强身的效果。

（一）治未病的根本目标

治未病的根本目标是保持人体的健康。中医治未病的核心目标是通过调节身体的气血、阴阳、五脏六腑的平衡，维持人体的整体健康。在这一过程中，养生被认为是一种根本的策略，通过保持健康的生活方式与良好的身体状态，增强机体的自愈能力，防止疾病的发生。因此，养生不仅仅是为了享受生命的质量，也是在为治未病提供长效保障。

（二）养生的内涵

养生不仅仅是"补充"与"保养"，还包括"调养"和"疏导"。在中医理论中，养生注重的是气血的调养，脏腑的平衡，和外界环境（如季节变化）的顺应。养生的目的是在维护身体健康的同时，防止生理或病理变化导致疾病的发生。

二、养生方法

(一) 精神

精神情志活动与人体的生理、病理变化有非常密切的关系。《素问·阴阳应象大论》曰："怒伤肝""喜伤心""思伤脾""忧伤肺""恐伤肾";《素问·举痛论》曰："怒则气上""喜则气缓""悲则气消""恐则气下""惊则气乱""思则气结"。这说明突然、强烈或持续的精神刺激能够使人体气机逆乱,气血阴阳失调,脏腑功能紊乱而发生疾病或加重病情。

因此,人们要修身养性,控制和调整心态,在社会的动态中求得平衡。正如《素问·上古天真论》所谓"恬淡虚无,真气从之,精神内守,病安从来。"养生就是养性,温和淡泊的性情会令五神和畅,精神愉快,心情舒畅,气机调达,气血平和,增强抗病能力,防止疾病的发生。

华佗非常重视七情、饮食、起居等对人体健康的影响。他要求人们"宜节忧思以养气,慎喜怒以全真",保持心情舒畅,精神愉快,避免不良精神刺激和过度情志波动,以减少疾病的发生。心理保健已成为 21 世纪的健康主题,良好的心理状态是健康的重要保障,不健康的心理表现为物欲化倾向、冷漠化倾向、粗俗化倾向、躁动化倾向。心理健康与身体健康密切相关,互为因果。

(二) 饮食

民以食为天,饮食是维持人体生命活动的必须物质,《素问·脏气法时论》云："五谷为养,五果为助,五畜为益,五菜为充,气味合而服之,以精益气。"

但是饮食不节制、饮食不洁净、饮食偏嗜则影响人体的生理功能,损伤正气,产生疾病。正所谓"饮食自倍,肠胃乃伤""高粱之变,足生大丁"。因此,在饮食方面,不能过饥、过饱,进餐要有规律,讲究卫生,不吃不洁、霉变或有毒的食物;讲究营养,合理膳食,切忌偏嗜,并控制肥甘厚味食物的摄入。

注意五味的调和,饮食的平衡,营养的均衡,对人体健康来说非常重要。《养生录》中谈到养生六宜,即食宜早些、食宜暖些、食宜少些、食宜淡些、食宜缓些、食宜软些。在我国脑出血、高血压等疾病的发生与盐的摄入量超标相关。上述观点也与目前营养学界提倡的"健康膳食金字塔"相一致。坚持几个"少":少盐多醋、少糖多果、少肉多菜、少药多食、少睡多行、少忧多眠。

(三) 运动

运动养生是中医治未病的重要内容。三国时的华佗根据中华传统文化所说的"流水不腐,户枢不蠹"的理论,创造了五禽戏,模仿五种动物的姿态,促进体魄的强壮。

《素问·宣明五气》云："久视伤血,久卧伤气,久坐伤肉,久立伤骨,久行伤筋。"这告诉我们应当劳逸结合、锻炼适度,才能气血调畅、疏郁散结、脏腑得养、阴阳互守。适当的运动能使周身血液畅流不息,不致瘀滞;能改善人体各系统的生理功能,保证脏器细胞正常活动;促进人体新陈代谢,使人体保持旺盛的活力,是预防疾病,消除疲劳,恢复体力,获得健康长寿的要素。

中国的养生保健体系是关于人体运动保健思想、理论及方法的体系,认为运动养生应讲求性命双修、形神兼养。

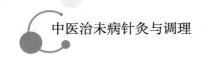

未来理想的运动保健模式将以个人分散的运动健身活动为主，不能带来愉悦的运动对养生的效果会大打折扣。运动养生的原则是协调统一，形神兼修；量力而行，循序渐进；持之以恒，坚持不懈。比较适宜健身的运动项目有打太极、散步、慢跑等。

（四）药物

药物是养生最后的环节和重要组成部分，《神农本草经》将药物分为上中下三品，上品以养生、轻身延年、不老为主要作用。后代医家对药物养生有很多记载，《本草纲目》中记载有养生作用的药物共约160种。琼玉膏是典型的养生方，也是膏方之祖方，其他，如龟鹿二仙膏、龟龄集等都是养生名方名药。

目前常用的养生康复的药物有：六味地黄丸、四君子丸、肾气丸、加味逍遥丸、归脾丸、十全大补酒、乌鸡白凤丸、养阴清肺膏、秋梨膏等，已成为家喻户晓的保健佳品，受到国内外人士的欢迎。补益类药物在民间使用历史悠久，如补气中药人参、西洋参、山药等；补血中药枸杞子、阿胶、何首乌、当归等；补阳中药鹿茸、肉苁蓉、杜仲、冬虫夏草等；补阴中药山茱萸、百合、沙参、麦冬、灵芝草等。

不可盲目使用补药，当分清五脏、阴阳、气血，要辨证进补。一是本着积极地预防和及时的治疗原则；二是要坚持调补结合的原则；三是强调辨证用药；四是坚持三因制宜的原则。除补益之外，适当予以行气理气之品，不能"呆补""滞补"，使血脉通利、气血调和才能达到养生保健的目的。

（五）推拿按摩

经气的运行是生命与健康的基础之一，中医利用针灸、推拿等改变与调整经气的运行，增进健康，使用广泛，有良好的群众基础。《素问·调经论》曰："五脏之道，皆出于经隧，以行气血，血气不和，百病乃变化而生。"只有经络通畅，才能使脏腑相通，从而养脏腑，生气血，布津液，传糟粕，御精神，以确保生命活动顺利进行，新陈代谢旺盛。阴阳协调，气血平和，脏腑得养，精充、气足、神旺，所以身体健康而不病。

中医将人体看成一个与自然界密切相关的有机整体，通过对经络、腧穴的适度刺激，激发机体内在的自稳能力，使机体保持阴阳平衡，以达到未病先防、既病防变的目的，而推拿可以达到此目的。

中医推拿通过手法的功力作用和经络系统的调整作用来发挥防治功效。推拿疗法是施术者用手在人体体表操作，在中医理论指导下，运用生物力学理论，完全通过力量来调整机体的状态，消除疲劳、放松肌肉、促进气血流通、防止积劳成疾，从而达到养生保健预防之目的。推拿在激发和调动机体自身潜能方面独具特色。

（六）睡眠

古代养生家认为，人们的寿命长短与能否合理安排起居有着密切的关系。《素问·上古天真论》说："食饮有节，起居有常……而尽终其天年，度百岁乃去。"可见，自古以来我国人民就非常重视起居有常对人体健康的重要性。

《素问·生气通天论》说："起居如惊，神气乃浮。"清代名医张隐庵说："起居有常，养其神也，不妄作劳，养其精也。夫神气去，形独居，人乃死。能调养其神气，故能与形俱存，而尽终其天年。"这说明起居有常是调养神气的重要法则。神气在人体中具有重要作用，它是对人体生命活动的总概括。《内经》告诫人们，如果"起居无节"便将"半

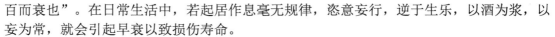

百而衰也"。在日常生活中，若起居作息毫无规律，恣意妄行，逆于生乐，以酒为浆，以妄为常，就会引起早衰以致损伤寿命。

葛洪在《抱朴子》中指出："定息失时，伤也。"起居失调，则精神紊乱，脏腑功能损坏，身体各组织器官都可产生疾病。特别是年老体弱者，生活作息失常对身体的损害更为明显。人生活在自然界中，与之息息相关。因此，人们的起卧休息只有与自然界阴阳消长的变化规律相适应，才能有益于健康。例如，平旦之时阳气从阴始生，到日中之时，则阳气最盛；黄昏时分则阳气渐虚而阴气渐长，深夜之时，则阴气最为隆盛。人们应在白昼阳气隆盛之时从事日常活动，而到夜晚阳气衰微的时候，就要安卧休息，也就是古人所说的"日出而作，日入而息"，这样可以起到保持阴阳运动平衡协调的作用。

一年之中，四时的阴阳消长对人体的影响尤为明显。因此，孙思邈说"善摄生者卧起有四时之早晚，兴居有至和之常制"，即根据季节变化和个人的具体情况制定出符合生理需要的作息制度并养成按时作息的习惯，使人体的生理功能保持在稳定平衡的良好状态中。这就是起居有常，睡眠养生的真谛所在。

（七）环境

环境因素自古以来就受到人们重视。如《素问·五常政大论》有"高者其气寿，下者其气夭"，说明当时已从宏观上认识到人类生存、健康、疾病与环境关系密切。

现代《预防医学》从宏观和微观两方面认识到，环境是指人类和生物生存空间。人类环境又分为自然环境、生活环境和社会环境。环境给人类提供了生存所需要的条件，而环境质量下降又能危害人体健康，引发疾病，甚至威胁人类的生存。

自然环境中气象诸要素：气温、气湿、气流、气压、太阳辐射及空气离子等能影响人体的新陈代谢，成为致病因素（中医称外因、六气、外感六淫）。我们应调节人体生物钟与自然界的协调统一性，按自然界生、长、化、收、藏的规律，保养人体阳气。

不但自然环境与人们的健康息息相关，社会环境同样和人们的身体状况紧密关联。《素问·疏五过论》指出："凡欲诊病者，必问饮食居处，暴乐暴苦，始乐后苦，皆伤精气，精气竭绝，形体毁沮。"其非常明确地阐述了诊治疾病要注意社会心理因素的影响。随着社会的发展，人类居住健康的问题越来越受到关注，住宅规划设计的不健康因素，导致居住环境受到污染、人际关系冷漠，装修病、空调病等蔓延，严重危害人体健康。

第二章　中医治未病的发展

第一节　中医治未病的起源与发展

中医治未病，作为中医学的一个重要概念，强调的是在疾病发生之前，通过调整身体的状态和环境，防止疾病的发生或减轻其发展。治未病的理念源远流长，可以追溯到中国古代的医学思想与实践，贯穿了中医对健康与疾病的整体观念、辨证施治及阴阳五行等核心理论。以下将详细阐述中医治未病的起源与发展。

一、起源和发展

（一）汉以前

汉代以前的文献粗略地记录了人们对卫生保健的一些认识，当时人们已经开始主动或被动适应环境，以保持健康，这是治未病的萌芽。成书于战国至秦代的《山海经》，虽不是一部医药专著，但收载药物达一百余种，并明确记载了药物的名称、产地、形态、功效及使用方法，这些药物记载是与人的生活密切相关的，可帮助人们避免因服药错误而加重病情。

《内经》奠定了中医学的理论基础，也是中医治未病理论形成的标志。《内经》中有大量关于治未病的记载。如《素问·上古天真论》曰："虚邪贼风，避之有时，恬淡虚无，真气从之，精神内守，病安从来。"

《难经》对《内经》进行了补充和发挥。《难经·七十七难》曰："经言上工治未病，中工治已病者，何谓也？然，所谓治未病者，见肝之病，则知肝当传之与脾，故先实其脾气，无令得受肝之邪，故曰治未病焉。"其阐述了治未病的内涵和意义。

《针灸甲乙经》记载：一天仲景与侍中王仲宣相遇，仲景说王仲宣已患病了，40岁时眉毛要脱落，然后过半年就要死去，并告诉他服五石汤可免除。王仲宣嫌他的话逆耳，就没服药。后果如仲景所言，先是眉毛脱落，继则死去。

（二）晋唐时期

唐代大医家孙思邈首先是位养生家，其次是医学家，他极重视养生与治未病，提出"未病""欲病""已病"三个层次，指出"上医医未病之病，中医医欲病之病，下医医已病之病"。他反复告诫人们要"消未起之患，治病之疾，医之于无事之前"。他论治未病主要从养生防病和欲病早治着眼，所著《千金要方》中载有一整套养生延年的方法和措施，很有实用价值。

（三）宋金元时期

宋金元时期学术争鸣，治未病理论和方法的认识得到进一步发展，成书于宋代的《太平圣惠方》强调："安人之本，必资于食。救疾之道，乃凭于药。故摄生者，应先洞晓病源，知其所犯，以食治之。食疗不愈，然后命药。"

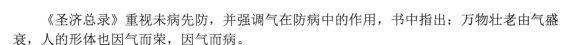

《圣济总录》重视未病先防，并强调气在防病中的作用，书中指出：万物壮老由气盛衰，人的形体也因气而荣，因气而病。

宋代陈直的《养老奉亲书》在治未病方面重视饮食调治和性情调摄，主张怡情悦性，顺应四时，节制饮食，安不忘危，以保全元气，预防疾病的发生。如"主身者神，养气者精，益精者气，资气者食。食者生民之天，活人之本也。故饮食进则谷气充，谷气充则气血盛，气血盛则筋骨强，故脾胃者五脏之宗也。四脏之气皆以胃气为本。"

金代李杲所撰写的《脾胃论》在防治疾病上强调脾胃元气为根本，因而重视脾胃的调养。如"若胃气之本弱，饮食自倍，则脾胃之气既伤，而元气亦不能充，而诸病之所由生也"。

成书于元代的《格致余论》和《丹溪心法》在治未病方面强调独重阴精，平时应该戒色欲、节饮食。其中《丹溪心法》是对《内经》治未病思想的继承和发扬，如《丹溪心法·不治已病治未病》曰："今以顺四时，调养神志，而为治未病者，是何意耶？盖保身长全者，所以为圣人之道。"

（四）明清时期

喻嘉言深谙仲景治未病思想的要旨，未病先防、已病早治的精神贯穿于他的著作《医门法律》，如中风门中的人参补气汤便是御外入之风的绸缪之计；又如《血痹虚劳篇》中对男子平人谆谆致戒，是望其有病早治，不要等虚劳病成，强调于虚劳将成未成之时，调荣卫，节嗜欲，积贮渐富，使虚劳难成。

明代李梴所撰写的《医学入门》认为治未病必须精神内守，主张以理求静，寡欲以养心。明代龚廷贤所撰写的《寿世保元》重视调养体内脏腑，以养脏腑、调血脉为宗旨。明代张景岳《类经·摄生类》曰："祸始于微，危因于易，能预此者，谓之治未病，不能预此者，谓之治已病。知命者，其谨于微而已矣。"

《景岳全书》卷二所记载的"中型论"，强调气血对健康的重要性，劝告人们不可"恃其少壮何所不为"，因为"人之常度有限，而情欲无穷；精气之生息有限，而耗损无穷"。《证治心传·证治总纲》曰："欲求最上之道，莫妙于治其未病。"

清代程国彭所撰写的《医学心悟》中的《医中百误歌》云，"见微知著，弥患于未萌，是为上工"，说明能把病扼杀在萌芽之前是最好的医生。清代名医叶天士对于既病防变研究颇深，他在《温热论》中指出："务在先安未受邪之地。"温病属热证，热偏盛而易出汗，极易伤津耗液，故保津护阴属未雨绸缪、防微杜渐之举，对于温病是控制其发展的积极措施。后来吴鞠通在《温病条辨》中提出保津液和防伤阴，其实与叶氏"务在先安未受邪之地"之意吻合，体现了治未病的思想。

二、现代发展

进入现代，随着西医学的发展及疾病谱的变化，中医治未病的理念逐渐得到广泛的关注和认同，尤其在慢性病、亚健康管理、老年病等领域得到了广泛的应用。

（一）现代中医治未病的实践与理论创新

1. 结合现代医学发展创新理论

在现代，中医治未病积极融合现代医学成果实现理论创新。以基因学为例，借助对基因信息的研究，能更深入了解个体先天的疾病易感性，为中医辨证提供新视角。在分子生物学方面，可从微观层面探究疾病发生机制，进而使中医治未病在预防靶点上更精准。例

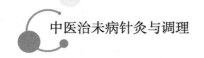

如，基因缺陷与特定慢性病关联密切，中医据此在未病时提前干预，通过中药调理等方式改善体质，弥补基因层面的潜在不足。

2. 慢性病管理中的实践应用

在慢性病管理中，中医治未病展现出独特优势。医家依据辨证论治原则，先精准判断患者体质及气血阴阳状态。例如，对于高血压患者，若属肝肾阴虚型，除常规药物控制外，着重从生活方式干预。调整饮食上，建议多吃滋阴降火食物，如百合、银耳等；作息方面，倡导早睡早起，保证充足睡眠；情绪管理上，保持平和心态，以此延缓病情发展，提高患者生活质量。

（二）国际化的推广与应用

1. 文化交流促进理念传播

通过丰富多样的文化交流活动，中医治未病理念在国际上的影响力日益扩大。在欧洲，各类中医文化展览、讲座频繁举办，向当地民众展示中医治未病中（如四季养生、情志调节等）理念。例如，介绍春季养肝的饮食搭配、通过冥想调节情绪预防疾病等内容，让他们了解中医独特的健康维护思维，逐渐消除文化隔阂，使越来越多的人认可并愿意尝试运用治未病理念来管理自身健康。

2. 医学合作融入健康管理体系

在北美等地，中医与当地医学开展了广泛合作，推动治未病理念融入现代医学预防体系。例如，在一些综合医院设立中医治未病门诊，与西医科室协同，针对糖尿病前期人群，西医检测血糖、评估代谢指标，中医通过辨证给予饮食、运动及中药调理建议，如以健脾祛湿、益气养阴的中药方剂配合适量运动，控制体重，共同帮助患者延缓向糖尿病发展，提高整体健康管理水平。

（三）现代科技的助力

1. 信息技术助力风险识别

信息技术在中医治未病中发挥着关键作用，借助互联网医疗平台及各类健康监测设备，能收集海量个体健康数据，如实时的心率、血压、睡眠质量等信息。通过智能算法分析这些数据，可构建个人健康画像。一旦数据出现异常波动，结合中医整体观念，能敏锐察觉潜在健康风险，如长期睡眠数据不佳可能预示气血亏虚等问题，为后续精准干预提供可靠依据。

2. 大数据支持制定个性化方案

大数据技术为制定个性化治未病方案提供有力支撑。整合众多患者的症状表现、体质类型、生活习惯及治疗反馈等数据，运用大数据分析挖掘其中规律。例如，针对体质不同但都有疲劳症状的人群，分析发现阳虚体质者可能需温阳补肾的调养方案，阴虚体质者则侧重滋阴清热，通过这种精准匹配，使治未病方案更贴合个体需求，切实提升预防疾病的有效性。

第二节　治未病在现代医学中的应用价值

随着医学的发展，尤其是现代医学对慢性病和亚健康管理的重视，中医的治未病思想在现代医学中展现了广泛的应用价值。现代医学的疾病谱已经发生了变化，急性传染病的威胁减小，而慢性病、代谢性疾病和精神心理问题成为人类健康的主要挑战。在这种背景下，治未病的理念具有重要的现实意义和应用价值。

一、慢性病管理中的应用价值

现代社会的疾病谱已经从传染病向慢性病转变，慢性病如高血压、糖尿病、心血管疾病、癌症等已成为全球健康的主要负担。治未病作为预防和干预疾病的一种有效手段，已被广泛应用于慢性病管理中。

（一）早期风险评估与干预

1. 早期筛查的重要性

在慢性病管理中，早期筛查是关键环节。借助现代医学先进的检测技术，如定期检测血糖、血压、血脂等指标，能精准捕捉身体潜在异常。例如，血糖监测可发现空腹血糖受损、糖耐量异常等糖尿病前期状态；血压监测可察觉血压临界升高情况。这些细微变化往往是慢性病的早期信号，为后续干预提供关键依据，便于及时启动预防措施，避免病情进一步发展。

2. 风险评估的多维度考量

风险评估应综合多方面因素。除了上述生理指标，结合中医体质辨识更是一大特色。中医将人体分为不同体质类型，如痰湿体质者易患代谢综合征相关慢性病。通过询问饮食、生活习惯，观察体态、面色等，判断个体体质，再融合现代医学指标，进行全面风险评估。例如，对于肥胖且痰湿体质者，综合评估其患心血管疾病风险较高，从而为其制定针对性的健康管理方案。

3. 生活方式干预的具体措施

基于风险评估结果，生活方式干预至关重要。在饮食方面，建议减少高盐、高脂、高糖食物摄入，增加蔬果、全谷物等富含膳食纤维食物的摄取，有助于控制体重与血脂。在运动方面，鼓励每周进行适量有氧运动，如快走、游泳等，可增强心肺功能。同时，倡导规律作息，避免熬夜，戒烟限酒，通过这些生活方式的调整，改善整体健康状况，降低慢性病发生风险。

（二）治疗慢性病并发症

1. 并发症发生机制及危害

慢性病并发症的产生有着复杂机制。以糖尿病为例，长期高血糖状态会损伤血管内皮细胞，影响微循环，进而引发糖尿病足、视网膜病变等。心血管病患者因血脂异常、血管壁炎症等，易出现动脉硬化、心力衰竭等并发症，这些并发症严重影响患者生活质量，甚至危及生命。因此，预防并发症成为慢性病管理的重点内容之一，关乎患者的长期预后。

2. 中医治未病的预防思路

中医治未病预防并发症有着独特思路。依据中医整体观念，人体是一个有机整体，疾病的发生发展相互关联。对于糖尿病患者，通过中药调理，如选用具有活血化瘀、益气养阴功效的方剂，改善机体气血运行，调节体内糖脂代谢；配合针灸刺激相关穴位，调节脏腑功能，增强机体对疾病的抵抗力。从整体出发，调节体内环境，延缓病情进展，减轻并发症发生的可能性。

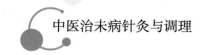
（三）中医治疗与现代药物的结合

在慢性病管理中，中医治疗与现代药物结合有着显著的必要性和优势。现代药物能迅速控制疾病症状，如抗高血压药物可快速降低血压，但长期使用可能出现不良反应。而中医药注重整体调理，如针对高血压，中药可从调节人体脏腑功能、平衡气血入手，改善机体内部环境，辅助降低血压的同时，减少对药物的依赖。二者结合，既能快速缓解症状，又能从根本上改善体质，提高整体治疗效果。

二、亚健康管理中的应用价值

亚健康是指介于健康与疾病之间的状态，通常表现为乏力、失眠、焦虑、头痛等不明确的症状，但尚未发展为明显的疾病。在现代社会中，亚健康人群日益增多，尤其是工作压力大、生活不规律、饮食不健康等因素导致了大规模的亚健康状态。

（一）个性化健康干预

1. 现代医学诊疗局限

在亚健康管理方面，现代医学诊疗往往存在一定局限性。由于亚健康状态缺乏明确的器质性病变依据，常规检查难以精准诊断，诊疗方案也相对单一，多以对症缓解症状为主，如针对乏力可能只是建议休息，对失眠可能开一些助眠药物，但效果有时不尽如人意，难以从根本上解决问题，且长期使用药物还可能带来一些不良反应，所以急需更有效的综合干预手段来应对亚健康状态。

2. 中医辨证施治优势

中医治未病的辨证施治在亚健康管理中优势明显。以失眠的亚健康患者为例，中医通过望、闻、问、切四诊合参，判断其是心脾两虚、肝郁化火还是其他证型。若是心脾两虚型，可采用归脾汤加减进行调理，同时配合针灸神门、三阴交等穴位，按摩头部穴位以镇静安神，以及睡前用艾草泡脚等方法，多途径调整神经系统功能，恢复正常生理节律，改善失眠状况。

3. 多手段综合干预示例

针对亚健康中的焦虑、抑郁状态，中医会根据个体气血、脏腑情况辨证论治。若气血不足、肝郁气滞，可通过服用逍遥散等方剂疏肝理气、补益气血，配合推拿按摩膻中、太冲等穴位，疏通经络，调畅气机，再加以情绪疏导，引导患者保持积极心态，缓解焦虑、抑郁不适。这种综合运用中药、推拿、情志调节等多手段的干预方式，能更全面地改善亚健康状态，提高个体健康水平。

（二）预防亚健康向疾病的转化

1. 现代医学干预方式及不足

现代医学通常采用药物干预来缓解亚健康症状，如使用抗焦虑药物应对焦虑情绪、用止痛药缓解头痛等，但往往只是治标不治本，未能从根源上解决问题。长期使用药物可能产生耐受性、依赖性等不良反应，且一旦停药，症状容易反复。同时，对于亚健康状态下身体内在的功能失调、体质改变等深层次问题关注不足，难以有效阻止其向临床疾病转化。

2. 中医整体调理思路

中医强调从整体出发，通过调整身体的气血、阴阳平衡来预防亚健康向疾病的转化。

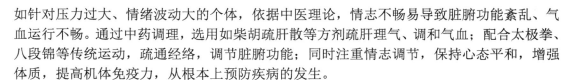

如针对压力过大、情绪波动大的个体，依据中医理论，情志不畅易导致脏腑功能紊乱、气血运行不畅。通过中药调理，选用如柴胡疏肝散等方剂疏肝理气、调和气血；配合太极拳、八段锦等传统运动，疏通经络，调节脏腑功能；同时注重情志调节，保持心态平和，增强体质，提高机体免疫力，从根本上预防疾病的发生。

（三）全人健康管理

1. 现代医学中全人概念的内涵

在现代医学中，全人健康管理的"全人"概念涵盖了生理、心理、社会适应等多个层面。它认识到个体的健康不仅仅取决于身体是否患病，还与心理状态、社会关系、生活环境等密切相关。例如，一个长期处于工作压力大、人际关系紧张环境中的人，即便身体没有明显疾病，也可能处于亚健康状态，影响其整体健康水平。因此，需要综合考虑各方面因素来实施健康管理，保障个体的全面健康。

2. 中医治未病的体现

中医治未病理念与全人健康管理高度契合。通过中医的辨证论治，从整体出发，不仅关注身体的症状表现，还深入分析个体的体质、情志等因素。例如，对于一位工作繁忙、时常焦虑且伴有消化不良的人，中医会综合判断其肝郁脾虚的体质特点，采用中药调理脾胃、疏肝理气，同时给予情志调节建议，如通过听音乐、写日记等方式舒缓情绪，还会指导其合理安排生活作息，从生理、心理、生活等多方面进行全方位调理，改善整体健康状况。

三、老龄化社会中的健康管理

随着全球老龄化的加剧，老年群体的健康问题日益受到关注。中医的治未病理念为老年人群的健康管理提供了切实可行的方法。中医强调通过调整和保养来延缓衰老进程，保持老年人的身体功能和生活质量。

（一）延缓衰老与抗衰老

1. 老年人衰老相关问题

随着年龄增长，老年人身体各脏腑功能逐渐衰退，面临诸多衰老相关问题。如肾气亏虚，表现为腰膝酸软、精神不振、记忆力减退等，影响日常生活质量。同时，机体免疫力下降，易受外邪侵袭，患上感冒、肺炎等疾病。而且，衰老还会引发心血管、骨骼等多系统的功能减退，增加慢性病发生风险，给老年人的身心健康带来极大挑战，因此延缓衰老成为老龄化社会健康管理的重要课题。

2. 中医重视肾气保养

中医强调"肾为先天之本"，肾气在人体生长发育及衰老过程中起着关键作用。肾气充足，则人体精力充沛、脏腑功能正常；肾气亏虚，则加速衰老进程。从中医理论来看，肾藏精，精能化气生血，滋养脏腑、经络等组织器官。随着年龄增加，肾气渐衰，气血生化不足，身体机能随之下降。所以保养肾气对于延缓衰老、维持老年人身体功能至关重要，是中医治未病在老龄化健康管理中的核心要点之一。

（二）延长健康寿命

1. 现代医学衰老研究现状

在现代医学中，衰老研究虽已取得诸多进展，如对衰老相关基因、细胞衰老机制等有

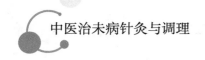

了更深入了解，但如何在衰老过程中切实保持健康、有效延缓衰老进程，依旧是极具挑战性的难题。尽管有各种抗衰老的药物研发和干预手段不断涌现，但大多仍处于探索阶段，且部分方法存在安全性、有效性等方面的争议，难以广泛应用于老年群体，满足老龄化社会对健康寿命延长的迫切需求。

2. 中医方法

中医通过"调和气血、滋养脏腑、疏通经络"等方法来增强老年人的生命活力、延长健康寿命。气血是维持人体生命活动的基本物质，调和气血可保障各脏腑器官得到充足滋养，正常发挥功能；滋养脏腑能增强脏腑的生理功能，提高机体的整体素质；疏通经络则保证气血运行通畅，信息传递无阻。例如，通过打太极拳、练八段锦等传统运动，配合中药调理，可促进气血流通，使老年人脏腑功能维持在较好状态，减少疾病发生，延长寿命。

第三节　中医治未病技术的国际化发展

随着全球健康观念的逐渐变化，越来越多的人开始认识到预防医学的重要性。在这一背景下，中医治未病作为一种独特的健康管理理念和技术，逐渐走向世界，成为国际社会关注的焦点。中医治未病不仅为我国提供了宝贵的健康智慧，也为世界其他国家和地区提供了有益的预防医学思路和实践经验。中医治未病的国际化发展经历了从初步接触到逐步推广、融入的过程，以下详细探讨了这一过程中的关键因素和挑战。

一、国际化发展历程

（一）初步接触与传播（20世纪初至中期）

20世纪初，随着西方对中医的关注和研究开始增加，尤其是在我国和世界其他地方的华人移民的影响下，部分西方国家逐渐对中医产生兴趣。虽然当时中医的国际传播主要集中在诊治方面，但也有部分文化精英开始关注中医在养生和健康管理方面的独特优势。20世纪50年代后，随着中医经典如《黄帝内经》的翻译，更多西方学者了解到了中医的基本理论及其预防保健作用。

（二）国际学术交流的加强（20世纪末至21世纪初）

1. 中医文化的推广

随着改革开放的深入，特别是我国政府支持中医药国际化的政策出台后，更多的中医知识和技术开始走向世界。我国政府通过组织国际会议、设立中医研究中心、派遣中医专家等方式，推动了中医药尤其是治未病技术的国际化发展。

2. 中医与现代医学结合

进入21世纪后，国际上对中医的兴趣逐渐加深，不仅局限于传统治疗方法，更多地开始关注中医整体观、辨证施治等在预防保健中的应用。许多西方国家的研究机构也开始关注中医治未病理念与现代医学的结合点。

（三）中医治未病的推广应用（21世纪初至今）

1. 治未病理念在国际公共卫生中的作用

随着预防医学的兴起，全球健康管理模式也逐步发生变化。中医治未病强调"未病先防，已病防变"的健康理念与现代公共卫生的预防理念高度契合，尤其是在慢性病防治、

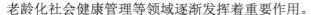

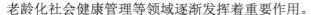

老龄化社会健康管理等领域逐渐发挥着重要作用。

2. 治未病国际化的实践与示范

在欧美等发达国家，以及东南亚等地区，中医治未病技术已经渗透到当地的健康管理和疾病预防体系中。通过中医药诊疗中心、治未病健康管理中心的建设，越来越多的外国民众接触到中医治未病的方法和理论。

二、国际化发展因素

（一）中医理论的全球认可

中医治未病强调身体的整体性和个体化，注重身体、心理和环境的相互作用，强调"未病先防"的健康理念，在全球范围内得到了广泛的认可。尤其是随着全球人口老龄化和慢性病增多，预防医学受到了高度重视，中医的治未病理念得到了更多的关注。

（二）健康管理的全球化趋势

随着全球化的进程，各国对健康管理的关注日益增强，尤其是在心血管病、糖尿病、癌症等慢性病的高发背景下，传统的治疗模式已无法满足日益增长的健康需求。因此，中医治未病作为一种注重预防和个性化的健康管理模式，在国际上找到了较为合适的市场。

（三）中医药文化的传播途径多样化

随着中医教育的逐步国际化，越来越多的外国学生到我国学习中医，或是通过海外的中医药学院、教育机构来接受中医治未病的培训。中医治未病在国际化过程中的学术交流也起到了促进作用。国际中医药学术会议、各类学术交流平台、合作研究项目的开展，不仅加强了中医与其他学科的结合，也提高了中医治未病的国际影响力。

（四）科技和信息化的推动

随着信息技术的飞速发展，尤其是大数据、人工智能、远程医疗等技术的发展，越来越多的中医治未病项目开始与现代科技结合，通过数字化健康管理平台、远程诊疗等方式进行推广，使治未病理念在全球范围内传播更加便捷和高效。中医治未病的国际化不仅仅依赖于理论的传播，更多依赖于科研数据的积累和科学验证。随着中医治未病的临床研究和基础研究的不断深入，越来越多的研究成果被发表在国际医学期刊上，证实了中医治未病的有效性。

第四节 治未病在慢性病管理中的实践

中医治未病作为一种以预防为主的健康理念，不仅是传统医学的一部分，也为现代慢性病管理提供了有益的借鉴。慢性病是全球主要的公共健康问题之一，中医治未病通过整体观、辩证施治、调节阴阳气血，能够帮助慢性病患者提高生活质量，预防病情的恶化和并发症的发生。以下是中医治未病在慢性病管理中的几个主要实践领域。

一、中医治未病与体质学说

中医体质是指人体生命过程中在先天禀赋和后天获得的基础上所形成的形态结构、生理功能和心理状态方面综合的、相对稳定的固有特质，是人类在生长、发育过程中所形成的与自然、社会环境相适应的人体个性特征。

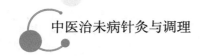

中医体质量化辨识与调养指导旨在为体质辨识及与中医体质相关疾病的防治、养生保健、健康管理提供依据，体现了中医学治未病的思想，是治未病的有效方法和重要途径，有利于实施个体化诊疗。中华中医药学会2009年发布了《中医体质分类与判定》，制定了《中医体质分类与判定表》，将中医体质分为9种基本类型，即平和质、气虚质、阳虚质、阴虚质、痰湿质、湿热质、血瘀质、气郁质、特禀质，每种体质都有其特征。

（一）平和质

1. 体质概要

（1）定义：气血阴阳平衡，无不适表现为主要特征的体质状态。

（2）易见体质特征。

1）总体特征：阴阳气血调和，以体态适中、面色红润、精力充沛等为主要特征。

2）形体特征：体形匀称健壮。

3）常见表现：面色、肤色润泽，头发稠密有光泽，目光有神，鼻色明润，嗅觉通利，唇色红润，不易疲劳，精力充沛，耐受寒热，睡眠良好，胃纳佳，二便正常，舌色淡红，苔薄白，脉和缓有力。

2. 调养指导方案

（1）调摄原则：顺其自然，适当运动，营养丰富，处事中正。

（2）环境起居：生活起居顺应一年四季气候特点，保证充足睡眠，根据气候变化适时增减衣物。

睡卧顺应四时，养生应根据四时季节的阴阳变化而调整，顺应自然规律以得天地之养。人体内的生物钟与自然界的四季、昼夜等规律相符，顺应自然界的规律安排作息，有利于身体健康。四季具有春温、夏热、秋凉、冬寒的特点，生物体也相应具有春生、夏长、秋收、冬藏的变化。四季的作息时间应根据季节阴阳相互关系的不同而有所区别，"春夏养阳"则春天宜早睡早起，夏天宜晚睡早起，因夏天昼长夜短故要适当午睡；"秋冬养阴"则秋天宜早睡早起，冬天宜早睡晚起。

（3）形体运动：根据个人体力可进行打太极拳（剑）、练五禽戏、练八段锦、散步等柔缓的运动，也可选择跑步、打篮球、打排球、踢足球、踢毽子、跳交谊舞、做健身操、抖空竹等运动量较大的项目。

（4）精神调适：开朗乐观，心态平和，与人为善，和谐上进，乐于合作。

平和质的人性格随和开朗，心理素质较好，平时要多和朋友交流，培养对身心有益的兴趣爱好，与人为善，多帮助别人，不攀比，不计较，有助于保持平和的心理状态、建立良好的人际关系。

（5）饮食调理：饮食宜营养丰富，荤素合理搭配，不可偏食。进食应有所节制，不可过饥过饱，不要偏寒偏热，少吃油盐。

平和体质的人，机体处于阴阳平衡状态，饮食调理方面也应注意保持这种平衡。饮食宜多样化，营养结构、温凉寒热应合理搭配，不可偏食，进食有度，不可过饥过饱。善于养生的人，还可以借助食物的寒热温凉之性来制约四时阴阳的偏盛，通过互制，达到互养，使阴阳不偏，以保健康。

（二）气虚质

1. 体质概要

（1）定义：由于元气不足，以气息低弱、机体及脏腑功能状态低下为主要特征的一种体质状态。

（2）成因：先天本弱，后天失养或病后气亏。如家族成员多较弱、孕育时父母体弱、早产、人工喂养不当、偏食、厌食，或因年老气衰等。

（3）易见体质特征。

1）总体特征：元气不足，以疲乏、气短、自汗等气虚表现为主要特征。

2）形体特征：肌肉松软不实。

3）常见表现：平素语音低弱，气短懒言，容易疲乏，精神不振，易出汗，舌淡红，舌边有齿痕，脉弱。

4）心理特征：性格内向，不喜冒险。

5）发病倾向：易患感冒、内脏下垂等病，病后康复缓慢。

6）对外界环境适应能力：不耐受风、寒、暑、湿邪。

2．调养指导方案

（1）调摄原则：避免劳累，食宜甘温，药宜益气。

（2）环境起居：春天早睡早起，夏天晚睡早起、适当午睡，秋天早睡早起，冬天早睡晚起。夏季注意避暑，使用空调避免直吹、久吹。秋冬注意保暖。避免大汗、醉酒等，生活起居规律，切忌连续熬夜。

睡卧顺应四时，养生应根据四时季节的阴阳变化而调整，顺应自然规律以得天地之养。人体内的生物钟与自然界的昼夜规律相符，顺应自然界的规律安排作息，有利于机体的健康。四季具有春温、夏热、秋凉、冬寒的特点，生物体也相应具有春生、夏长、秋收、冬藏的变化。四季的作息时间应根据季节阴阳相互关系的不同而有所区别。

"正气存内，邪不可干"，气虚质者不耐暑湿寒热，对环境的适应能力差，最怕气温的骤升骤降、过冷过热。气虚体质的人要根据季节、气温的变化而注意养护，衣服的增减、空气的流通、保暖避暑等工作都要做好。空调使用要适度，勿贪凉、贪热，避免室内外温差过大。一身大汗、醉酒、熬夜都容易让已虚的正气耗散过多，加重气虚的程度。

（3）形体运动：根据个人体力选择打太极拳、练五禽戏、练八段锦、散步、慢跑或放风筝、打门球等偏于柔缓的运动。不宜进行剧烈运动，避免激烈的竞赛及冬泳等。

（4）精神调适：适当多休息。欣赏书法、绘画、戏曲或喂养花鸟鱼虫等。多知足，少攀比，不可躁动，避免过度思虑。

气虚质的人精神情绪常处于低落状态，导致阻碍气血的周流。精神调适的目的是让气虚质者身心变得乐观、豁达、愉快，促进气血的流通。气虚质者应适当多休息，清心净欲，以保存精神，避免散神耗气。

（5）饮食调理：常吃粳米、糯米、小米、黍米、山药、土豆、大枣、胡萝卜、香菇、鹅肉、鹌鹑、牛肉、兔肉、鲢鱼、鳜鱼、鳝鱼等。少吃青萝卜、槟榔等耗气食物。饮茶宜选红茶，不宜多饮绿茶。

益气药膳：茯苓粳米粥，茯苓 12g，粳米 100g，加水适量，共煮为粥；山药桂圆粥，去皮的鲜山药 100g 切为小块，加桂圆 15g 及适量清水，慢火炖为糜粥。

（三）阳虚质

1．体质概要

（1）定义：由于阳气不足，以虚寒现象为主要特征的体质状态。

（2）成因：先天不足，或病后阳亏。如家族中均有虚寒体质表现，孕育时父母体弱，或年长受孕，早产，或平素偏嗜寒凉损伤阳气，或久病阳亏，或年老阳衰等。

（3）易见体质特征。

1）总体特征：阳气不足，以畏寒怕冷、手足不温等虚寒表现为主要特征。

2）形体特征：肌肉松软不实。

3）常见表现：平素畏冷，手足不温，喜热饮食，精神不振，舌淡胖嫩，脉沉迟。

4）心理特征：性格多沉静、内向。

5）发病倾向：易患痰饮、肿胀、泄泻等病，感邪易从寒化。

6）对外界环境适应能力：耐夏不耐冬，易感风、寒、湿邪。

2. 调养指导方案

（1）调摄原则：避免劳累，食宜甘温，药宜温补。

（2）环境起居：春天早睡早起，夏天晚睡早起、适当午睡，秋天早睡早起，冬天早睡晚起。夏季注意避暑，使用空调避免直吹、久吹。秋冬注意保暖。避免大汗、醉酒等，切忌连续熬夜损伤元气。房事应有所节制。避免在树荫下、水亭中及过堂风中久留。人的足部距离心脏最远，最易受到寒邪侵袭，有"寒从脚下起"之说，因此，阳虚体质者足部保暖很重要。背部乃阳经聚集之地，阳虚质者背部易受寒邪，应注意保暖。丹田是"性命之根本"，精气神贮藏之所在，因此阳虚体质者应注意丹田部位的保暖。

（3）形体运动："动则生阳"，适量运动可以提振人体的阳气，故阳虚体质之人可进行适当运动，但动作宜柔缓，以防过劳耗伤阳气，具体项目当因体力强弱而定。

太极拳（剑）、五禽戏、八段锦、散步、慢跑或放风筝、打门球等均是偏于静养的运动。其中，太极拳（剑）结合了传统导引、吐纳的方法，注重练身、练气、练意三者之间的紧密协调。五禽戏是一种外动内静、动中求静、动静兼备、有刚有柔、刚柔并济、练内练外、内外兼练的仿生功法。中医学认为，练八段锦柔筋健骨、养气壮力，具有行气活血、协调五脏六腑之功能。此类运动都可增强体质、温补阳气。

（4）精神调适：阳虚质的人元阳不固，虚阳上扰，致使心神浮越，容易受到惊吓，而且睡眠轻浅，心神不稳定。常表现出情绪不佳，易于悲哀，并进而影响气血运行，故精神调养方面要善于调节自己的情感，消除不良情绪的影响。要善于自我排遣或与人倾诉，宽宏大量，以解悲哀。欣赏书法、绘画、戏曲或喂养花鸟鱼虫等方法可陶冶情操，排遣因阳气虚弱引起的不良情绪。应该养成多知足、少攀比、不躁动的习惯，尽量避免和减少悲伤，防止惊恐、大喜大悲等不良情绪的影响。

（5）饮食调理：常吃生姜、韭菜、荔枝、菠萝、桃、羊肉、狗肉等，少吃西瓜、梨等生冷之品。

补阳药膳：当归生姜羊肉汤，当归 15g、生姜 5 片、羊肉 100g，共煮成汤食用。韭菜炒胡桃仁，胡桃仁 20g、韭菜 30g，一起炒菜食用。

（6）药物调养：宜用巴戟天、肉苁蓉、补骨脂、杜仲、菟丝子、狗脊等。可选用金匮肾气丸，脾阳虚者可选择理中丸或附子理中丸。

（四）阴虚质

1. 体质概要

（1）定义：由于体内津液精血等物质亏少，以有关组织器官失养和内热为主要症状的体质状态。

（2）成因：先天不足，或久病失血，纵欲耗精，积劳伤阴。如家族成员体形多偏瘦，未孕育时父母体弱，或年长受孕，早产，或曾患出血性疾病等。

（3）易见体质特征。

1）总体特征：阴液亏少，以口燥咽干、手足心热等虚热表现为主要特征。

2）形体特征：体形偏瘦。

3）常见表现：手足心热，口燥咽干，鼻微干，喜冷饮，大便干燥，舌红少津，脉细数。

4）心理特征：性情急躁，外向好动，活泼。

5）发病倾向：易患虚劳、失精、不寐等病，感邪易从热化。

6）对外界环境适应能力：耐冬不耐夏，不耐受暑、热、燥邪。

2．调养指导方案

（1）调摄原则：避免劳累，食宜甘润，药宜养阴。

1）避免劳累：主要指在日常生活、工作和学习中要尽可能做些力所能及的体力劳动或脑力劳动，以促进气血周流，勿过度疲倦，劳伤阴气。

2）食宜甘润：主要指阴虚质者饮食应以味甘、滋润为宜。甘润之品多补益脾胃，化生气血津液。

3）药宜养阴：阴虚质者用药宜选滋阴清热之品。滋阴之品又有治疗肺阴虚、胃阴虚、肝肾阴虚之别，用药各不相同，当分别开来。

（2）环境起居：春天早睡早起，夏天晚睡早起、适当午睡，秋天早睡早起，冬天早睡晚起。炎热夏季应注意避暑，避免强紫外线照射，有条件的可到海边、高山之地旅游。居室环境应安静。应穿浅颜色散热透气性好的衣服。房事应有所节制。

（3）形体运动：宜根据个人体力选动静结合项目，如打太极拳、练八段锦、练五禽戏、游泳或传统健身项目"六字诀"中的"吹"字诀。不宜大汗淋漓，及时补充水分。不宜激烈活动。

（4）精神调适：养成冷静、沉着的性格，保持稳定的心态，切忌急躁。少与人争，以减少激怒，少参加竞赛性的文娱活动。

阴虚质之人性情较急躁，常心烦易怒，这是阴虚火旺，火扰神明之故，故应遵循《内经》中"恬惔虚无""精神内守"的原则，平素加强自我涵养，自觉养成冷静、沉着的习惯。常与人争易引起激怒，涌动气血，耗伤阴液，故阴虚质者应少参加争胜负的文娱活动。

（5）饮食调理：多食甘凉滋润食物，如银耳、茼蒿、雪梨、木瓜、无花果、鸭肉、冰糖、百合、菠菜等。少吃葱、姜、蒜、辣椒等辛辣燥烈之品。

养阴药膳：沙参粥，沙参15g，粳米100g，冰糖5粒，共煮为粥。百合粥，粳米100g，百合15g，白砂糖10～20g，共煮为粥。枸杞粥，枸杞20g，粳米100g，共煮为粥。桑椹粥，桑椹30g，粳米60g，共煮为粥。其中，沙参粥偏于滋养肺阴，百合粥偏于滋养胃阴，枸杞粥、桑椹粥偏于滋肝肾之阴。

（6）药物调养：可选用女贞子、山茱萸、五味子、墨旱莲、麦冬、天冬、生地黄、熟地黄、黄精、玉竹、枸杞子、桑葚等药。成方宜选六味地黄丸。

（7）音乐及其他调摄：可多听舒缓音乐。自行按揉太溪、三阴交、照海穴，轻揉涌泉。

（五）痰湿质

1．体质概况

（1）定义：由于水液内停而痰湿凝聚，以黏滞重浊为主要特征的体质状态。

（2）成因：先天不足，或后天过食肥甘。

（3）易见体质特征。

1）总体特征：痰湿凝聚，以形体肥胖、腹部肥满、口黏苔腻等痰湿表现为主要特征。

2）形体特征：体形肥胖，腹部肥满松软。

3）常见表现：面部皮肤油脂较多，多汗且黏，胸闷，痰多，口黏腻或甜，喜食肥甘甜黏，苔腻，脉滑。

4）心理特征：性格偏温和、稳重，多善于忍耐。

5）发病倾向：易患消渴、中风、胸痹等病。

6）对外界环境适应能力：对梅雨季节及湿重环境适应能力差。

2. 调养指导方案

（1）调摄原则：加强运动，食宜清淡，药宜温化。

1）加强运动：痰湿体质者多形体肥胖，身重易倦，这与高血压、高血脂、冠状动脉粥样硬化性心脏病的发生有明显相关性。加强运动，促进气血周流，有利于水液代谢，所以痰湿质者要根据自己身体情况，长期坚持体育锻炼。

2）食宜清淡：痰湿体质的人主要是因为水液内停，痰湿凝聚，身体表现出黏滞重浊。肥甘厚腻之品性重浊，易化湿生痰，进一步加重身体负担。所以，痰湿体质者饮食以清淡为宜。

3）药宜温化：痰湿体质者体内水液停聚，痰湿凝聚，《金匮要略》中指出，"病痰饮者，当以温药和之，温药可以温脾化湿祛痰"。故痰湿体质者用药以温化为主。

（2）环境起居：春天早睡早起，夏天晚睡早起、适当午睡，秋天早睡早起，冬天早睡晚起。天气晴朗时多进行户外活动，常晒太阳或进行日光浴。气候阴冷时减少户外活动，避免受寒淋雨，保持居室干燥。衣着宽松，面料以棉、麻、丝等天然纤维为主。

（3）形体运动：长期坚持运动锻炼，如打太极拳、练八段锦、练站桩功、练揉腹功、步行、快走、慢跑、竞走、登山、游泳、骑自行车、跳绳、做韵律操等。运动环境应温暖宜人。

（4）精神调适：尽量多参加社会活动，培养广泛的兴趣爱好。让自己适度紧张起来，培养魄力和决断力。遇事不宜过度思虑，要想得开，放得下，少生闷气，少计较。

（5）饮食调理：宜吃冬瓜、红小豆、扁豆、白萝卜、南瓜、紫菜、洋葱、薏苡仁、包菜、茯苓等。忌吃饴糖、柚子、李子、柿子、砂糖及油腻的食物。勿暴饮暴食，忌吃生冷性寒之品，少吃贝类等海产品，少吃油盐。

（6）药物调养：可用苍术、白术、砂仁、陈皮、泽泻、瓜蒌、荷叶、橘红、猪苓、冬瓜皮等。可用荷叶15g，泡水当茶饮，每天适量频服。中成药可选用二陈丸。

（7）音乐及其他调摄：痰湿体质者痰湿内蕴，阻滞气机。多听一些激昂高亢的进行曲、励志歌曲及戏曲，多看一些表现力量、对抗性强的体育比赛，可以活跃精神，振奋阳气，有利于改变痰湿的体质状态。可常点按丰隆、中脘、足三里、阴陵泉等穴位。

（六）湿热质

1. 体质概要

（1）定义：以湿热内蕴为主要特征的体质状态。

（2）成因：系先天禀赋，或久居湿地，嗜食肥甘，或长期饮酒，湿热内蕴。

（3）易见体质特征。

1）总体特征：湿热内蕴，以面垢油光、口苦、苔黄腻等湿热表现为主要特征。

2）形体特征：形体中等或偏瘦。

3）常见表现：面垢油光，易生痤疮，口苦口干，身重困倦，大便黏滞不畅或燥结，小便短黄，男性易阴囊潮湿，女性易带下增多，舌质偏红，苔黄腻，脉滑数。

4）心理特征：容易心烦急躁。

5）发病倾向：易患疮疖、黄疸、热淋等病。

6）对外界环境适应能力：对夏末秋初的湿热气候、湿重或气温偏高环境较难适应。

2．调养指导方案

（1）调摄原则：加强运动，食宜清淡，药宜清利。

1）加强运动：湿热体质的人适合进行大强度、大量的锻炼。身动则气血周流加速，气行则痰湿去，气行则热邪散去。

2）食宜清淡：主要指饮食应清淡，忌食油腻食物及热性食物，以利清热祛湿，避免加重湿热。

3）药宜清利：主要指药物治疗宜选择清热、利湿之品，如佩兰、茵陈、薏苡仁、泽泻等。但注意不可蛮用苦寒药物，应佐以少量温化之品，以防伤脾助湿。

（2）环境起居：春天早睡早起，夏天晚睡早起、适当午睡，秋天早睡早起，冬天早睡晚起。多进行户外活动，常晒太阳。暑湿季节减少户外活动，避免受寒淋雨及感受暑湿。保持居室干燥。衣着宽松，面料以棉、麻、丝等天然纤维为主。

（3）形体运动：长期坚持运动锻炼，如打太极拳、练八段锦、练站桩功、练揉腹功、步行、快走、慢跑、竞走、登山、游泳、骑自行车等。运动应避开雨雾、暑热天气。可以练习传统保健项目"六字诀"中的"呼""嘻"字诀。

（4）精神调适：尽量多参加社会活动，培养广泛的兴趣爱好。注意克服急躁心理，保持稳定心态。遇事不宜过度思虑，要想得开，放得下，少生闷气，少计较。

（5）饮食调理：可吃红小豆、绿豆、薏苡仁、芹菜、黄瓜、冬瓜、藕、荠菜等食物，可适量吃苦瓜、苦苣、西瓜等。忌辛温、滋腻食物及黏腻食物。可用石竹茶、苦丁茶、莲子心、竹叶、玉米须等泡茶饮。少吃油盐。

（6）药物调养：可用佩兰、栀子、龙胆草、茵陈、苦参、泽泻等。脾胃湿热者用泻黄散。肝胆湿热者用龙胆泻肝丸。

（7）音乐及其他调摄：可经常听一些悠闲、和缓的音乐。经常点按阴陵泉、曲池等穴位，也可行大椎穴拔罐、督脉或膀胱经刮痧等疗法。

（七）血瘀质

1．体质概要

（1）定义：是指体内有血液运行不畅的潜在倾向或瘀血内阻的病理基础，并表现一系列外在征象的体质状态。

（2）成因：系先天禀赋，或后天损伤，忧郁气滞，久病入络。

（3）易见体质特征。

1）总体特征：血行不畅，以肤色晦暗、舌质紫暗等血瘀表现为主要特征。

2）形体特征：胖瘦均见。

3）常见表现：肤色晦暗，色素沉着，容易出现瘀斑，口唇暗淡，舌暗或有瘀点，舌下络脉紫暗或增粗，脉涩。

4）心理特征：易烦，健忘。

5）发病倾向：易患癥瘕及痛证、血证等。

6）对外界环境适应能力：不耐受寒邪。

2. 调养指导方案

（1）调摄原则：加强运动，食宜辛温，药宜活血。

1）加强运动：血为气之母，气为血之帅，气行则血行，"气血冲和，万病不生"。运动可促进气血周流。故血瘀质者当加强运动。

2）食宜辛温：辛者散之，温者行之，具有行散消滞、活血化瘀作用。血得温则行，得寒则凝。《素问·调经论》云："血气者，喜温而恶寒，寒则泣而不能流，温则消而去之。"故血瘀质者当常食辛温之品。

3）药宜活血："坚者削之""结者散之"，血瘀质者当用消法，药宜活血。活血就是畅通血流，化瘀就是祛除瘀滞。

（2）环境起居：春天早睡早起，夏天晚睡早起、适当午睡，秋天早睡早起，冬天早睡晚起。居室宜温不宜凉，环境宜宽敞明亮，装饰明快亮丽。衣着宽松。多到户外舒展形体，放松心情。

（3）形体运动：根据个人体力进行一些有助于促进气血运行的运动项目，强度要适中，过则伤津耗气，不利血行，而致血瘀加重，不及则气机壅塞，也能加重血瘀。故应选打太极拳、步行健身法、徒手健身操、打健身球、登山、打乒乓球、打羽毛球、扭秧歌、跳交谊舞等运动，使身体各部位都活跃起来。运动时，最好选择视野开阔、空间较大、空气清新的地方，避免在封闭环境中进行。环境狭小、闭塞，易使人心情郁闷，情绪低落，不利血行。可练习"六字诀"中的"嘘"字诀。

血瘀质的人虽要加强户外运动，但强度一定要适中。因血瘀质者大多心血管机能较弱，不宜进行大强度、大负荷的体育运动，应采用小负荷、多次数的锻炼，如果出现胸闷、恶心、眩晕等，应及时停止运动，仍不能缓解者及时就诊。

（4）精神调适：血瘀质者常精神紧张、压力过大，表现为心烦、急躁、健忘，或忧郁、苦闷、多疑等。精神调适对于血瘀质的人尤为重要。常看喜剧、滑稽剧等有助于培养乐观情绪，精神愉悦则气血和顺，营卫流畅。勿看悲剧，阴雨雾霾天气要设法调节好情绪。常和朋友交流、培养新的爱好，如集邮、摄影、绘画、种花、钓鱼等都是不错的陶冶性情方式，可及时宣泄不良情绪，使体内气机不易郁结，促进气血的运行。凡是兴趣广泛之人，少见血瘀体质。反之，如果长期陷入苦闷、忧郁，无法自拔，则会加重血瘀倾向。

（5）饮食调理：宜食山楂、金橘、玫瑰花、月季花、田七苗、黑豆等。忌吃乌梅、苦瓜、柿子、李子、石榴等酸涩之品。少吃蛋黄、蟹子、猪肉、奶酪等。适量饮用葡萄酒、黄酒等。

化瘀药膳：山楂汤，生山楂20g，去核打碎，放入锅中，加清水煮约20分钟，调以红糖进食，可活血散瘀。

（6）药物调养：可用当归、红花、川芎、丹参、赤芍、鸡血藤、桃仁等。可选用桃红四物汤、血府逐瘀汤、复元活血汤、复方丹参片等。

（7）音乐及其他调摄：选择激昂高亢、令人振奋的音乐，以培养开朗、豁达的性格。

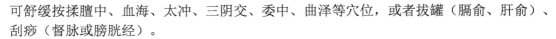

可舒缓按揉膻中、血海、太冲、三阴交、委中、曲泽等穴位，或者拔罐（膈俞、肝俞）、刮痧（督脉或膀胱经）。

（八）气郁质

1. 体质概要

（1）定义：由于长期情志不畅、气机瘀滞而形成的以性格内向不稳定、忧郁脆弱、敏感多疑为主要表现为体质状态。

（2）成因：先天遗传，或因精神刺激，暴受惊恐，所欲不遂，忧郁思虑等。

（3）易见体质特征。

1）总体特征：气机瘀滞，以神情抑郁、忧虑脆弱等气郁表现为主要特征。

2）形体特征：形体瘦者为多。

3）常见表现：神情抑郁，情感脆弱，烦闷不乐，舌淡红，苔薄白，脉弦。

4）心理特征：性格内向不稳定、敏感多虑。

5）发病倾向：易患脏躁、梅核气、百合病及郁证等。

6）对外界环境适应能力：对精神刺激适应能力较差，不适应阴雨天气。

2. 调养指导方案

（1）调摄原则：形神宜动，食宜辛温，药宜理气。

1）形神宜动：主要指在形体运动和精神调适两个方面要有所加强。动形以养生，可促进气血的周流，以利于人体的吐故纳新和气血调畅；动神以畅情，精神愉快则气血和畅、营卫流通，有益于气郁体质的改善。

2）食宜辛温：主要指饮食上宜选用辛散微温的食品。辛散类食物能够帮助升发体内阳气，而温性食品则可以顾护人体的阳气。"违其性故苦，遂其性故欲"，肝属木而性喜条达，主疏泄，适当进食辛散微温的食品利于阳气的生发和肝气的疏泄。

3）药宜理气：主要指药物调养应选择具有疏肝理气功效的药物。肝木失于条达，肝体失于柔和，易致肝气横逆、郁结，呈现种种病变。疏肝解郁、理气宽中类药物可起到疏理肝气机，恢复肝功能的作用。

（2）环境起居：春天早睡早起，夏天晚睡早起、适当午睡，秋天早睡早起，冬天早睡晚起。居室环境宜宽敞明亮，温湿度适宜，装饰明快亮丽。衣着宽松。多到户外运动，舒展形体，放松心情。

（3）形体运动：尽量进行户外活动，适度加大运动量，如跑步、登山、打乒乓球、打羽毛球、扭秧歌、跳交谊舞等。有意识地学习某一项技术性体育项目，定时进行练习。可练习"六字诀"中的"嘘"字诀。

（4）精神调适：培养乐观向上的情绪。"愁忧者，气闭塞而不行"。根据《素问·阴阳应象大论》"喜胜忧"的情志制约原则，精神愉快则气血和畅、营卫流通，有益于气郁体质的改善。主动寻求快乐，常看喜剧、滑稽剧，常听相声，以及富有鼓励、激励作用的电影、电视，勿看悲剧。七情波动闷在心里，最容易伤及内脏，和朋友交流、培养新的爱好，都是很好的选择。要学会发泄，掌握各种排解郁闷的方法，及时宣泄不良情绪，尽快恢复心理平衡。可直接把埋在心中的不良情绪发泄出去，也可借助别人的疏导，把心里的郁闷宣散出来。所以，扩大社会交往，广交朋友，互相尊重，互相帮助，是解忧消愁、克服不良情绪的有效方法。

（5）饮食调理：宜饮花茶，少量饮酒。宜常吃茴香、佛手、萝卜、橙子、柑子、刀豆、金橘等。少吃酸菜、乌梅、石榴、青梅、杨梅、酸枣、李子、柠檬等。

解郁药膳：橘皮粳米粥，橘皮 50g，研细末备用，粳米 100g，淘洗干净，放入锅内，加清水煮，煮至粥将成时，加入橘皮，再煮 10 分钟即成。山药佛手冬瓜汤，山药 50g、佛手 50g、冬瓜 150g，置锅中慢火煲 30 分钟，调味后即可饮用，可健脾、理气、利湿。

（6）药物调养：可用香附、香橼、柴胡、枳壳、麦芽、青皮、陈皮等。中成药可选用逍遥丸、柴胡疏肝散、越鞠丸等。

（7）音乐及其他调摄：宜选择激昂高亢、令人振奋的音乐，以培养开朗、豁达的性格。每天叩拍膻中穴 10～30 次，或进行 5 分钟推腹法，也可点按内关、太冲、期门等穴位。

（九）特禀质

1. 体质概述

（1）定义：表现为一种特异性体质，多指由于先天性和遗传因素造成的一种体质缺陷，包括先天性、遗传性的生理缺陷，先天性遗传性疾病，过敏反应，原发性免疫缺陷等。其中对过敏体质概念的表述是指在禀赋遗传的基础上形成的一种特异体质，在外界因子的作用下，生理机能和自我调适力低下，反应性增强，其敏感倾向表现为对过敏原的亲和性和反应性呈现个体体质的差异性和家族聚集的倾向性。

（2）成因：先天因素，遗传因素，或环境因素，药物因素等。

（3）易见体质特征。

1）总体特征：先天失常，以生理缺陷、过敏反应等为主要特征。

2）形体特征：过敏体质者一般无特殊，先天禀赋异常者或有畸形，或有生理缺陷。

3）常见表现：过敏体质者常见哮喘、咽痒、鼻塞、喷嚏等；患遗传性疾病者有垂直遗传、先天性、家族性特征；患胎儿遗传性疾病者具有母体影响胎儿个体生长发育及相关疾病特征。

4）心理特征：随禀质不同情况各异。

5）发病倾向：过敏体质者易患哮喘、荨麻疹、花粉症及药物过敏等；遗传性疾病如血友病、先天愚型等；胎传性疾病如五迟（立迟、行迟、发迟、齿迟和语迟）、五软（头软、项软、手足软、肌肉软、口软）、解颅、胎惊、胎痫等。

6）对外界环境适应能力：适应能力差，如过敏体质者在易致过敏季节适应能力差，易引发宿疾。

2. 调养指导方案

（1）调摄原则：加强运动，避免接触过敏原，药遵医嘱。

1）加强运动：特禀质中最多见的是过敏性体质，包括哮喘、荨麻疹、花粉症及药物过敏等。加强运动，可以促进气血周流，增强机体的抗病能力。现代医学认为，适当运动，能够锻炼肺功能，使身体释放一些激素，可舒张支气管，有助于改善过敏状态。

2）避免接触过敏原：特禀体质者对外界环境适应能力较差，如过敏体质者在易致过敏季节适应能力差，在接触易致敏的花粉、食物或药物等之后，易引发过敏反应。

3）药遵医嘱：特禀质者的表现千差万别，如需要应用药物应遵循医嘱。

（2）环境起居：春天早睡早起，夏天晚睡早起、适当午睡，秋天早睡早起，冬天早睡晚起。起居应有规律，保持室内清洁，被褥、床单要经常洗晒，室内装修后不宜立即搬进居住。在春季和陌生的环境中减少室外活动，避免接触各种致敏物质，不宜养宠物。在季节更替或外出之时，及时增减衣物。

部分特禀质是来源于父母的一种特殊的体质类型，其中包含两层意思，即先天的、特殊的体质。就是禀赋比较特殊，它包括三种：第一种是过敏体质，有过敏性鼻炎、过敏性哮喘、过敏性紫癜、湿疹、荨麻疹等过敏性疾病的人大多都属于这一种。第二种是遗传性体质，就是有家族遗传病史的，这一类大多很难治愈。第三种是胎传体质，就是母亲在妊娠期间所受的不良影响传给胎儿所造成的一种体质。特禀质者已经是"先天不足"，更应在后天生活起居、环境、饮食、运动等方面加强调摄，一是防止进一步耗损真气，二是增强和改善体质。

（3）形体运动：特禀质者多体质较差，对外界环境、气候变化敏感，其运动以强壮体质为主。例如，太极拳、"六字诀"中的"吹"字诀和"呬"字诀、强壮功、瑜伽、步行、慢跑等传统体育保健项目，动静结合、身心俱养、简便易行，健身效果比较好。特禀质尤其是过敏质者多不耐受寒冷空气，在运动中应注意逐步进行耐寒训练，增强身体对冷空气的适应性。不宜参加对抗性强的竞技运动，以免过度耗损正气。

（4）精神调适：多关注具有积极意义的事物，培养乐观情绪，避免情绪紧张。特禀质者，特别是有先天身体缺陷、畸形或残疾者，很容易出现悲观、消极、孤僻、胆怯、自卑的性格，不愿与人交往，甚至意志消沉，丧失生活信心。所以，在精神心理方面，应关注具有积极意义的事物，"乐以忘忧""美意延年"。

（5）饮食调理：避免食用各种致敏食物或来源、性味不明的食物。少食荞麦、蚕豆、辣椒、虾、蟹等食物，少吃油盐。

（6）药物调养：在医生指导下，可选用乌梅、五味子、银柴胡等药物。药膳可用乌梅粥（乌梅 15g，黄芪 20g，当归 12g）。

（7）音乐及其他调摄：根据个人喜好选择音乐，各种风格的可以交替欣赏。可按揉迎香、鼻通、印堂穴，捏鼻、擦鼻翼等各 1～2 分钟，每天早晚各 1 次。可艾灸肺俞、风门、曲池、合谷。

二、情志调节与心理干预

中医认为，情志是影响健康的重要因素。慢性病患者由于长期的病痛折磨和生活质量下降，常会产生焦虑、抑郁等不良情绪，这些情绪的失调不仅加剧了病情，还可能引发一系列心理和生理问题。因此，情志调节是治未病在慢性病管理中的重要方面。

（一）情志调节方法

在慢性病的治疗与管理过程中，情志调节方法起着重要作用。中医的情志疏导别具特色，医护人员依据中医理论，引导慢性病患者合理宣泄情绪，避免如焦虑、抑郁、愤怒等不良情绪过度波动，以防其加重病情。同时，如冥想这类放松技巧，能让患者专注内心、排除杂念；深呼吸可调节呼吸节奏、放松身心；练瑜伽通过体式与呼吸配合，助力减轻压力，提升情绪稳定性，进而辅助控制慢性病症状。

（二）心理干预

中医秉持"治心为本"的理念，高度重视调节情绪对慢性病的影响。针对慢性病患者开展的心理治疗方法丰富多样，心理疏导可帮助患者倾诉内心困扰，解开心理症结；情绪管理教会患者识别、应对自身情绪，维持良好心态；认知行为疗法能改变患者不合理认知与行为模式。这些方法综合运用，能有效改善患者心理状态，增强抗病信心，减轻心理负担。

第三章　针灸在治未病中的应用

第一节　针灸治未病的理论与机制

针灸治病是在中医基本理论指导下，对人体腧穴进行针刺和艾灸，通过经络的作用达到治病的目的。针灸治疗作用主要体现在疏通经络、扶正祛邪、调和阴阳三方面。

一、经络

（一）经络的概念

经络是人体内经脉和络脉的总称。经，有路径、途径的含义，经脉是经络系统中的主干，多循环于人体深部；络，有联络、网络的含义，络脉是经脉别出的分支，较经脉细小，分布部位较浅，纵横交错，遍布全身。经络内属脏腑，外络肢节，沟通内外，贯穿上下，将内部的脏腑同外部的各种组织、器官，联系成为一个有机的整体，使人体各部的功能保持相对的协调和平衡。

经络学说是古代医家在长期的医疗实践中总结和不断发展起来的，是阐述人体经络系统的循行分布、生理功能、病理变化及脏腑相互关系的系统理论。它是中医学理论体系的重要组成部分，贯穿于中医学的生理、病理、诊断和治疗等各个方面，几千年来一直指导着中医各科的临床实践。

（二）经络学说的形成

1. 针刺后感传现象的观察

人体在被针刺时会产生酸、麻、胀、重等感应，这种针感有时沿着一定路线向远部传导；温灸时也会有热感由施灸部位向远处扩散；推拿按压时也能出现气行现象。古代医家对这种向远处传导与扩散的现象进行长期观察，逐步认识到人体存在着复杂而又有规律的联系通路，从而提出经络循行分布的轮廓。

2. 体表现象的推理

在临床实践中，有时发现某一脏腑发生病变，在体表相应部位可有压痛、结节、皮疹、色泽改变等异常反应。对体表部位病理现象的观察分析，也是经络学说形成的依据之一。

3. 腧穴功效的总结

通过长期的针灸临床观察，发现腧穴不仅能治疗局部病症，还能治疗相关远隔部位的病症；主治范围相似的腧穴往往有规律地排列在一条路线上。例如，分布于上肢外侧前缘的腧穴都能治疗头面病症，分布于上肢内侧前缘的腧穴，虽与上述腧穴距离很近，但却以治疗喉、胸、肺病为主，而同一路线上所出现的病候又同该条路线的腧穴主治基本一致。由腧穴功效的归纳分析，以及相互间的联系而产生了经络联系的概念。古代医家结合了这方面的认识，逐步形成经络循行路线的表述。

4. 解剖、生理知识的启发

古代医家通过解剖直观方法，对人体的血脉、筋肉、骨骼和内脏的位置、形状及生理功能等都有一定程度的了解。这些观察对经络认识的形成有一定的启发。综上所述，经络现象的发现与经络学说的形成途径是多方面的。各种认识又可相互启发、相互佐证、相互补充，从而使人们对经络的认识逐步完善，共同构成了经络学说形成的基础。

（三）经络的作用

1. 经络在生理上的作用

（1）内属脏腑，外络肢节：经络系统"内属脏腑，外络肢节"，分布在人体的五脏六腑、四肢百骸、五官九窍、皮肉筋骨等组织器官之中，纵横交错，入里出表，通上达下，将各个脏腑组织器官有机地联系起来，使机体的内外上下保持着协调统一，构成一个有机的整体。

（2）运行气血，营养周身：由于气血是人体生命活动的物质基础，人体的各个脏腑组织器官均需要气血的温养濡润，才能发挥其正常的生理功能，而气血的运行必须依赖经络的传注才能输布周身，以温养濡润全身各脏腑组织器官，维持机体的正常功能。

（3）抗御外邪，反映病候：营气行于脉中，卫气行于脉外。营卫之气密布于周身，加强了机体的防御能力。特别是卫气通过孙络散布到全身和皮肤，具有温润肌肤、养理、启闭汗孔、抗御外邪的作用。卫气调和，运行通利，则腠理致密，"卫外而为固"，使六淫之邪不易侵袭而为害。

（4）平衡阴阳，调整虚实：针灸、推拿等方法之所以能防病、治病，是基于经络具有传导感应和调整虚实的功能。针刺中"得气"现象和"气行"现象是经络传导感应功能的表现。与经络密切相关的元气、宗气、营气和卫气，可以概称为"经气"。经气所表现出来的生命现象又概括为"神气"。针刺中的"得气""行气"等感觉现象说的是"气"，而这"气"是与"神"密切相关，所谓"气行则神行，神行则气行"。因此，关于经络传导感应的功能又可说是"神气"的活动。所以经络的功能与神气活动是紧密结合在一起的。

2. 经络在病理中的体现

在病理情况下，经络是病邪传注的途径。病邪由表入里、由里出表及脏腑之间的传变，均可通过经络传注，因此通过经络学说可以解释许多病理变化，为诊断疾病提供依据。

（1）由表入里，传导病邪：当体表受到病邪侵袭时，可以通过经络由表及里、由浅入深。如外邪侵袭肌表，初见发热、恶寒、头身疼痛等症，由于肺合皮毛，外邪循经内舍于肺，继而可见咳嗽、喘促、胸闷、胸痛等肺的病症。外邪从皮毛腠理通过经络内传于脏腑的途径。

（2）由里达表，反映病候：内脏病变，又可以通过经络反映到体表组织器官，如肝病可以出现胁痛，肾病可以出现腰痛，心火上炎可致舌部生疮，大肠及胃腑有热可致牙龈肿痛等，也都是通过经络传变的。

（3）脏腑之间的传变：经络系统在体内的循行分布错综复杂，脏腑之间也通过经络相互联系。例如，足厥阴之脉挟胃而行，脾与胃互相属络联系，故肝病时可以影响到胃、脾，出现肝胃不和、肝脾不和等。又如足少阴肾经，从肾上贯肝膈，所以当肾有病时，可通过经络的传注作用影响肝。

二、腧穴

（一）腧穴的发展

最初，人们以病痛之处作为"砭灸处"，即"以痛为腧"。随着对体表施术部位及其

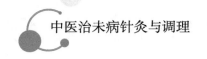

治疗作用的长期临床观察，认识逐步深入，才陆续为腧穴定位、定名，逐步形成了有固定名称、明确部位和主治作用的腧穴理论。以后，通过历代医家的整理、考订，又以经脉为主线对腧穴进行系统归类。人体上的穴位很多，腧穴大体可以分为十四经穴、经外奇穴、阿是穴三大类。

（二）腧穴的功能作用

1. 输注气血

腧穴作为脏腑、经络气血转输出入的特殊部位，其功能与脏腑、经络有着密切的关系。人体的皮肉筋骨、四肢百骸之所以能维持其正常的功能，就是因为有气血的滋养、濡润。而气血的传注输布是通过经络、穴位来实现的。因此，人体气血的虚实盈亏可以通过经络反映到腧穴。

2. 反应病症

既然腧穴、经络、脏腑之间存在着如此密切的关系，当内脏有病时，就可以通过经络反映到位于体表的腧穴上来。临床经验发现，呼吸系统病症多在中府、肺俞、孔最处出现反应；肝胆系统病症多在肝俞、胆俞、胆囊穴处出现压痛等。

3. 协助诊断

由于腧穴能够反映病症的客观现象，通过对相关腧穴进行一定的检查，可以协助作出诊断。穴位的诊察包括望、切两种。望诊包括诊察穴位处脉络的色泽肿胀、丘疹等；切诊主要是切按经脉、腧穴，以探知腧穴的反应，包括压痛、酸胀、结节、肿胀、虚陷等。如胆囊穴处压痛表明可能患有胆管疾病；阑尾穴压痛表明患有阑尾炎。近年来，应用声、光、电、等物理方法对穴位变异进行仪器测定，以协助诊断。

4. 防治疾病

穴位既是病症反应点，又是治疗病症的刺激点，具有补虚泻实的作用。临床和试验已经证明，针刺足三里可以提高机体的免疫能力，防治感冒；针刺或按摩中脘、建里可以帮助消化，防治消化系统病症。

（三）腧穴的主治作用

1. 近治作用

腧穴的近治作用是一切腧穴主治作用所具有的共同特点。穴所在，主治所在，以腧穴所处部位确定其主治病症。这些腧穴均能治疗腧穴所在部位及邻近组织、器官的病症。例如，眼区的睛明、承泣、四白、瞳子髎、丝竹空、阳白等穴，均能治疗眼病；耳区的听宫、听会、耳门、翳风等穴，均能治疗耳病；上腹部的中脘建里、梁门等穴，皆能治疗胃病。

2. 远治作用

腧穴的远治作用是与经脉的循行密切相关的，主要是指十四经腧穴的主治规律。即经脉所通，主治所及，以腧穴所归属的经脉确定其主治病症。在十四经腧穴中，尤其是十二经脉在四肢肘、膝关节以下的腧穴，不仅能治局部病症，而且还可以治疗本经循行所及的远隔部位的脏腑、组织、器官的病症，有的甚至具有影响全身的作用。如合谷穴，不仅能治疗手腕部病症，还能治疗头面、五官病症及发热等；足三里穴不仅能治疗下肢病症，而且对调整整个消化系统的功能甚至对人体的免疫功能都具有显著的作用。

3. 特殊作用

在特定穴中有若干类具有特殊治疗作用的经穴，不仅具有一般腧穴的主治作用，而且

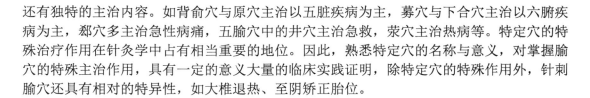

还有独特的主治内容。如背俞穴与原穴主治以五脏疾病为主，募穴与下合穴主治以六腑疾病为主，郄穴多主治急性病痛，五腧穴中的井穴主治急救，荥穴主治热病等。特定穴的特殊治疗作用在针灸学中占有相当重要的地位。因此，熟悉特定穴的名称与意义，对掌握腧穴的特殊主治作用，具有一定的意义大量的临床实践证明，除特定穴的特殊作用外，针刺腧穴还具有相对的特异性，如大椎退热、至阴矫正胎位。

第二节　针灸治未病的临床应用原则

针灸治疗原则是运用针灸治疗疾病所遵循的基本法则，是确立治疗方法的基础，它对于针灸处方选穴及操作方法的运用等均具有重要的指导意义。在运用针灸治疗疾病时，具体的治疗方法多种多样，但从总体上把握针灸的治疗原则具有化繁就简的重要意义。针灸的治疗原则可以概括为补虚泻实，清热温寒，治病求本，注重三因制宜。

一、补虚泻实

补虚泻实就是使不足的正气得到扶助，邪气得以祛除。"邪气盛则实，精气夺则虚"。"虚"指正气不足，"实"指邪气旺盛。虚则补，实则泻，属于中医正治法则，正如"盛则泻之，虚则补之，热则疾之，寒则留之，陷下则灸之，不盛不虚以经取之"。"虚则实之，满则泄之，宛陈则除之，邪盛则虚之"。这些都是针对虚证和实证制定的治疗原则。在针灸临床上补虚泻实原则有特殊的含义。

（一）虚则补之，陷下则灸之

1. 虚则补之

"虚则补之"指虚证采取补法治疗。针刺治疗虚证用补法主要是通过针刺补泻手法中的补法、穴位的选择及配伍等来实现，如采用提插补法、捻转补法等在有关脏腑经脉的背俞穴、原穴实行补法，可改善脏腑经络功能，调补阴阳、气血等的不足。另外，应用偏补性能的腧穴如关元、气海、命门、肾俞等穴，并采用适宜的手法，也可起到补益正气的作用。

2. 陷下则灸之

"陷下则灸之"属于"虚则补之"的范畴，对于气虚下陷证的治疗原则是以灸治为主。针灸临床对于因脏腑经络之气虚弱、中气不足而出现气虚下陷的一系列病症，如久泻、久痢、遗尿、脱肛、阴挺等，常在百会、气海、关元等穴应用温灸方法，可较好地起到温补阳气、升提举陷的目的。临床常用的补虚法如下。

（1）补益肾气法：用于肾气虚弱证，穴取肾俞、命门、关元、太溪。

（2）补中益气法：用于脾胃气虚证，穴取脾俞、胃俞、中脘、气海、足三里。

（3）补益肺气法：用于肺气虚弱证，穴取太渊、肺俞、足三里、太白。

（4）补益心脾法：用于心脾两虚证，穴取心俞、脾俞、神门、三阴交。

（5）补益气血法：用于气血两虚证，穴取脾俞、胃俞、足三里、三阴交。

（6）补益肾阴法：用于肾阴虚弱证，穴取关元、肾俞、照海、复溜。

（7）升阳益气法：用于清阳不升、中气下陷证，穴取百会、中脘、气海、足三里。

（二）实则泻之，宛陈则除之

1. 实则泻之

"实则泻之"指实证采用泻法治疗。针刺治疗实证用泻法主要是通过针刺补泻手法中

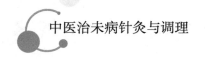

的泻法、穴位的选择和配伍等实现。如在大多数穴位上采用提插泻法、捻转泻法等，或用三棱针放血，或用皮肤针重叩出血等，可以起到祛邪的作用同时，应用偏泻性能的腧穴如十宣、水沟、素髎、丰隆等穴，也可达到祛邪的目的。

2. 宛陈则除之

"宛陈则除之"属于实证用泻法的一种。"宛"同"瘀"，有瘀结、瘀滞之义。"陈"即"陈旧"，引申为时间长久。"宛陈"泛指络脉瘀阻之类的病症。"除"即"清除"，指清除瘀血的刺血疗法等。就是对络脉瘀阻不通引起的病症，宜采用三棱针点刺出血，达到活血化瘀、消肿止痛的目的。对于病情较重者，可点刺出血后加拔火罐，这样可以排出更多的恶血，促进病愈。腱鞘囊肿、小儿疫证的点刺放液治疗也属于此类。

针灸泻实证的具体方法如下。

（1）疏风解表法：用于表实证，穴取风池、合谷、列缺。

（2）泻热通便法：用于里实证，穴取天枢、曲池、上巨虚、支沟。

（3）理气豁痰法：用于痰实证，穴取天突、膻中、合谷、丰隆。

（4）活血祛瘀法：用于血瘀证，穴取曲泽、委中、十二井穴、膈俞。

（三）不盛不虚以经取之

"不盛不虚"并非指病症本身无虚实可言，而是脏腑、经络的虚实表现不甚明显，或一时难以辨别。其主要是由于病变脏腑、经脉本身的病变，而不涉及其他脏腑或经脉，属于本经自病。治疗应按本经循经取穴。同时在针刺时，多采用平补平泻的针刺手法，使本经的气血调和，脏腑功能恢复正常。

二、清热温寒

清热就是热证治疗用清法，温寒就是寒证治疗用温法。

（一）热则疾之

热则疾之，即热证的治疗原则是浅刺疾出或点刺出血，手法宜轻而快，不留针或短暂留针。因为病性属热、属实，针用泻法，只针不灸，以清泻热毒。如风热感冒，常取大椎、曲池、合谷、外关等穴浅刺疾出，即可达到清热解表的目的。又若膝关节红肿、热痛，可在内、外膝眼用粗针疾刺疾出，以加强泻热、消肿、止痛的作用。临床常用的清热法如下。

（1）清解表热证：用于表热证，穴取大椎、曲池、合谷、风池。

（2）清热解毒法：用于温毒热证，穴取委中、曲泽、十宣、阿是穴。

（3）清热开窍法：用于热闭神昏证，穴取水沟、十二井穴、劳宫。

（4）清泻脏腑法：用于脏腑热证，穴取所属脏腑的荥穴和相应的经穴。如心热证取少府、劳宫，肝热证取行间、阳府等。

（二）寒则留之

寒则留之，即寒证的治疗原则是深刺而久留针，以达温经散寒的目的。因寒性凝滞而主收引，针刺时不易得气，故有时应留针候气；若寒邪在里，凝滞脏腑，则针刺宜深而久留。在治疗过程中，根据寒邪侵犯的部位，可加艾灸温阳散寒使阳气得复，寒邪乃散，临床以温针灸法最为常用。临床常用的温寒法如下。

（1）温通经络法：用于寒凝经络证，穴取阿是穴，或根据病变部位循经取穴。

（2）温中散寒法：用于胃寒证，穴取中脘、气海、足三里、脾俞、胃俞。

（3）回阳救逆法：用于阳气衰微，四肢冷证，穴取关元、神阙。

三、治病求本

治病求本就是在治疗疾病时要抓住疾病的根本原因，采取针对性的治疗方法。在疾病发生、发展的过程中，常有许多临床表现，标本缓急错综复杂，有时甚至出现假象。这就需要我们运用中医理论和诊断方法，分清标本缓急，抓住主要矛盾；认真地分析其发病的本质，去伪存真。坚持整体观念和辨证论治，这样才能避免犯"头痛医头、脚痛医脚"的错误，只有抓住了疾病的本质，才能达到治愈疾病的目的。在针灸治疗上也只有掌握标本兼治，才能做到"用之不死"。

（一）急则治标

在一般情况下，治病求本是一个根本法则。但在特殊情况下，标病急于本病，如不及时处理，标病可能转为危重病症，此时应随机应变，按"急则治其标，缓则治其本"的原则，先要治疗标病。急则治标是在特殊情况下采取的一种权宜之法，如对于任何原因引起的高热抽搐，应当首先针刺大椎、水沟、合谷、太冲等穴以泻热、开窍、息风止；对于任何原因引起的昏迷，都应先针刺水沟，醒脑开窍又如对于患有脏器慢性疾病的患者，如遇急性软组织损伤而出现疼痛难忍时，应该首先治疗其疼痛。

（二）缓则治本

治本是治疗疾病的根本目的。在一般情况下，治疗疾病都要坚持治病求本的原则，尤其对于慢性病和急性病的恢复期有重要的指导意义，正虚者固其本邪盛者祛其邪；治其病因，症状可除；治其先病，后病可解，这就是"伏其所主，失其所因"。如头痛，可由外感和内伤等多种原因引起，治疗时就不能单纯地采用对症治疗，而应找出致病的原因、病变的部位，进而选用相应的经络穴位和操作方法。例如，肾阳虚引起的五更泄，泄泻是其症状之标，肾阳不足为本，治宜灸气海、关元、命门、肾俞。

（三）标本同治

标本同治是本病与标病并重时的一种治疗原则。当标本俱急，已不允许单独治标或单独治本时，应当采取标本同治的方法。如体虚感冒，如果一味解表可使机体正气更虚，而单纯扶正可能留邪。因此，应当益气解表，益气为治本，解表为治标，宜补足三里、关元，泻合谷、风池、列缺等。当标病与本病处于俱缓时，也可采用标本兼治的方法。如脾虚气滞引起的腹胀，既取脾俞、足三里等健脾以治本，又取大横、天枢等理气消胀以治标。

四、三因制宜

三因制宜是指因时、因地、因人制宜，即根据患者所处的季节（包括时辰）、地理环境和治疗对象的不同情况而制定适宜的治疗方法。

（一）因时制宜

根据不同的季节和时辰特点，制定适宜的治疗方法。在应用针灸治疗疾病时，考虑患者所处的季节和时辰有一定意义，因为四时气候的变化对人体的生理功能和病理变化有一定的影响。春夏之季，阳气升发，人体气血趋向体表，病邪伤人多在浅表；秋冬之季，人

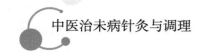

体气血潜藏于内，病邪伤人多在深部。故治疗上，春夏宜浅刺，少用灸法；秋冬宜深刺，多用灸法。因时制宜还包括针对疾病的发作或加重的规律而选择有效的治疗时机。例如，精神疾病多在春季发作，故应在春季之前进行治疗；痛经治疗也应在经前 1 星期开始。

（二）因地制宜

因地制宜指根据不同的地理环境特点制定适宜的治疗方法。由于地理环境、气候条件和生活习惯的不同，人体的生理功能、病理特点也有所区别，治疗应有差异。如在寒冷地区，治疗多用温灸，而且应用壮数较多；在温热地区，应用灸法较少。

（三）因人制宜

根据患者的性别、年龄、体质等的不同特点而制定适宜的治疗方法。由于男女在生理上有不同特点，如妇人以血为用，在治疗妇人病时多考虑调理冲脉（血海）、任脉等。年龄不同，针刺方法也有差别。患者个体差异更是决定针灸治疗方法的重要因素，如体质虚弱、皮肤薄嫩、对针刺敏感者，针刺手法宜轻；体质强壮、皮肤粗厚、针感较迟钝者，针刺手法可重些。

第三节 针灸治未病的技术要点

针灸治疗主要是通过对一定的腧穴进行针刺或艾灸来完成的，作为针灸临床治疗的实施方案，配穴处方的得当与否，直接关系到治疗效果的好坏。因此，配穴处方是辨证论治过程中不可缺少的重要环节，选取适当腧穴，采用正确的刺灸方法是配穴处方的主要内容。

一、取穴原则

针灸处方中腧穴的选取，是以脏腑经络学说为指导，以循经取穴为主，并根据不同证候选取不同的腧穴。取穴原则主要包括近部取穴、远部取穴和随证取穴。

（一）近部取穴

近部取穴是指选取病痛所在部位或邻近部位的腧穴。这一取穴原则是根据腧穴具有近治作用的特点而来的。如眼病取睛明、牙痛取颊车，皆属近部取穴。

（二）远部取穴

远部取穴是指选取距离病痛较远部位的腧穴。这一取穴原则是根据腧穴具有远治作用的特点而来的。人体腧穴，尤其是四肢肘膝关节以下的经穴，不仅能治疗局部疾病，而且还可以治疗本经循行所及的远隔部位的疾病。如面部疾患取合谷、目赤肿痛取行间、久痢脱肛取百会，均为远部取穴的具体应用。

（三）随证取穴

随证取穴是指针对全身症状或疾病的病因病机而选取腧穴。这一取穴原则是根据中医理论和腧穴主治功能而来的。很多疾病往往难以明确其病变部位，如多梦、自汗、盗汗、虚脱、昏迷对于这一类疾病，可以按照随证取穴的原则选取适当的腧穴。例如，治疗失眠多梦可选取神门，治盗汗可选取后溪，治虚脱可选取气海，治昏迷可选取水沟等，均属随证取穴的范畴。

上述取穴原则在临床上除可单独应用外，还常相互配合应用。

二、配穴方法

配穴方法是在选穴原则的基础上，选取主治相同或相近具有协同作用的腧穴加以配伍应用的方法。配穴是选穴原则的具体应用，配穴是否得当，直接影响治疗效果。配穴时要处理好主与次的关系，坚持少而精的原则，突出主要腧穴的作用，适当配伍次要腧穴。

（一）本经配穴法

脏腑、经脉发生病变时选本经的腧穴配成处方。如胆囊疾病取阳陵泉。

（二）表里经配穴法

表里经配穴法是以脏腑、经脉的阴阳表里配合关系作为配穴依据即脏腑、经脉有病，取其表里经腧穴组成处方施治。如脾与胃相表里，胃痛时选用脾经之公孙。

（三）上下配穴法

上下配穴法是指将腰部以上腧穴和腰部以下腧穴配合应用的方法。上下配穴法在临床上应用广泛，如牙病取合谷、内庭。

（四）前后配穴法

前指胸腹，后指背腰，选取前后部位腧穴配合应用的方法称为前后配穴法。如胃痛前取中脘，后取胃俞。

（五）左右配穴法

左右配穴法是指选取肢体左右两侧腧穴配合应用的方法。如为肢体病，则左病取右，右病取左，即左侧肢体瘫痪取右侧相关腧穴；如为脏腑病，则取两侧穴治疗，心病取两侧内关。

三、常用穴位及手法

（一）常用穴位

针对治未病的预防目的，针灸可以选用一些常用的、具有广泛调节作用的防治亚健康的穴位。这些穴位不仅能够调节人体整体功能，还能预防和缓解常见的亚健康症状。

1. 气海

气海穴位于人体下腹部，是任脉上的重要穴位。它之所以能成为调节气血、增强体力的关键穴位，是因其与人体元气的关系密切。元气乃生命活动的根本动力，当人体出现气虚症状，如气短懒言、神疲乏力时，通过针灸刺激气海穴，可补益元气，促进气血生化，从而有效提高人体免疫力，增强机体的抗病能力，对维持整体健康意义重大。

2. 中脘

中脘穴处于胃脘部，恰好在人体脾胃所居的重要位置，是调理脾胃功能的要穴。脾胃为后天之本，主运化水谷精微，若脾胃运化失常，易出现消化不良、纳呆、胃胀等不适症状。针灸中脘穴，能直接刺激脾胃经络气血，增强其运化功能，使食物得以更好地消化吸收，改善胃肠蠕动，消除因脾胃不和导致的身体不适，是保障消化系统健康的得力穴位。

3. 肾俞

肾俞穴位于腰部，是足太阳膀胱经上与肾密切相关的穴位。肾在人体中起着藏精、主生长发育和生殖等重要作用，肾中精气更是维持生命活动的基本物质。肾俞穴具有滋补肾

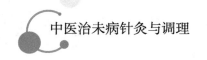

气的独特功效，通过刺激肾俞穴，可调节全身气血的运行，使气血得以滋养脏腑、濡润经络。在预防肾虚及缓解慢性疲劳等方面作用显著，尤其对于长期劳累、耗伤肾气的人群，是维持肾健康、提升精力的常用穴位。

4. 足三里

足三里穴是足阳明胃经上的经典腧穴，有着"保健要穴"的美誉。从经络学说来看，阳明经多气多血，刺激足三里穴可调节阳明经气血，进而影响全身气血的充盈与通畅。在增强免疫力方面，它能激发人体正气，增强机体抵御外邪的能力；对于消化系统，可促进胃肠蠕动、调节胃液分泌，改善消化功能。无论是调理亚健康状态，还是日常养生保健，针灸足三里穴都有着不可忽视的作用。

5. 百会

百会穴位居头顶正中央，是督脉的重要穴位，为诸阳之会，与人体阳气的汇聚和调节密切相关。气血的正常运行及神志的安宁都离不开阳气的温煦和调节作用。当出现眩晕、头痛或是精神压力过大等情况时，针灸百会穴，能够调节气血的升降出入，使气血上达头目，头脑得以濡养，同时起到理气安神的效果，帮助缓解不适症状，维持精神状态的平稳，保障身心健康。

6. 内关

内关穴属于手厥阴心包经，其所处位置特殊，与心脏及心神联系紧密。在现代社会，人们常受焦虑、失眠、心悸等情绪和心脏问题的困扰。针灸内关穴，可通过调节心包经气血，起到调节心功能、安抚心神的作用。当心脏气血不畅、心神不宁时，刺激内关穴能使气血和顺，心神安定，有效缓解相关症状，维护心脏和情绪的健康。

（二）针刺手法的选择

针灸的针刺技术直接影响疗效。在治未病的应用中，针灸手法需要根据患者的具体状况和症状来灵活调整。以下是常用的 4 种针刺手法。

1. 得气手法

在针灸治疗中，"得气"是至关重要的环节。所谓得气，是指施针后针下产生酸、麻、胀、重等特殊感觉，同时患者也能体会到这种针感沿着经络传导。得气手法要求施针者凭借娴熟的进针技巧，快速且精准地将针刺入穴位，随后通过适当的提插、捻转等操作来调整针的角度与深度，激活体内气血，使其顺畅运行。在治未病过程中，良好的得气效果有助于更好地调节脏腑功能，提高预防疾病的效果，是针灸发挥作用的关键所在。

2. 缓刺与急拔

治未病时的针刺手法讲究适度与温和，通常采用缓刺缓抽的方式。这是因为亚健康状态下，人体的气血相对较为平和，过度剧烈的针刺手法可能打破这种平衡，反而不利于健康调节。在操作过程中，施针者要精心选择穴位，充分考虑患者的个体差异及舒适度。例如，在调理因长期伏案工作导致的肩颈不适等亚健康症状时，缓刺能避免对局部气血造成过大冲击，使治疗过程更具保健性，利于患者接受和恢复。

3. 留针时间

留针时间在针灸治未病中是一个需要谨慎把控的因素。一般而言，留针 20 ～ 30 分钟较为适宜。这是基于人体气血运行规律及穴位刺激的适度性来确定的。若留针时间过长，穴位持续受到较强刺激，可能导致机体出现过度应激反应，影响气血的正常调节，进而削

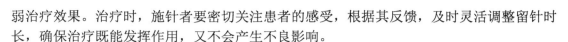

弱治疗效果。治疗时，施针者要密切关注患者的感受，根据其反馈，及时灵活调整留针时长，确保治疗既能发挥作用，又不会产生不良影响。

4. 针刺深度

针刺深度的确定应综合多方面因素，要依据穴位所在部位的解剖特点及具体的治疗目的来灵活把握。例如，背部、腰部的穴位，由于此处肌肉丰厚、气血运行层次较深，为了更好地刺激经络、调节深层气血，往往需要稍深的针刺深度，以达到理想的治疗效果；而头面部穴位靠近重要器官且皮肤、肌肉相对浅薄，采用浅刺方法既能避免损伤组织，又能有效调节局部气血，保障治疗的安全性与有效性。

（三）配合推拿与其他辅助疗法

在针灸治未病的过程中，推拿、刮痧、拔罐等中医疗法可以作为辅助治疗手段，与针灸结合使用，增强治疗效果。

1. 推拿配合针灸

推拿作为一种传统的中医疗法，与针灸配合使用能起到相得益彰的效果。推拿通过各种手法，如揉、按、推、拿等，作用于人体体表肌肉、经络，能够有效放松紧张的肌肉纤维，消除肌肉疲劳，使气血在经络中的运行更为顺畅。例如，在治疗慢性疲劳、肩背疼痛等常见问题时，针灸先刺激相应穴位，调节气血，再结合局部推拿，进一步疏通经络，改善局部气血循环，增强整体治疗效果，帮助患者更快地缓解不适，恢复健康状态。

2. 拔罐与刮痧

拔罐和刮痧在治疗亚健康状态方面有着独特的优势，并且能与针灸相互配合，增强疗效。当人体出现湿气重的情况时，拔罐可通过负压作用，使罐吸附在体表，促使局部气血运行加快，毛孔张开，湿气得以排出体外；而刮痧则是利用刮痧板在皮肤表面刮拭，出痧的过程能促进气血流通，改善经络阻滞状态。对于气滞血瘀问题，二者结合能更有效地消散瘀血，疏通气血，进一步改善整体健康状况，是中医调理亚健康的有效辅助手段。

（四）适应证与禁忌证

1. 适应证

针灸治未病有着广泛的适用范围，尤其在亚健康状态调节和疾病预防方面效果显著。在调节体质方面，可针对不同体质类型，如阳虚、阴虚等，通过穴位刺激来平衡阴阳、调和气血，改善体质偏颇状态。可以增强免疫力，激发人体正气，提高机体对外界病原体的防御能力。在改善睡眠质量上，可调节心神，缓解失眠多梦等问题；还能缓解压力、消除疲劳、调节情绪，使人身心舒畅。此外，对于有家族病史、属于疾病易感人群的个体，针灸更是一种有效的健康管理手段，有助于预防疾病的发生。

2. 禁忌证

尽管针灸疗法通常较为安全，但仍有部分人群需要避免或慎用。孕妇是特殊群体，腹部、腰部等部位的针灸操作应严格禁忌，因为这些部位与胎儿的生长发育密切相关，针刺可能会引发子宫收缩等不良后果，严重时可危及胎儿安全。血液疾病患者，由于其凝血功能存在异常，针灸后可能出现出血不止等情况。严重过敏者，对针灸针具、消毒用品或艾绒等可能产生过敏反应，也不宜轻易尝试。治疗过程中若出现晕针、出血过多等异常反应，应及时调整方案或停止治疗，确保安全。

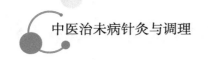

第四节　针灸在亚健康状态中的调理

亚健康的概念与世界卫生组织（WHO）对健康及疾病概念的界定相对应，对此概念的提出源于高节奏生活带来的机体与心理的反应及人们对生活质量的重视。世界卫生组织提出的有关健康的概念为"健康不仅仅是没有疾病和不虚弱，而且是身体上、心理上和社会适应能力上三方面的完美状态"。

一、亚健康的概念

临床上存在以疲乏无力、精力不够、肌肉关节酸痛、心悸胸闷、眩晕头痛、记忆力下降、学习困难、睡眠异常、情绪低落、烦躁不安、人际关系紧张、社会交往困难等种种躯体或心理不适为主诉就诊的人群，通过现代仪器或检测方法未发现阳性指标，或者虽有部分指标的改变，但尚未达到西医学疾病的诊断标准。这种处于健康和疾病之间的状态，自20世纪80年代起得到越来越多学者的认同和重视，并将其称之为"亚健康状态"。相对于健康的定义，亚健康状态的定义为"一种没有疾病又不健康的状态，是介于健康与疾病之间的一种状态"。

中医学认为，医学的目的首先是"消息于未兆""济羸劣以获安"，其次才是治病。这里所谓的"未兆"，即未有显著疾病征兆之时；所谓"羸劣"，即虚损或不太健康，但不一定有病，这正是人们所说的亚健康状态。根据中医学理论，健康是指机体内部的阴阳平衡，以及机体与外界环境（包括自然环境和社会环境）的阴阳平衡。健康意味着形体、精神心理与环境适应的完好状态。阴阳双方交感相错，对立制约，互根互用，相互转化，消长平衡，处在永恒的运动之中。因此，健康是一个动态的概念。

疾病的发生，是在致病因素的影响下，机体的阴平阳秘正常生理平衡被破坏，从而发生阴阳失调。中医学在《内经》中就提出了治未病的预防思想。如《素问·四气调神大论》指出："圣人不治已病治未病，不治已乱治未乱……夫病已成而后药之，乱已成而后治之，譬如渴而穿井，斗而铸锥，不亦晚乎。"因此，亚健康虽属当代新概念，但其理念早在《内经》中就有体现。

二、针灸的作用

针灸作为中医的传统疗法，能够调节机体的气血、疏通经络、平衡阴阳，起到改善亚健康状态、促进机体自愈的作用。具体来说，针灸通过以下5个方面来调理亚健康。

（一）调节气血，恢复体力

气血虚弱是亚健康人群常见的症状，表现为疲倦无力、面色苍白、失眠多梦等。针灸通过刺激特定的腧穴，如足三里、气海、百会等，能够增强气血，调和脏腑，恢复体力。

1. 补气养血

针灸在补气养血方面有着独特的作用机制。当气血流通不畅时，通过针刺足三里、气海、百会等特定腧穴，就如同打开了气血运行的"开关"。这些穴位分布在经络上，与脏腑相连，刺激它们激发经气，推动气血在经络中正常循环，补充气血的损耗，帮助机体恢复活力，从根本上缓解因气血虚弱导致的疲劳等不适症状。

2. 增强体力与耐力

以足三里穴为例，它作为足阳明胃经的重要腧穴，有着健脾胃的显著功效。脾胃为后天之本，气血生化之源，脾胃功能强健，才能源源不断地化生气血，为身体各脏腑组织提供充足的能量支持。在亚健康状态下，体力往往较为虚弱，而针灸足三里穴，能够有效调节脾胃功能，促进气血生成，进而增强体力与耐力，使人在日常活动中更有精力，提高生活效率。

（二）疏通经络，缓解疼痛

经络不通是亚健康状态中的常见问题，很多人会出现慢性颈肩痛、腰腿痛等身体不适。针灸通过刺激特定的经络和腧穴，如肩井、风池、大椎等，能够促进气血流通，缓解疼痛，改善关节和软组织的活动功能。通过调理经络，改善身体的循环系统，促进新陈代谢，增强身体对外界不良刺激的适应能力。

（三）调节神经，缓解焦虑与抑郁

在亚健康状态下，不少人饱受情绪不稳、焦虑、抑郁等心理症状的困扰。这些负面情绪往往源于生活压力、作息不规律等因素，致使神经系统功能出现紊乱。而针灸作为传统中医疗法，可发挥积极作用。例如，神门穴，为心经原穴，能养心安神；百会穴可醒脑开窍、调畅气血；印堂穴有镇静之效；太冲穴能疏肝理气。针刺这些穴位，调节神经系统，平衡情绪，助力身心健康。

（四）改善睡眠，调节生物钟

亚健康人群常面临睡眠障碍问题，入睡困难、易醒等情况屡见不鲜，这严重影响其生活质量与身心健康。针灸在此方面独具优势，通过刺激安眠、神门、三阴交等安眠类穴位来发挥作用。安眠穴可直接宁心安神；神门穴调节心经气血，使心神得安；三阴交调和三阴经气血，滋养心神。以此调节阴阳平衡，恢复生理节律，增进深度睡眠，缓解失眠困扰。

（五）增强免疫力，预防疾病

长期处于亚健康状态，人体免疫力会逐渐下降，给外界病菌可乘之机，致使感冒等常见疾病频发。针灸此时能大显身手，通过刺激大椎、风池、列缺等穴位增强免疫功能。大椎穴汇聚诸阳，振奋阳气以固护机体；风池穴疏风解表，助力抵御外邪；列缺穴调节肺气，肺气足则皮毛固。针灸调节脏腑功能，恢复自愈力，增强抗病力，有效减少疾病发生。

第四章　中医经验方与针灸结合的治疗

第一节　中医辨证施治与针灸技术的结合

中医辨证施治与针灸技术的结合，是中医学的重要特色之一，也是中医治未病及治疗各种疾病时常采用的策略。在中医治疗过程中，辨证施治帮助医生根据个体的具体病情、体质及病因，制定个性化的治疗方案，而针灸作为中医治疗的一种重要手段，通过调节气血、阴阳、脏腑的功能，达到防治疾病的目的。二者的结合，能够充分发挥中医的优势，提升治疗的效果。

一、中医辨证施治原则

（一）辨证论治

1. 辨证

辨证依托望、闻、问、切这四种诊断方法来洞察患者的身体状况。望诊可观察患者的神色形态、舌苔等外在表现；闻诊能从声音、气味中捕捉疾病线索；问诊通过详细询问症状、病史等了解病情全貌；切诊凭借脉象及体表触感知晓气血、脏腑情况。唯有精准辨证，才能深入剖析病情，为后续施治奠定基础，确保治疗有的放矢。

2. 施治

施治环节是基于辨证结果展开的多元应对措施。当辨证明确疾病的具体情况后，施治便可从多方面着手。例如，选用中药，依据辨证结果调配相应的方剂，使药物性味归经契合病情；运用针灸时，根据穴位的特性及经络循行，针刺特定穴位来调节气血、疏通经络；推拿也是如此，通过不同手法作用于经络穴位，达到调整机体功能的目的，使治疗贴合患者个体需求，提高疗效。

（二）辨证的分类

1. 四诊合参

四诊合参作为中医诊断的核心环节，各个手段都独具价值。在望诊中，医生应仔细观察患者的面色，面色红润常提示气血调和，而萎黄可能暗示气血不足；观察舌苔，白苔多主寒证，黄苔常示热证。闻诊时，听声音的强弱、高低能判断正气的盛衰，嗅气味可察觉体内是否有湿热、浊气等异常。问诊时，全面了解患者的自觉症状、生活习惯、既往病史等关键信息。切诊则通过感受脉搏的浮沉、迟数等脉象特点，精准把握病情，综合四诊以明确疾病性质、部位和阶段。

2. 辨病与辨证

在中医诊疗过程中，辨病与辨证相辅相成。辨病是明确疾病的具体名称，如感冒、咳嗽等，知晓其一般的症状表现和发展规律。然而仅辨病远远不够，还需要深入辨证，即对患者个体的体质差异、引发疾病的病因，以及内在的病机变化进行全面剖析。例如，同样是咳嗽，体质虚弱者可能因肺气不足所致，而痰湿体质者或许是痰湿蕴肺引起，只有全面辨证，才能为患者量身定制最适宜的治疗方案，提升治疗效果。

3. 虚实辨证

虚实辨证对于确定治疗方法至关重要。虚证多因人体正气不足，如气血不足时，患者常出现面色苍白、神疲乏力、心悸气短等表现，此时机体功能衰退，需要采用补法来补益正气，促使身体恢复。实证则是邪气亢盛，如气滞可致胸胁胀满、疼痛，血瘀会有局部刺痛、瘀斑等，痰湿常表现为身体困重、舌苔厚腻等，针对这些实证情况，往往运用泻法来祛除邪气，恢复机体的平衡状态，保障健康。

4. 寒热辨证

寒热辨证是中医辨别疾病性质的关键环节。寒证的形成多源于外界寒邪侵袭人体，或是人体阳气不足，致使阳气不能温煦周身，表现为畏寒怕冷，即使身处温暖环境，手足依旧冰冷，喜添衣加被等。热证的产生，或是外感温热之邪，或是体内阳盛阴虚，会出现发热、口渴喜冷饮、面红目赤等症状。在治疗上，寒证常用温法，热证多采用寒法，且药物的温凉属性、针灸的穴位选择也会据此有所不同，以契合病情。

5. 阴阳辨证

阴阳辨证是从整体层面把握人体的平衡状态来决定治疗走向。阴虚体质者，体内阴液亏少，不能制阳，常出现潮热盗汗、口干咽燥、五心烦热等症状，此时应运用补阴药物，如熟地、麦冬等滋养阴液，配合针刺三阴交、太溪等滋阴穴位来调节阴阳。阳虚体质者，阳气虚衰，温煦功能减弱，有畏寒肢冷、腰膝酸软等表现，要采用温补阳气的方法，如服用金匮肾气丸等药物，艾灸关元、气海等穴位，以恢复机体阴阳平衡。

（三）治法与方药

1. 治法

在中医治疗中，治法的选择紧密围绕辨证结果展开。补法常用于正气亏虚的情况，如脾胃虚弱，运化无力，就需要用补法中的健脾益气之法来增强脾胃功能，促进气血生化。泻法针对邪气盛实，如体内有湿热积滞，可通过泻下法排出湿热之邪。温法适用于寒证，借助温热药物或艾灸等温热手段驱散寒邪。寒法应对热证，以寒凉药物清热泻火。和法调和表里、气血等，清法则清除体内热邪，依据不同病情精准选用相应治法，确保治疗的有效性。

2. 方药

方药的运用有着严谨的原则，应结合辨证及治法来确定。不同的中药方剂有着各自的功效和适用范围，如八珍汤是气血双补的经典方剂，适用于气血两虚证；而龙胆泻肝汤常用于肝胆湿热证，能清泻肝胆实火、清利肝经湿热。同时，针灸方法也会根据辨证情况配合使用，若为经络气血阻滞，可选取相应经络上的穴位进行针刺疏通，如针刺足三里穴调理脾胃，针刺合谷穴疏风解表等，通过方药与针灸的合理搭配，提高治疗效果。

二、与针灸技术的结合

（一）基本原理

1. 辨证施治的核心要点

辨证施治作为中医治疗的核心原则，有着深刻内涵。其关键在于依据不同患者的多方

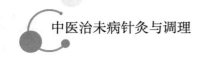

面因素，如病情严重程度、体质强弱、所处环境差异及具体症状表现等，去探寻疾病根源，借助"四诊合参"全面考量。望诊观察神色形态、舌苔等；闻诊听声嗅味；问诊了解生活细节与病史；切诊把握脉象等，精准识别体内失调状态，进而制定契合个体的专属治疗方案。

2. 针灸技术的作用机制

针灸技术以针刺和灸法作用于经络和腧穴来发挥功效。从经络学说角度看，人体经络如同交通网络，气血在其中运行，穴位便是网络上的关键节点。针刺和灸法刺激这些节点，能调节气血的流通、阴阳的平衡及脏腑的功能。例如，气血不畅时，针刺特定穴位可使其顺畅；阴阳失衡，通过灸法温阳或滋阴，促使机体恢复健康，其效果实现依赖经络与气血学说的理论支撑。

3. 二者结合的优势体现

当辨证施治与针灸技术相结合，优势显著。医生首先要依据患者整体症状与体质精准辨别病因，如体质偏虚者和体质偏实者，即便症状相似，病因或有不同。然后针对具体的病证类型，挑选适宜的针灸方法与穴位。如对于寒证，可选用灸法刺激关元、气海等穴温阳散寒；热证则以针刺合谷、曲池等穴清热泻火，如此让针灸治疗有的放矢，精准发力。

（二）辨证施治在针灸中的作用

1. 辨证分型，选择合适的穴位

通过辨证施治，医生应先对患者的病情进行分析，明确疾病的性质和病机，了解患者的体质特点。然后根据不同的辨证类型，选择对应的针灸疗法。例如，若患者属于气虚型，可能会选择补气的穴位，如气海、关元等；若患者属于阴虚型，则选择滋阴的穴位，如肾俞、太溪等。通过辨证确定治疗方向后，针灸穴位的选择就具有了针对性。

2. 调整气血与阴阳平衡

在中医理论中，气血是生命活动的基本动力，阴阳是保持人体健康的两大基本物质。通过辨证施治，医生能够辨识出气血失调、阴阳不平衡等问题，并通过针灸治疗来调整。例如，气滞型疾病可以通过疏通经络、活血化瘀的针灸手段来缓解症状；而寒凝型疾病则通过温阳散寒的针灸方法来进行调理。

3. 动态调整治疗方案

中医治疗强调治疗过程中的动态调整，辨证施治有助于及时调整治疗方案。随着患者病情的变化，医生会重新评估患者的症状，适时调整针灸治疗的策略。例如，初期可以通过疏通气血、调和脏腑的治疗方式，随着病情的好转，可能需要转向保健、强化体质的针灸方案。

（三）针灸技术的运用与治疗

在辨证施治的基础上，针灸技术通过选择合适的手法，配合不同的针灸刺激方法，能够精准地治疗疾病。

1. 针刺手法的选择

根据不同的病证和体质，医生会选择不同的针刺手法来达到治疗效果。常见的针刺手法包括平补平泻、提插捻转等。对于气血虚弱的患者，常用平补平泻的手法，温和地刺激穴位，帮助其恢复气血；而对于寒湿型或痰瘀型的患者，则可采用提插捻转的手法，增强其对病灶的刺激力度，达到疏通经络、化痰化湿的效果。

2. 灸法的结合

灸法作为针灸治疗的重要手段，能够通过温热的作用，促进气血流通、驱寒散湿、温阳补虚。在治未病和治疗各种疾病的过程中，灸法通常用于调理体虚寒症，或是增强免疫功能、防止病邪侵袭。通过结合患者的辨证施治情况，选取不同的灸法（如艾灸、温灸等），达到治未病的目的。

3. 联合其他治疗方法

除了针刺和灸法外，针灸结合中医经验方的使用，也是一种常见的治疗方法。在病症的治疗中，医生根据辨证施治的结果，结合中医药方，如草药、推拿等手段，共同调理患者的身体状况。例如，在治疗慢性疲劳综合症时，可能会结合针灸与补气养血的草药方，以增强治疗效果。

第二节　针灸结合中医经验方的治疗原则

经验方是中医临床治疗中根据具体病例总结的有效方剂，这些方剂多由一些经典的药材组成，能够治疗不同的病症。对于不同的病症，经验方和针灸的结合能起到事半功倍的作用，即我们通常说的针药结合。在传统中医领域，针灸、中药是广义的中医理论指导下的两种治疗方法，针药结合学是研究和应用针灸与药物共同治疗疾病的临床规律及科学基础的交叉学科，以解决"针药协同增效减毒"的临床和科学问题为学科的目标和任务。在针灸结合中医经验方的治疗过程中，需要遵循一定的治疗原则，确保两者相辅相成、协调发挥作用。

一、针药结合增效原则

针药结合增效是针对针药结合临床效应特征提出的原则，体现针药结合的必要性。疗效是临床医学的根本，目前的针药结合研究报告多是针灸有效、药物亦有效，针药结合更有效。然而，不是任何药物与针灸的结合均是增效的，有的是减效的，有的加上针灸后症状甚至加重了。所以，增效是针药结合的首要原则。

（一）辨证施治的基础作用

1. 四诊合参

望诊时，医生仔细观察患者的气色，面色红润常提示气血充足，萎黄可能暗示气血亏虚；形态上，体态的胖瘦、姿态的强弱等都能反映体质状况。闻诊通过聆听患者声音的高低、强弱，判断正气的盛衰，嗅气味来察觉体内是否存在异常气味，如口臭可能提示胃肠有热。问诊全面涵盖生活习惯、既往病史、饮食偏好等。切诊则凭借触摸脉搏感受其浮沉、迟数等特点，以此精准判断病情要素。

2. 精准诊断

精准判断病因，能明确疾病发生的源头，是外感六淫，还是内伤七情等所致；把握病机，知晓疾病发展的内在机制和变化趋势；确定病位，如是在脏腑，还是经络等部位；了解体质，分清是阳虚、阴虚或其他体质类型。只有这样准确的辨证诊断，才能使后续选择的针药结合方案贴合患者个体，避免治疗的盲目性，保障疗效。

（二）个性化方案示例

1. 气虚患者

气虚患者常呈现出一系列典型症状，神疲乏力表现为身体极易疲倦，稍作活动便感觉

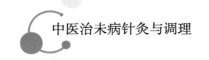

体力不支；气短懒言体现为呼吸短促，说话都觉得费力，不愿多言。这些症状反映出人体元气不足，脏腑功能衰退，影响了身体正常的生理活动，提示需要及时进行针对性的补气调理，而这正是制定个性化针药结合方案的重要依据，旨在从根本上改善患者的气虚状态，恢复机体活力。

2. 针药结合搭配

在药物选择上，选用含有人参、黄芪的补气药方。人参作为补气药，味甘微苦，性微温，能大补元气，复脉固脱，为补气之首选；黄芪甘温，归脾、肺经，可补气升阳，益卫固表。二者配伍，能增强补气之力。在针灸方面，气海穴位居下腹部，是人体元气汇聚之处，刺激它可补益元气；足三里穴属足阳明胃经，健脾胃、生气血效果显著。针药内外结合，协同增效，更好地改善气虚之症。

二、针药结合协同原则

针药结合协同原则是针对针药结合原理及其研究提出的，体现针药结合的科学性。针药结合协同原则的第一个含义是针药在药物效应靶点上的协同作用，第二个含义是针灸可以调动非药物靶点产生协同药物治疗疾病的作用。

（一）针灸的作用

1. 疏通气血

针灸刺激经络、腧穴，能有效疏通气血。针灸通过针刺或艾灸相应穴位，疏通堵塞点，使气血在经络中顺畅通行，为脏腑、组织器官送去充足的营养物质，维持其正常功能，进而改善因气血瘀滞导致的疼痛、麻木等不适症状，保障机体的气血流通顺畅。

2. 调节脏腑与阴阳平衡

针灸在调节脏腑功能方面发挥着积极作用，不同的穴位对应不同的脏腑，通过刺激相应穴位，可调整脏腑间的协调配合关系。例如，针刺内关穴可调节心经气血，进而维护心功能；针刺足三里穴有助于增强脾胃的运化功能。同时，针灸还能调和阴阳平衡，当人体出现阴阳失衡，如阴虚阳亢时，针刺太冲、太溪等穴位，可平肝潜阳、滋阴降火，使机体恢复到阴阳相对平衡的稳态，维持健康状态。

3. 其他方面

在缓解疼痛方面，针灸通过调节气血运行，改善局部气血瘀滞状况，如针刺合谷穴可缓解头痛，针刺阿是穴能减轻局部伤痛。对于血液循环，它能促进血管舒张，加快血液流动，改善肢体末端的血液供应。在调节神经系统功能上，可通过刺激穴位调节神经递质的释放，稳定情绪、改善睡眠质量。而且针灸有助于激发人体自愈力，调动身体自身的修复和防御机制，助力身体从疾病状态向健康状态恢复。

（二）经验方的作用

1. 草药成分

中医经验方中草药成分的配伍极为精妙。不同药物依据君臣佐使配伍的原则进行组合，各展其长。以八珍汤为例，方中人参、熟地分别为君药，人参补气，熟地养血，二者相互配合，气血双补；白术、茯苓等为臣药，辅助人参健脾益气，增强补气之力；川芎、当归等佐助熟地养血活血。如此配伍，使各方药协同作用，发挥出整体调理的功效，针对复杂的病理状态进行综合干预，达到标本兼治的目的。

2. 解决病理失调

经验方并非简单针对症状进行缓解，而是深入根源解决病理失调问题。例如，对于体内有寒湿之邪的患者，选用含有附子、干姜等药物的方剂，附子辛热，能温里散寒，干姜温中散寒、回阳通脉，二者配伍可祛除寒湿之邪，恢复机体阳气的正常温煦功能，改善因寒湿导致的关节疼痛、畏寒肢冷等病理状态。通过长期服用，逐步调整机体内部环境，纠正病理变化，达到治愈疾病、恢复健康的目标。

3. 预防复发的作用

长时间服用经验方有助于增强患者体质，提高机体的抵抗力。例如，对于体质虚弱、易感冒的人群，服用玉屏风散，方中黄芪益气固表，白术健脾益气，防风祛风解表，三药合用，能增强人体抵御外邪的能力，使体质逐渐强健。而且经验方从根本上调整了机体的内在平衡，消除了疾病滋生的土壤，有效预防疾病复发，为患者的长期健康保驾护航，体现了其在维护健康方面的重要价值。

（三）二者互补的优势

1. 针灸即时调节

针灸在调节身体气血、阴阳失衡状态时，具有即时起效的优势。当人体突然出现气血不畅，如因劳累、情绪波动等引发的胸闷、胁痛等不适时，针刺内关、膻中、期门等穴位，能迅速调节气血运行，使症状即刻得到缓解，在短时间内恢复身体的正常运转，帮助患者减轻痛苦，应对突发的健康问题，保障日常生活不受太大影响。

2. 经验方长期调理

经验方的长期调理作用意义重大。例如，对于患有慢性疾病，如慢性盆腔炎的患者，服用具有活血化瘀、清热利湿功效的中药方剂，经过一段时间的持续服用，能够逐渐消除体内的瘀血、湿热等病理产物，修复受损的组织器官，从根本上改善盆腔的内环境，恢复生殖系统的正常功能，为身体提供持久稳定的健康支持，预防疾病的反复发作，保障患者的生活质量。

3. 协同疗效

针灸与经验方协同合作，形成了全方位、多层次的疾病干预模式。例如，在治疗失眠问题上，针灸通过针刺神门、三阴交、百会等穴位，调节神经系统功能，快速缓解失眠症状，让患者能尽快入睡；而同时服用具有养心安神、滋阴降火功效的中药经验方，如酸枣仁汤等，从根本上调节机体的阴阳平衡，改善脏腑功能，提高睡眠质量。二者相辅相成，共同提升整体治疗效果，助力患者恢复健康。

三、针药结合量效原则

针药结合量效原则是针对针药结合方案制定及研究中针药如何配伍提出的，体现针药结合方案制定的合理性。理想的针药结合量效关系应该是在单纯针灸刺激量或单纯药物剂量不足以有效治疗时，两者结合起到有效的结果，或者是针药结合具有显著提高疗效。在针灸结合经验方治疗时，经验方的选择需要精确，且要与针灸的治疗目标和方向相契合。

（一）脾胃虚弱患者

以脾胃虚弱患者为例，针灸选择脾俞、胃俞等穴位，脾俞能健脾和胃、利湿升清，胃俞可和胃健脾、理中降逆，共同起到补气健脾的作用。经验方选用人参、白术、茯苓等中

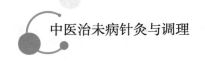

药，人参大补元气，白术健脾益气，茯苓利水渗湿、健脾宁心，三者配伍助力调理脾胃功能。精准的针药配合，能使二者治疗作用相互呼应，增强疗效。

（二）风湿关节痛患者

对于风湿关节痛患者，针药结合的协同作用更为凸显。针灸选取膝眼、委中等温阳散寒、活血化瘀的穴位，膝眼可通利关节，委中能疏通经络、调和气血，改善关节局部气血瘀滞状况。经验方选用独活、桂枝、川乌等药物，独活祛风除湿、通痹止痛，桂枝温通经脉，川乌散寒止痛。二者通过不同途径协同作用，达到温阳散寒、祛湿通络的综合效果，缓解病痛。

通过精准选药和选穴，确保两者的治疗作用相互呼应，达到更好的治疗效果。

四、针药结合使用时机

针灸结合中医经验方的治疗，应根据患者的具体病情选择合适的治疗时机和方式。

（一）治疗时机

在治疗初期，把握好治疗时机与方式至关重要。此时，患者症状往往较为明显，针灸凭借其起效快的特点，能迅速缓解疼痛、改善功能障碍等症状，如针刺合谷穴可快速缓解头痛，为患者减轻痛苦。同时，经验方辅助调理，如选用一些扶正祛邪的方剂提升患者体质，强化整体免疫力，帮助身体更好地应对疾病。二者配合，能在短期内有效改善病情，为后续治疗打下良好基础。

（二）巩固疗效期

当患者病情好转、症状缓解后，治疗策略应适时调整。在巩固疗效期，针灸的作用相对减少，而经验方的优势得以凸显。长期服用经验方，可深入调理脏腑功能，从根本上恢复体质，增强机体自身的抵抗力，有效防止疾病复发。此时，治疗重心逐渐过渡到以中药为主、针灸辅助的模式，使机体在持续调理中进一步巩固健康状态，维持治疗效果的长久稳定。

（三）配合方式

针灸与中医经验方的配合方式灵活多样，各有优势。二者同时进行是常见方式，如患者在服用调理气血的中药方剂时，同步进行针刺足三里、三阴交等穴位调节气血，这样能加快药物在体内的吸收，更充分地发挥效用，迅速改善症状，提升疗效。另一种分时治疗方式也有其合理性，通过针灸和经验方交替进行，可避免可能出现的治疗冲突，使二者作用有序发挥，同样有助于达到理想治疗效果。

第三节　中医经验方与针灸疗效的促进

中医治疗的核心在于"辨证施治"，即根据患者的体质、病因、病理等进行个性化治疗。而在中医治疗方法中，针灸和中医经验方各具特色，分别通过不同的路径影响人体的阴阳气血、脏腑功能等。在临床治疗中，二者常结合使用，不仅发挥各自的优势，还能够实现疗效的相互促进，从而提高治疗的全面性与效果。

一、经验方与针灸的特点

（一）经验方的作用特点

1. 调和脏腑功能

在中医理论中，脏腑功能协调是维持人体健康的关键。经验方凭借药物的归经特性来作用于相应脏腑，实现调和之效。以四君子汤为例，人参归脾、肺经，大补元气且健脾益肺；白术归脾、胃经，健脾燥湿；茯苓利水渗湿、健脾宁心，归心、脾、肾经；甘草补脾益气，调和诸药且归心、肺、脾、胃经。四药配伍，可使脾气健运，有效改善脾气虚弱所致消化不良、疲乏无力等状况，恢复脏腑平衡。

2. 调节气血

气血的流畅与否关乎各系统功能。经验方在调节气血方面作用显著，如八珍汤，由人参、白术、茯苓、甘草、熟地、白芍、当归、川芎组成。人参、白术等补气，熟地、白芍等养血，当归、川芎活血，诸药协同，使气血相互滋生、畅行无阻。对于气血不足引发的面色苍白、倦怠乏力等症状，八珍汤能从根本上补充气血，促进全身气血循环，保障机体功能正常运转。

3. 清热解毒与祛湿

湿热之邪易在体内蕴结，引发诸多慢性疾病，此时经验方的清热解毒、祛湿作用凸显。如龙胆泻肝汤，方中龙胆草大苦大寒，上泻肝胆实火，下清下焦湿热，为君药；黄芩、栀子苦寒泻火，助君药清肝热，为臣药；泽泻、木通、车前子清热利湿，使湿热从小便而出；当归、生地养血滋阴，以防苦寒伤阴；柴胡疏肝理气，甘草调和诸药。此方可清肝火，有效治疗因肝火旺盛所致眼红、头痛、急躁等症状。

（二）针灸疗法的作用特点

1. 疏通经络、调和气血

一旦经络堵塞，气血不畅，脏腑功能便受影响。通过针灸刺激特定腧穴，可起到"交通疏导"作用。例如，足三里穴，它是足阳明胃经的重要穴位，刺激该穴能激发经气，促进脾胃的运化功能，增强胃肠蠕动，使气血在脾胃经中顺畅运行，改善消化不良等问题，保障气血对全身的滋养与调节，维持机体健康状态。

2. 调节脏腑功能

脏腑功能失调常引发各类疾病，针灸凭借刺激相应腧穴来调节脏腑阴阳平衡，发挥独特疗效。以神门穴为例，它是手少阴心经的原穴，与心神联系紧密。当出现失眠症时，针刺神门穴，可调节心经气血，使心神得安，帮助入眠。例如，肝俞穴，为足太阳膀胱经上与肝对应的背俞穴，针刺背俞穴能调节肝气，对于情绪紧张导致的胁肋胀痛、烦躁易怒等症状，有着很好的缓解作用，维持肝功能正常。

3. 提高身体自愈能力

人体自身具备一定的自愈能力，而针灸可激活经络系统，增强这种能力。经络内连脏腑，外络肢节，是气血运行的通道，针灸刺激腧穴，能调动人体正气，协调脏腑、经络、气血间的关系。在慢性病治疗中，这一作用尤为重要。例如，对于患有慢性呼吸系统疾病的患者，通过针刺肺俞、太渊等穴位，可增强肺气，调节机体免疫功能，激发身体自我修复能力，助力病情逐渐好转，提高生活质量。

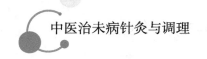

4. 缓解疾病症状

在疾病治疗过程中，缓解症状对于提高患者舒适度至关重要，针灸在此方面效果显著。例如，胃痛发作时，针刺中脘、足三里、内关等穴位，可调节胃肠气血，缓解胃部痉挛疼痛；头痛时，根据不同的头痛部位和性质，选取相应穴位，如前额痛选合谷、印堂，偏头痛选外关、足临泣等，能快速减轻疼痛；月经不调时，针刺三阴交、血海、关元等穴位，调节气血、冲任二脉，改善经期不适。针灸从多方面缓解病痛，提高患者生活质量。

二、针药结合的促进作用

中医经验方与针灸在治疗中的结合，能够形成优势互补，促进疗效的最大化。两者结合使用，在内外调理方面具有显著的效果。

（一）内外结合，综合调理

1. 内服药物的内在调理

内服的中医经验方有着独特的内在调理优势。药物进入人体后，依据其各自的性味归经，发挥相应作用。例如，通过改善脏腑气血，人参能大补元气以益肺气、补脾气，使脏腑功能强健；凭借清除病邪，如金银花清热解毒，可祛除体内热毒之邪；依靠调节阴阳，熟地滋阴、肉桂补阳，促使机体阴阳平衡。从根源上对疾病进行内在干预，调整身体内部的病理状态，为整体康复奠定基础。

2. 针灸的外部刺激

针灸的外部刺激作用不容小觑。其通过毫针等工具刺激体表的经络和腧穴，就如同给身体的气血运行"疏通管道"。以针刺足三里穴为例，它能激发足阳明胃经的经气，使气血在该经络中顺畅流动，进而调节脾胃功能；胃俞穴作为胃的背俞穴，刺激它可直接影响胃腑气血，起到调和脾胃的效果。这种外部刺激方式，能直接作用于经络系统，辅助调节脏腑，与内服药物配合，提升治疗功效。

3. 协同作用

在长期胃痛问题的治疗中，四君子汤发挥着重要作用，方中人参、白术、茯苓、甘草配伍，健脾益气，增强脾胃运化功能，从内部改善脾胃虚弱的状态。同时，针灸足三里、胃俞等腧穴，从外部刺激经络穴位，疏通胃经气血，让脾胃气血调和有序。内外结合，双管齐下，使脾胃功能得到更全面的调节，胃痛症状得以更好地缓解，整体治疗效果显著提升，为患者减轻病痛。

（二）病机互补与协同作用

1. 中药方剂内在调和

中药方剂口服后，经胃肠道吸收进入血液循环，进而在体内发挥调和阴阳气血、改善病机的作用。例如，血府逐瘀汤，方中的桃仁、红花能活血化瘀，当归、川芎活血兼养血，柴胡、枳壳行气解郁，牛膝引血下行，桔梗载药上行，诸药相互配伍，使气血运行通畅，针对体内气滞血瘀的病机进行深度调理，从根本上改变机体的病理状态，恢复脏腑气血的正常运行，为疾病康复创造有利条件。

2. 针灸外调气血

针灸通过刺激特定穴位实现外调作用，能快速调节局部气血流动、疏通经络，从而迅速改善症状。以合谷、太冲、膈俞等穴位为例，合谷为手阳明大肠经原穴，可调节气血、通经活络；太冲是足厥阴肝经原穴，能疏肝理气、活血化瘀；膈俞为血会，善于调理血分病症。针刺这些穴位，可直接作用于局部气血，改善因气滞血瘀导致的腹胀、胁痛等症状，为机体的整体恢复提供即时帮助，与中药方剂协同起效。

3. 协同作用

对于因气滞血瘀引起的腹胀、胁痛等症状，血府逐瘀汤从内部通过血液循环，作用于全身气血，化解瘀血、调畅气机。配合针灸刺激合谷、太冲、膈俞等穴位，从外部疏通经络，让气血流通更为顺畅。二者协同，使体内气血瘀滞的状况更快得到改善，腹胀、胁痛等不适症状明显减轻，治疗效果相较于单一疗法更为突出，充分体现了针药结合在病机互补方面的优势。

（三）对症加强治疗，缩短疗程

1. 精准调整治疗策略

在治疗过程中，结合中药和针灸能依据病因、病情精准调整治疗策略。病因方面，若是肝郁气滞，明确是情志不畅等因素导致肝气机郁结，气血运行不畅；病情上，如出现胸闷、腹胀、头痛等不同症状表现及轻重程度。根据这些具体情况，选择合适的中药方剂来针对病因治本，运用相应的针灸穴位来对症治标，使治疗更具针对性，避免盲目性，最大程度度发挥二者优势，增强整体治疗效果。

2. 增强疗效与缩短疗程

以肝郁气滞引起的胸闷、腹胀、头痛等症状为例，使用逍遥散进行治疗，方中柴胡疏肝解郁，使肝气得以条达，白芍养血柔肝，当归养血和血，白术、茯苓健脾祛湿，薄荷助柴胡疏肝，甘草调和诸药，从根本上调理肝郁气滞的病机。同时配合针灸太冲、肝俞等穴位，太冲穴可疏泄肝气，肝俞穴调节肝气血，二者共同疏解气滞，让气血畅通。这样能更快缓解病症，有效缩短治疗周期，使患者尽早恢复健康。

3. 协同作用

针药结合对症加强治疗的方式有着重要的实际意义。它不仅能迅速减轻患者的痛苦，提高患者在治疗期间的生活质量，还能减少长期患病对身体造成的不良影响，以及降低因病程过长而产生的医疗成本等。而且缩短疗程意味着患者能更快回归正常生活和工作，对于提高整个社会的健康水平和生产效率都有着积极的推动作用，体现了针药结合在临床应用中的价值。

（四）治疗与预防相结合

1. 中药调节及预防

中药在调节身体基本功能、预防疾病方面有着独特功效。以四君子汤用于长期气虚症患者为例，方中的人参、白术、茯苓、甘草相互配伍，人参大补元气，白术健脾益气，茯苓利水渗湿、健脾，甘草调和诸药且补脾益气，长期服用可从根本上改善人体的气虚状态，增强脏腑功能，提高机体的抵抗力，使身体气血充足、脏腑调和，从而预防因气虚引发的各类疾病，如反复感冒、身体虚弱等情况，维持身体的健康稳定。

2. 针灸改善体质

针灸通过刺激气海、百会等腧穴来改善体质、预防疾病。气海穴为人体元气汇聚之处，针刺气海可补益元气，增强人体的正气，让机体有足够的能力抵御外邪侵袭；百会穴位于头顶，是诸阳之会，刺激百会能提升阳气，调节人体整体的阳气运行，使阳气充足且分布

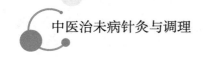

均匀。二者配合，可改善气虚体质，提高身体的防御功能，降低疾病发生概率，达到既治疗现有病症，又预防疾病复发的双重效果，保障患者的长期健康。

3. 协同作用

在实际应用中，针药结合的治疗与预防并重效果显著。对于气虚体质的患者，四君子汤从内部调理气血、补益脏腑，针灸从外部刺激穴位、提升阳气、增强正气，内外协同，全方位改善身体状况。长期坚持，不仅能缓解当前气虚带来的不适症状，还能从根本上改变体质，增强机体的抗病能力，降低未来患病风险，让患者拥有更好的身体素质，体现了中医治未病理念在针药结合应用中的良好实践。

第四节　针灸结合名方的临床应用

针灸结合名方的治疗模式在中医临床中逐渐得到了广泛的应用。这种方式结合了针灸的即时调节作用和中医名方的系统治疗效能，能够更有效地治疗各种疾病，尤其是在治未病、亚健康及慢性病管理中，具有显著的疗效。以下是几种典型的临床应用场景，具体分析针灸结合名方的应用效果。

一、疼痛性疾病

（一）常见病症

1. 腰椎间盘突出症

腰椎间盘突出症是因腰椎间盘各部分，尤其是髓核，出现不同程度的退变，在外力因素作用下，椎间盘的纤维环破裂，髓核组织从破裂之处突出（或脱出）于后方或椎管内，导致相邻脊神经根遭受刺激或压迫，从而产生腰部疼痛，下肢麻木、疼痛等一系列症状，是临床上较为常见且影响患者生活质量的疼痛性疾病之一。

2. 颈椎病

颈椎病是一种以颈椎间盘退行性改变为基础的疾病，由于长期劳损、骨质增生、椎间盘突出等原因，致使颈椎脊髓、神经根或椎动脉受压迫，出现一系列功能障碍的临床综合征。常见症状包括颈肩部疼痛、上肢麻木无力、眩晕、恶心、视物模糊等，严重影响患者的生活和工作状态，发病率呈逐年上升趋势。

（二）临床应用

1. 治疗原理

（1）针灸作用机制：针灸在疼痛性疾病治疗中，依据经络学说，通过刺激与疼痛相关穴位发挥作用。例如，腰部的命门穴，位居督脉，可温肾阳、利腰脊；肾俞穴为肾之背俞穴，能调补肾气，滋养腰部经脉。颈部的风池穴可疏风通络、醒脑开窍，肩井穴能通经活络、消肿止痛。刺激这些穴位，能有效疏通经络，缓解肌肉紧张，促使气血顺畅运行，从根本上改善局部气血瘀滞状况，减轻疼痛。

（2）名方功效原理：如独活寄生汤，方中独活祛风除湿、通痹止痛，桑寄生补肝肾、强筋骨，牛膝逐瘀通经、通利关节等，诸药配伍，起到温通经络、活血化瘀之效，可改善因气血不畅引发的疼痛与僵硬。桂枝茯苓丸中的桂枝温通血脉，茯苓利水渗湿，牡丹皮清热凉血、活血化瘀，桃仁活血祛瘀，能化瘀消癥、疏通经络，缓解疼痛，与针灸协同作用，增强疗效。

2. 应用案例

在治疗腰椎间盘突出症时，针灸选取足三里穴，此穴为足阳明胃经合穴，可调理脾胃、补中益气、通经活络；委中穴是足太阳膀胱经合穴，能疏通经络、调和气血，"腰背委中穴"，对腰部疾病有良好疗效；肾俞穴可补肾气、益腰脊。通过针刺这些穴位，既能疏通气血，缓解腰部及下肢疼痛，又能增强脊柱灵活性。配合独活寄生汤，进一步舒筋活络，改善脊柱血液循环，协同缓解病情，减轻患者痛苦。

（三）效果评价

1. 短期效果

针灸与名方结合应用后，短期内患者便能感受到疼痛明显减轻。针灸刺激穴位可迅速调节局部气血，缓解肌肉紧张，而名方中的药物成分开始起效，发挥温通、化瘀等作用，在共同作用下，疼痛症状即刻得到缓解，让患者的不适程度大幅降低，生活质量在短期内有所提高，能进行一些基本的日常活动，不再因剧痛而受限。

2. 长期效果

从长期来看，这种结合治疗方式有助于增强患者身体的恢复力。一方面，针灸持续调节经络气血，使机体气血运行保持通畅；另一方面，名方通过长期调理，改善体质，纠正气血不畅等病理状态。二者相辅相成，降低了疾病的复发概率，对于长期存在的慢性疼痛，如腰椎间盘突出症导致的反复腰腿痛等，能起到持续缓解作用，维持患者较好的身体状态。

二、消化系统疾病

（一）常见病症

1. 慢性胃炎

慢性胃炎是由多种病因引起的胃黏膜慢性炎症，幽门螺杆菌（Hp）感染、自身免疫、十二指肠－胃反流等因素均可致病。主要症状有上腹部不适、饱胀、疼痛、纳呆、嗳气、反酸等，病情迁延不愈，时轻时重，对患者的饮食和生活造成长期影响，且部分患者若不加以有效干预，可能会逐渐发展，引发更严重的胃部病变。

2. 消化性溃疡

消化性溃疡主要指发生在胃和十二指肠的慢性溃疡，即胃溃疡和十二指肠溃疡，其发病与胃酸和胃蛋白酶的消化作用有关，幽门螺杆菌感染、药物、遗传等因素也参与其中。患者常出现周期性发作的上腹部疼痛，疼痛性质多样，如钝痛、胀痛、灼痛或剧痛等，还可能伴有恶心、呕吐、呕血、黑便等症状，严重影响患者的消化功能和身体健康。

（二）临床应用

1. 治疗原理

（1）针灸调节机制：针灸针对消化系统疾病，通过刺激特定穴位发挥功效。足三里穴是足阳明胃经的重要穴位，具有调理脾胃、补中益气、通经活络之效，可促进胃肠蠕动，增强消化功能；胃俞穴为胃之背俞穴，能调节胃腑气血，改善胃部的气血运行状况；内关穴属于手厥阴心包经，可宽胸理气、和胃降逆，缓解胃部不适。刺激这些穴位，能调节脾胃气血，疏通经络，起到消炎止痛、促进胃肠蠕动的作用。

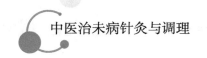

（2）名方作用原理：四君子汤由人参、白术、茯苓、甘草组成，人参大补元气、健脾益肺，白术健脾燥湿，茯苓利水渗湿、健脾，甘草调和诸药且补脾益气，四药配伍，可有效健脾养胃，增强脾胃运化功能，调和气血，改善肠胃虚弱的状态。香砂六君子汤在四君子汤基础上加木香、砂仁，增强了行气和胃的功效，能更好地化湿行气，调理肠胃，与针灸协同，共同改善消化系统功能。

2. 应用案例

对于患有消化性溃疡的患者，针灸通过刺激胃俞穴，调节胃腑气血，使其气血通畅，有助于胃黏膜的修复；足三里穴促进胃肠蠕动，帮助消化，减轻胃部负担；内关穴缓解因溃疡引起的胃脘部疼痛不适。同时，配合香砂六君子汤，其健脾和胃、化湿行气的功效，可增强胃肠道的自愈能力，调节胃酸分泌，促进溃疡面愈合，从多方面改善患者的消化性溃疡症状，提高患者的生活质量。

（三）效果评价

1. 缓解急性症状

在消化系统疾病发作的急性期，针灸与名方结合能迅速发挥作用。针灸刺激穴位可快速调节胃肠气血，缓解如胃痛、腹痛、腹胀等疼痛症状，减轻患者的痛苦。名方中的药物成分也开始起效，如香砂六君子汤可和胃降逆，缓解恶心、呕吐等不适，二者配合，能有效应对急性发作时的各种症状，使患者的消化系统功能在短期内得到改善。

2. 长期调理

从长期来看，这种结合治疗方式对于改善胃肠功能有着显著效果。针灸持续调节脾胃经络气血，使胃肠的气血运行保持良好状态；名方通过长期服用，从根本上健脾养胃，增强机体的消化吸收能力，提高患者的免疫力。二者共同作用，降低了消化系统疾病的复发概率，维持胃肠功能的稳定，让患者能保持良好的饮食和消化状态，提高整体生活质量。

三、神经系统疾病

（一）常见病症

1. 失眠

失眠是一种常见的睡眠障碍，表现为入睡困难、睡眠维持障碍（易醒、早醒等）、睡眠质量下降、总睡眠时间减少，同时伴有日间功能障碍，如疲劳、注意力不集中、记忆力减退、情绪波动等。其病因复杂，包括心理因素（如压力、焦虑、抑郁等）、生理因素（如生物钟紊乱、疾病影响等）、环境因素及药物因素等，长期失眠会严重影响患者的生活质量。

2. 脑卒中后遗症

脑卒中后遗症是指因脑血管意外（如脑梗死、脑出血等）导致脑部局部血液循环障碍，引起脑组织缺血、缺氧、坏死，进而出现一系列功能障碍的遗留症状，常见的有肢体运动障碍（如偏瘫、肢体无力等）、感觉障碍（如肢体麻木、疼痛等）、言语障碍（如失语、言语不清等）、认知障碍（如记忆力减退、思维能力下降等）等，给患者的日常生活自理和社会参与带来极大困难。

（二）临床应用

1. 治疗原理

（1）针灸调节机制：针灸针对神经系统疾病，通过刺激相关穴位来调节神经系统功

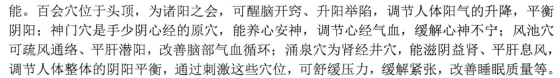

能。百会穴位于头顶，为诸阳之会，可醒脑开窍、升阳举陷，调节人体阳气的升降，平衡阴阳；神门穴是手少阴心经的原穴，能养心安神，调节心经气血，缓解心神不宁；风池穴可疏风通络、平肝潜阳，改善脑部气血循环；涌泉穴为肾经井穴，能滋阴益肾、平肝息风，调节人体整体的阴阳平衡，通过刺激这些穴位，可舒缓压力，缓解紧张，改善睡眠质量等。

（2）名方作用原理：在天王补心丹中，生地黄滋阴清热、养血润燥，天冬、麦冬滋阴清热，酸枣仁、柏子仁养心安神，当归补血活血，丹参清心活血，人参、茯苓补气健脾，远志安神定志，五味子敛心气、安心神，桔梗载药上行，诸药配伍，起到滋养心血、安神定志的作用，可调节情绪，缓解因心血不足、心神失养导致的失眠等神经系统问题。柴胡疏肝散以柴胡疏肝解郁为君药，香附、川芎行气活血，助柴胡理气，陈皮、枳壳理气行滞，芍药、甘草养血柔肝、缓急止痛，能疏肝解郁，调节情绪，改善因肝郁气滞引起的焦虑、抑郁等情绪障碍。

2. 应用案例

在治疗失眠患者时，针灸通过刺激神门穴，调节心经气血，使心神安宁，利于入睡；百会穴平衡气血，改善脑部气血供应，缓解因气血不畅导致的失眠；三阴交穴为足三阴经交会穴，可调和三阴经气血，滋养肝肾，宁心安神。同时，结合天王补心丹，其滋阴养血、安神定志的功效，从根本上补充心血，滋养心神，调节人体的阴阳平衡，使患者的睡眠质量得到显著改善，从多方面解决失眠问题，提高患者的生活质量。

（三）效果评价

1. 情绪调节方面

在缓解情绪障碍方面，针灸与名方结合效果明显。针灸刺激穴位可调节人体的气血和神经系统功能，舒缓紧张、焦虑情绪，让人心情逐渐平复。名方中的药物成分则从内部滋养心血、疏肝解郁，改善情绪的内在病理基础。例如，对于焦虑症、抑郁症患者，二者配合能有效减轻患者的焦虑、抑郁情绪，使其情绪状态更加稳定，减少情绪波动对日常生活的影响。

2. 睡眠改善方面

针对改善睡眠质量，这种结合治疗方式也发挥着重要作用。针灸通过调节经络气血，使人体气血运行顺畅，营造利于睡眠的身体状态；名方从根本上滋养心神、调节阴阳，解决导致失眠的内在因素。对于失眠患者，经过一段时间的治疗，入睡变得更容易，睡眠过程中也不易惊醒，睡眠时间延长，整体睡眠质量得到显著提高，帮助患者恢复正常的生理节律。

四、呼吸系统疾病

（一）常见病症

1. 支气管炎

支气管炎是指气管、支气管黏膜及其周围组织的慢性非特异性炎症，主要由病毒和细菌的反复感染、空气污染、吸烟等因素引起。临床上以咳嗽、咳痰为主要症状，可伴有喘息，病情可分为急性和慢性两种类型。急性支气管炎经及时治疗多可痊愈，但若治疗不彻底或反复发作，则易发展为慢性支气管炎，影响患者的呼吸功能和生活质量，且在气候变化、劳累等情况下症状容易加重。

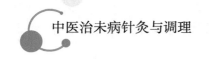

2. 慢性阻塞性肺疾病（COPD）

慢性阻塞性肺疾病是一种常见的、可以预防和治疗的慢性气道炎症性疾病，以持续气流受限为特征，多与肺部对香烟烟雾等有害气体或有害颗粒的异常炎症反应有关。主要症状包括慢性咳嗽、咳痰、气短或呼吸困难、喘息和胸闷等，病情呈进行性发展，严重影响患者的肺功能和生活质量，是全球范围内导致死亡的主要疾病之一，需要长期综合管理和治疗。

（二）临床应用

1. 治疗原理

（1）针灸调节机制：针灸在呼吸系统疾病治疗中，通过刺激特定穴位发挥作用。肺俞穴是肺之背俞穴，可调节肺脏气血，增强肺的宣发肃降功能，改善肺的通气功能；膻中穴为气会，能宽胸理气、调理气机，使气道通畅；定喘穴可止咳平喘，缓解气喘症状；尺泽穴为手太阴肺经合穴，能清泻肺热、降逆止咳。刺激这些穴位，可改善肺脏功能，疏通气道，缓解气喘、咳嗽等呼吸系统疾病的常见症状。

（2）名方作用原理：玉屏风散由黄芪、白术、防风组成，黄芪补脾肺气，固表止汗，白术健脾益气，防风祛风解表，三药配伍，起到健脾益气、固表止汗的作用，可增强肺脏免疫力，提高机体抵御外邪的能力，预防呼吸系统疾病的发生和复发。二陈汤中半夏燥湿化痰、降逆止呕，陈皮理气健脾、燥湿化痰，茯苓利水渗湿、健脾，甘草调和诸药，具有化痰止咳、理气和中、清肺祛湿的功效，能有效清理肺气，缓解呼吸系统疾病的咳痰、气喘等症状，与针灸协同，共同改善呼吸功能。

2. 应用案例

对于慢性支气管炎患者，针灸通过刺激肺俞穴，调节肺脏气血，增强肺的宣发肃降功能，减轻气道炎症，缓解咳嗽、咳痰症状；足三里穴可调理脾胃、补中益气，通过培土生金的原理，间接增强肺的功能。同时，配合二陈汤，其化痰祛湿、清理肺气的功效，能祛除肺内的痰湿之邪，使肺气通畅，呼吸道功能得到进一步改善，减轻患者的症状，提高患者的生活质量，减少病情发作的频率。

（三）效果评价

1. 急性症状缓解方面

在呼吸系统疾病发作的急性期，针灸与名方结合能迅速发挥作用。针灸刺激穴位后，可快速调节肺脏经络气血，如刺激肺俞、定喘等穴位，能即时缓解气喘、咳嗽等症状，让患者呼吸更为顺畅，减轻憋闷感。名方中的药物成分也开始起效，如二陈汤可化痰止咳，减少痰液对气道的阻塞，玉屏风散增强机体抵御外邪之力，二者配合，能有效应对急性期的各种不适，使患者的呼吸功能在短期内得到改善，提升生活舒适度。

2. 长期调理作用

从长期来看，这种结合治疗方式对于增强肺脏的自愈力意义重大。针灸持续对肺经及相关穴位进行刺激，保持肺脏气血运行的通畅与平衡，提升肺的功能状态。名方通过长期服用，从根本上健脾益气、化痰祛湿，改善肺脏内部的病理环境，提高机体整体的抵抗力。二者相辅相成，降低了呼吸系统疾病的复发概率，有助于维持肺功能的稳定，让患者能在日常生活中减少疾病困扰，更好地进行活动与锻炼，提高生活质量。

五、代谢性疾病

(一) 常见病症

1. 糖尿病

糖尿病是一组以高血糖为特征的代谢性疾病，主要是由于胰岛素分泌缺陷或其生物作用受损，或两者兼有引起。长期存在的高血糖会导致各种组织，特别是眼、肾、心、血管、神经的慢性损害、功能障碍。常见症状为"三多一少"，即多饮、多食、多尿和体重减轻，病情严重程度不一，患者需要长期控制血糖水平，通过饮食、运动、药物等多方面综合管理，否则易引发多种并发症，对身体健康造成严重威胁。

2. 高脂血症

高脂血症是指血脂水平过高，可直接导致动脉粥样硬化、心绞痛、心肌梗死和脑血管意外、脑动脉硬化等症。其病因与饮食结构不合理（如过多摄入高脂肪、高胆固醇食物）、生活方式不健康（如缺乏运动、吸烟、酗酒等）及遗传因素等有关。通常没有明显症状，多在体检时发现，但若不加以控制，会悄无声息地损害血管健康，增加心血管疾病等发病风险。

(二) 临床应用

1. 治疗原理

（1）针灸调节机制：针灸针对代谢性疾病，通过刺激内分泌相关穴位来发挥调节作用。三阴交穴为足三阴经交会穴，可调节肝、脾、肾功能，促进气血运行，调节内分泌系统，改善机体代谢状况；足三里穴能调理脾胃，增强脾胃运化功能，有助于消化吸收，对调节体内物质代谢有积极意义。刺激这些穴位，可调节胰岛素分泌等内分泌环节，促进糖、脂等物质的代谢，从根源上改善代谢紊乱问题。

（2）名方作用原理：葛根汤由葛根、麻黄、桂枝、芍药、甘草、生姜、大枣等组成，葛根能解肌退热、生津止渴，现代研究发现其有调节血糖、血脂的作用；麻黄、桂枝等可发汗解表、温通经脉，有助于气血运行。六味地黄丸以熟地黄、山茱萸、山药、泽泻、牡丹皮、茯苓配伍，熟地黄滋补肾阴，山茱萸补肝肾，山药健脾益阴，泽泻泄肾利湿，牡丹皮清泻肝火，茯苓渗湿健脾，诸药共奏补肾益气、滋阴降火之效，可调理脾胃、改善肾功能，辅助调节代谢，与针灸协同作用，共同应对代谢性疾病。

2. 应用案例

在治疗糖尿病患者时，针灸通过刺激三阴交穴，调节三阴经气血，改善肝、脾、肾的功能，进而影响胰岛素分泌，有助于降低血糖水平；合谷穴可疏风解表、通络止痛，调节气血运行，对改善全身代谢也有一定作用。同时，结合葛根汤，利用其降低血糖、调节血脂的功效，从多方面改善患者的代谢状况，帮助控制血糖，降低糖尿病并发症的发生风险，提高患者的生活质量，使患者能更好地进行日常活动与自我管理。

(三) 效果评价

1. 症状控制

在帮助控制代谢性疾病症状上，针灸与名方结合效果显著。针灸刺激穴位能调节内分泌及机体代谢，短期内可使患者的血糖、血脂等指标出现一定程度的改善，如血糖值有所下降，血脂异常情况得到缓解等，减轻因代谢紊乱带来的不适。名方中的药物成分持续起

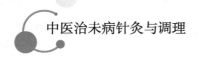

效，协同针灸进一步稳定病情，让患者的症状得到更好控制，肥胖症患者体重逐渐趋向合理范围。

2. 长期调理效果

从长期来看，这种结合治疗方式对于增强体内代谢能力作用突出。针灸长期作用于相关穴位，维持机体气血和内分泌的良好调节状态，促进代谢过程有序进行。名方通过持续调理脾胃、补肾益气等，从根本上改善机体的代谢功能，提高机体对糖、脂等物质的代谢效率。二者共同助力，实现长期稳定的治疗效果，降低因代谢性疾病引发的各种并发症风险，提高患者的整体生活质量，使患者保持较好的身体状态。

第二篇
常见病的中医治未病

第五章 治未病干预亚健康

亚健康状态的人群达不到健康的标准，表现为一定时间内的活力降低，功能和适应能力减退，但不具备现代医学有关疾病的临床或亚临床诊断标准。亚健康状态的干预若有较明显实验指标异常可以适当加用西药，但大多非西药适应证。对于临床常见的亚健康状态，用现代检测手段无法解释，可借助中医治未病的理念和中医辨证的方法进行辨证调护。

一般多首选中医的非药物疗法，再选中药外用或内服。非药物疗法有饮食、针灸、推拿、按摩、导引、武术、保健等，用以调节体内阴阳气血疏通经络，强筋健骨，调节情志，缓解精神压力等。药物疗法多以植物的根、茎、花叶，动物骨，矿物质等天然药材为主，利用其四气、五味、归经调整人体阴阳气血的偏盛偏衰和正邪的消长。

第一节 睡眠障碍

睡眠障碍是现代社会中常见的亚健康表现之一，已成为许多慢性病的导火索和加重因素。睡眠对人体健康至关重要，充足的睡眠不仅能够恢复身体的体力，还能促进脑力活动和免疫系统的正常运作。近年来，由于社会压力增大、工作负担加重、生活方式不规律等因素，睡眠障碍的发生率逐年上升，尤其在都市人群中更为常见。

在中医学中，睡眠障碍的治疗方法不仅关注缓解症状，更注重从整体调理出发，恢复机体的阴阳平衡和脏腑功能。因此，治未病的理念在干预睡眠障碍中具有重要作用。中医通过辨证施治、针灸、草药等方式，帮助个体调节生理节律，改善睡眠质量，从根本上预防和治疗睡眠障碍。

一、病因病机

（1）遭遇重大事件，产生心理、精神压力。

（2）不良生活习惯，不规律的生活时间，如睡眠时间不固定、生活规律经常变更及白天工作过于静态。

（3）身体状况不良，如鼾症、肌肉痉挛、皮肤瘙痒、关节疼痛等。

（4）睡眠环境不良或突然改变。

（5）睡前食用了刺激性物质，如浓茶、咖啡、烟酒等。

二、辨证施治

（一）辨证施治

中医强调辨证施治，即根据患者的体质、症状和病因进行个性化治疗。睡眠障碍的发生往往与气血阴阳失调、脏腑功能不协调、情志不畅等因素密切相关。常见的睡眠障碍在中医中可分为4种不同的类型。

1. 心肾不交型

心肾不交堪称睡眠障碍的常见诱因。在人体正常生理状态下，心属火，肾属水，水火

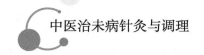

既济，方能维持身心的和谐有序。然而，一旦出现心火亢盛，肾阴亏虚的情况，这种平衡便被打破。心火独旺，上扰心神，肾水匮乏又无力制约心火，使心神失于安宁，睡眠便成了难题。此类患者常受失眠困扰，且多梦纷纭，内心烦躁难安，口中时常感觉干燥。

治疗时，依据滋阴降火、安神定志的思路，天王补心丹、酸枣仁汤等方剂常被选用。天王补心丹中，诸多滋阴养血、宁心安神之药配伍精妙，能滋肾水、降心火，使心肾重归交泰；酸枣仁汤则以酸枣仁为主药，发挥养血安神之效，辅以知母清热除烦等，合力改善睡眠。

2. 气滞血瘀型

气滞血瘀作为影响睡眠的重要因素，不可小觑。人体气血的正常运行犹如江河之水畅流，若气行不畅，血行受阻，便会形成气滞血瘀的局面，如同河道堵塞，进而累及脏腑功能。脏腑气血不畅，心神失养，睡眠自然受影响。这类患者入睡艰难，即便入睡也极易醒来，还常伴有头痛如裹、胸闷憋气及肢体沉重如铅的感觉，整个人状态欠佳。

针对此型，遵循疏肝解郁、活血化瘀之法，逍遥散、桃红四物汤等方剂较为适用。逍遥散重在调畅肝气，使气机顺畅，血行无阻；桃红四物汤则着力于活血化瘀，改善气血瘀滞状态，二者皆有助于恢复良好睡眠。

3. 脾胃虚弱型

脾胃在人体中扮演着气血生化之源的关键角色，其功能正常与否直接关乎气血的生成与脏腑的滋养。脾胃虚弱时，气血生化匮乏，无法为脏腑提供充足的能量，脏腑功能失调，气血难以荣养心神，夜间便易出现失眠、易醒的情况，同时患者常觉倦怠乏力，精神萎靡不振。

中医治疗此型聚焦于健脾养胃、补气养血，通过恢复脾胃功能来保障气血生化有源。如四君子汤、补中益气汤就是常用方剂。四君子汤以人参、白术、茯苓、甘草配伍，健脾补气，夯实脾胃根基；补中益气汤在其基础上更能升阳举陷，助力脾胃恢复运化，进而改善睡眠。

4. 肝火旺盛型

肝火旺盛是引发睡眠障碍的一大缘由。肝主疏泄，调畅情志，当肝火上炎时，疏泄功能失常，火热之邪循经上扰心神，致使心神不得安宁。患者情绪极易波动，动辄发怒，难以自控，且伴有口干口苦的不适，夜间更是辗转反侧，难以入眠。

治疗上，中医秉持清肝泻火、养血安神的原则，龙胆泻肝汤是常用之方。在该方中，龙胆草大苦大寒，直折肝火，黄芩、栀子辅助泻火，泽泻等清热利湿，当归、生地养血滋阴以防伤阴，柴胡疏肝理气，甘草调和诸药，全方清泻肝火的同时顾护阴血，心神得安，睡眠改善。

（二）判断依据

（1）几乎以睡眠减少为唯一不适，其他不适均为继发，包括难以入睡、睡眠不深、易醒、多梦、早醒、醒后不易再睡，醒后感到不适、疲乏或白天困倦。

（2）上述睡眠障碍情况每周发生不超过3次，并持续2周以上。

（3）引起明显的苦恼，或精神活动效率下降，或轻微妨碍社会功能。

（4）不为任何一种躯体疾病或精神障碍不适的一部分。

（5）应排除已诊断为失眠症者或全身性疾病，如疼痛、发热、咳嗽、手术和外界环

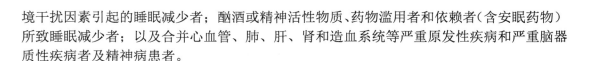

境干扰因素引起的睡眠减少者；酗酒或精神活性物质、药物滥用者和依赖者（含安眠药物）所致睡眠减少者；以及合并心血管、肺、肝、肾和造血系统等严重原发性疾病和严重脑器质性疾病者及精神病患者。

三、中医治未病调治

（一）调理原则

失眠与个体身体状况、心理应激因素、社会应激因素等密切相关，干预原则主要是去除影响睡眠的因素，进行自我健康教育，调畅情志，均衡饮食，改善睡眠环境，早发现、早诊断、早处理，综合干预。干预方案还应注重干预对象个体体质类型等个性化因素，辨证调理。

（二）调理方法

1. 情志调摄

认识自己的个性，树立乐观开朗的人生观，分析产生心理压力的原因，寻求解决问题的方法，学会面对压力。

2. 生活起居调摄

（1）每天尽量在同一时间上床睡觉和起床。

（2）除了睡觉，平时不要在床上看书、看电视或做其他事情；有睡意时才上床睡觉。

（3）进行规律的运动。

（4）有规律的生活作息。

（5）避免在睡前讨论令人兴奋或愤怒的事情。

（6）睡眠时采用头朝北、脚朝南的方向。

（7）卧具选择一件质感柔软、透气、穿着无负担的睡衣；枕头的高度，以仰卧时头与躯干保持水平为宜，即仰卧时枕高一拳，侧卧时枕高一拳半；保持枕头卫生；故被褥的厚薄应根据气候、季节加以调整。

（8）改善睡眠环境，避免嘈杂和光线太强，保持卧室卧具的冷热或湿度适宜。卧室温度控制在 20 ～ 25℃，被褥内的温度控制在 32 ～ 34℃，湿度控制在 50% ～ 60% 最为适宜。夏季室内湿度超过 70% 时，可加强通风予以改善。冬天湿度低于 35% 时可喷些水或睡前把一盆水放在室内，如用暖风机时，可采用加湿器，通过热气蒸发以提高室内湿度。

（9）入睡前 1 ～ 2 小时尽量避免使用刺激性物质。

（10）淋浴、浸浴、泡温泉、蒸汽浴有助于减压和放松，帮助入睡。

（11）可用具有松弛、镇静安神、消除紧张焦虑等功效的精油，如薰衣草、洋甘菊、檀木香、紫罗兰沐浴，吸入、熏蒸和按摩等。

（12）运动健身，因人、因时，循序渐进。以放松项目为主，如散步、练瑜伽、打太极拳等。

（13）娱乐保健，如听音乐、垂钓、书法、全身或足底按摩等。

3. 饮食调摄

饮食定时、定量，全面营养均衡。

4. 中医辨证调摄

（1）心脾两虚证。

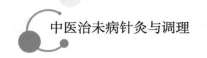

主症：多梦易醒，心悸健忘，饮食无味，面色无华，疲倦乏力。

治法：补益心脾。

方药：归脾汤（白术 9g，茯神 9g，黄芪 12g，龙眼肉 12g，酸枣仁 12g，人参 6g，木香 6g，当归 9g，远志 6g，炙甘草 3g）。

（2）阴虚火旺证。

主症：心烦失眠，眩晕耳鸣，口干，手心或脚心热，或有腰酸梦遗，心悸健忘。

治法：补心安神。

方药：黄连阿胶汤（黄连 9g，阿胶 9g，黄芩 6g，白芍 6g，鸡子黄 2 枚）。

（3）心虚胆怯证。

主症：心悸多梦，噩梦较多，易惊醒。

治法：益气镇静，安神定志。

方药：安神定志丸（茯苓 30g，茯神 30g，人参 30g，远志 30g，石菖蒲 15g，龙齿 15g）。

（4）脾胃不和证。

主症：失眠多梦，脘闷打嗝，腹中不舒，或大便不通，腹痛。

治法：消导和胃，清热化痰。

方药：保和丸（山楂 18g，神曲 6g，半夏 9g，茯苓 9g，陈皮 3g，连翘 3g，莱菔子 3g）。

5. 针灸

（1）针刺：选穴可以考虑四神聪、神门、三阴交。

（2）耳穴贴压：皮质下、交感、心、肝、脾、内分泌、神门。

（3）皮肤针：沿头、背部督脉、膀胱经轻度叩刺，以皮肤潮红为度，每天或隔一天 1 次，10 次为 1 个疗程。

6. 推拿疗法

中医推拿是通过按摩、按压、揉捏等手法，疏通经络，调节气血，帮助放松身心，从而达到改善睡眠的效果。

（1）按压神门穴、百会穴：可以帮助安神定志，缓解失眠症状。

（2）轻揉太阳、风池穴：缓解头痛、眼疲劳，帮助全身放松。

（3）推拿脊柱：通过调理脊柱的微调，改善血液循环，进而帮助恢复正常的生物钟和睡眠模式。

（三）中医护理

1. 护理目标

（1）改善睡眠质量：通过中医护理措施调节失眠症状，使患者能够顺利入睡、维持深度睡眠，减少早醒、梦魇等现象。

（2）调节情绪，缓解压力：通过情志调节，缓解由情绪波动、心理压力所引起的睡眠障碍。

（3）恢复脏腑功能，增强体质：改善肝疏泄功能、脾胃运化功能、心肾阴阳平衡等，从根本上改善睡眠质量。

（4）预防疾病发展：通过早期干预，避免睡眠障碍转化为更为复杂的病理状态，如心血管疾病、精神障碍等。

2. 护理评估

在进行中医护理干预前，护理人员应通过详细的健康评估，了解患者的病情和体质情况，识别潜在的健康问题，并为制定个性化护理方案提供依据。评估内容包括以下5个方面。

（1）症状评估：入睡困难、早醒、多梦、睡眠浅等症状。

（2）心悸、眩晕、头痛、纳呆等伴随症状。

（3）情绪变化、压力源等。

（4）体质评估：根据中医的体质分类评估患者的体质类型，评估患者的脉象、舌象等，了解患者的整体健康状况。

（5）生活方式评估：是否存在不良作息习惯（如熬夜、晚餐过饱等）。是否有过度劳累、过度用脑等影响睡眠的因素。

第二节 身体疼痛

身体疼痛是一种身体的不适和情感经历，表现为身体全身或某一部位出现疼痛不适，持续2周以上不能缓解，可伴有乏力等。本症是亚健康状态常表现的一类症状，但不包括相关疾病（如颈椎骨质增生、消化性溃疡、泌尿系结石、心血管系统疾病盆腔附件炎症、外伤、鼻窦旁炎等）所引起的全身或局部疼痛。身体疼痛的主要中医病机为肝肾不足，或夹湿、夹寒、夹痰、夹瘀。

一、病因病机

根据中医的理论，疼痛的产生与气血失调、经络阻滞、脏腑功能紊乱等因素密切相关。具体原因可以分为以下5类。

（一）气滞血瘀

1. 病机

人体气血的正常运行如同水流，贵在通畅无阻。当情志不畅、跌打损伤等因素致使气机阻滞时，气的推动作用减弱，血行随之不畅，进而导致经络阻塞。气血凝滞于局部，不通则痛，便引发了疼痛症状，可涉及胸腹、关节、肌肉等多个部位。

2. 治疗理念

采取疏通经络、活血化瘀之法，旨在恢复气血的正常流通。通过针刺特定穴位，可刺激经络，起到"疏通管道"的作用；运用活血化瘀的药物，能消散瘀血，改善局部血液循环。气血通畅了，经络不再阻滞，疼痛自然得以缓解，机体可恢复正常的生理功能状态。

（二）风寒湿邪侵袭

1. 病机

风邪善行而数变，寒邪凝滞收引，湿邪重浊黏滞，当这三种外邪侵袭人体时，风邪可带着寒、湿之邪游走于经络之间，寒邪使气血凝涩不通，湿邪则加重这种阻滞状态，导致经脉气血运行不畅。气血受阻，不能正常濡养肢体，便产生了疼痛。

2. 治疗理念

运用祛风散寒、除湿止痛、通经活络的治疗理念，意在驱散风、寒、湿邪，恢复气血

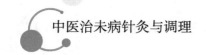

在经络中的畅行。例如，采用艾灸可借助温热之力，温通经络，驱散寒邪；运用具有祛风除湿功效的中药方剂，能祛除体内的风湿之邪，使经脉通畅，气血得以正常流通，疼痛症状随之减轻，肢体可恢复活动自如状态。

（三）阴虚火旺

1. 病机

在人体正常生理状态下，阴液与阳气相互制约、平衡。当阴液亏虚时，阳气失去制约，便会化生出虚火，虚火上炎，扰乱脏腑的正常功能。虚火灼伤脉络、耗损气血，导致脏腑气血失调，进而引发身体不同部位的疼痛，尤其以头痛、肩痛较为常见。

2. 治疗理念

秉持滋阴降火、调理气血的治疗理念，通过服用滋阴降火的中药，如生地黄、知母等，可补充体内阴液，制约虚火；配合调理气血的药物或针刺穴位，调节气血的运行，使脏腑功能恢复正常，虚火得降，气血调和，疼痛症状自然缓解，身体恢复健康状态。

（四）气血两虚

1. 病机

气血是人体维持生命活动和濡养脏腑、肌肉、关节等组织的重要物质基础。气血不足时，肌肉和关节得不到充足的滋养，变得脆弱易损。日常活动中的轻微受力或牵拉，都可能导致软组织出现损伤，进而引发疼痛，这是气血两虚导致疼痛的重要发病机制。

2. 治疗理念

遵循益气养血、补充能量、缓解疼痛的治疗理念，通过食用具有补气养血功效的食物，如红枣、桂圆等，以及服用八珍汤之类的中药方剂，补益气血，增强身体的能量储备。同时，配合适度的休息和康复锻炼，促进气血更好地濡养肌肉和关节，修复损伤，从而减轻疼痛，恢复身体的正常功能状态。

（五）内脏病变引起的反射性疼痛

1. 病机

人体经络系统内连脏腑，外络肢节，构成了一个有机的整体。当内脏发生疾病时，如胃肠疾病、肝胆疾病、脾胃虚弱等，脏腑气血失调产生的病理信息，可通过经络的传导，反射到与之相关联的体表部位，引发相应部位出现疼痛。这体现了人体内部脏腑与体表之间的密切联系，是中医整体观念的一种体现。

2. 治疗理念

运用调理脏腑功能、缓解反射性疼痛的治疗理念，重点在于从根源上治疗内脏疾病，恢复脏腑的正常生理功能。通过服用针对具体脏腑病症的中药方剂，调节脏腑气血阴阳平衡，消除内部的病理因素。脏腑功能正常了，经络传导恢复正常，反射性疼痛自然会随之减轻，避免了单纯缓解体表疼痛却忽略内在病因的局限性，有助于整体改善患者的健康状况。

二、辨证施治

（一）辨证施治

在中医理论中，身体疼痛的原因通常与"气滞""血瘀""寒湿""风邪"及"虚弱"等因素密切相关。疼痛可能是外界邪气入侵，或是内在气血失调、阴阳失衡所导致的结果。中医治疗身体疼痛时，通常会根据具体的症状和体质进行辨证论治，采取个性化的治疗策略。

1. 气滞血瘀型疼痛

气滞血瘀型疼痛有着较为典型的特征。其疼痛部位相对固定，常呈刺痛或胀痛，以关节处及肋间部位较为多发。这是因为气的运行一旦阻滞，便会影响血液的正常流通，气血不畅，瘀滞于局部，进而引发疼痛。在治疗方面，依据中医理论，需着重疏通气机，让气行顺畅，同时活血化瘀，消除瘀血阻滞，以恢复气血的正常运行，缓解疼痛症状。

2. 寒湿型疼痛

寒湿型疼痛有着明显的诱发因素及表现特点。当疼痛部位受到寒冷之气的侵袭，或者湿气过重时，疼痛就会明显加重，常见于四肢及腰背这些部位。其疼痛性质多体现为冷痛伴有沉重感，活动起来颇为费力。对此，治疗时多以温阳祛寒为首要举措，驱散寒邪，同时运用化湿通络之法，消除湿气阻滞，恢复经络通畅，减轻疼痛。

3. 风邪型疼痛

风邪型疼痛与外界气候变化息息相关，常因风邪侵袭人体而引发。其疼痛表现独具特点，通常具有很强的移动性，疼痛位置并不固定，时而在此处，时而又转移到别处，而且疼痛程度较为剧烈。如风湿型关节炎等病症就常呈现此类症状。基于此，在治疗过程中，应当把重点放在祛风散寒上，驱散风邪，祛除寒邪，同时调和营卫，使人体的气血营卫恢复正常状态，从而有效缓解疼痛。

4. 虚弱型疼痛

虚弱型疼痛多源于人体内部的气血不足及肾虚等情况。此类疼痛往往伴随着疲劳、气短、乏力等全身性的不适症状，这是因为气血作为维持人体正常生理活动的重要物质基础，一旦匮乏，或者肾的滋养功能减弱，身体得不到充足的滋养，便容易出现疼痛。所以，在治疗时，需要通过补益气血的方法，补充气血的亏空，以及滋养肝肾，恢复脏腑功能，以此来缓解疼痛，改善身体状态。

（二）判断依据

（1）以全身或身体某一部位疼痛为主要症状，可有眩晕、乏力、失眠等表现，并可存在关节活动不利等，超过 2 周症状不能缓解。

（2）引起明显的苦恼，甚至影响正常休息、工作及日常生活。

（3）应排除引起身体疼痛的疾病，如颈椎病、血液病、感染性疾病、心肌梗死等。另外，还应排除"幻影疼痛"（指当患者的某只胳膊或腿受伤时，身体另一侧相对应的、没有受伤的胳膊或腿也会出现疼痛）。

三、中医治未病调治

（一）调理原则

调理原则主要是去除引起身体疼痛的因素，进行自我调节，以减轻身体疼痛，还应注重干预对象具体因素，辨证调理。

（二）调理方法

1. 生活起居调摄

（1）按时作息，避免睡懒觉，不趴着或躺着看电视等。

（2）持之以恒科学的运动，运动量不宜过大，运动方式因人而异。

（3）长期保持正常的坐姿、站姿、行走姿势及定时适当活动，尽量避免长期穿高跟鞋。

（4）担抬重物等情况应注意保持身体左右两侧平衡，尽量避免突然用力。

（5）保持生活及工作环境干燥，采光和通风良好，温度适宜，避免身体某部位长期吹风受凉。

（6）睡觉时枕头高度及软硬度应合适，原则上以睡在枕头上不会使颈部扭曲为原则，提倡使用保健枕。

（7）运动健身，因人、因时、循序渐进。常进行转颈转腰与转膝训练等，亦可采取一些放松方法，如散步与导引等。

2. 养生调理，预防疼痛复发

在身体疼痛的治疗过程中，除了缓解症状外，中医治未病还强调通过日常的养生调理，预防疼痛的复发。包括通过适当的运动、饮食调整及情志调节等方式，改善体质，增强免疫力。

（1）运动：适量的运动能改善血液循环，增强肌肉和骨骼的力量，预防由肌肉萎缩和关节退化引起的疼痛。

（2）饮食调节：中医强调温补、平衡饮食，以保持身体的阴阳平衡。例如，常食用含有抗炎作用的食物，如姜、蒜、红枣、桂圆等，有助于缓解因寒湿导致的疼痛。

（3）情志调节：中医认为情绪波动、过度紧张和焦虑会导致气血不畅，从而引发疼痛。通过保持愉悦心情，减轻压力，能有效避免由情绪失调引起的身体疼痛。

3. 中医辨证调摄

（1）肝肾阴虚夹热证。

主症：腰腿疼痛，拘挛掣痛剧烈，或有电麻感，痛处灼热或如火燎，口苦舌燥，尿黄便结。舌红苔黄或黄腻。

治法：滋阴清热，通络止痛。

方药：知柏地黄汤加减［生地黄20g，知母15g，黄柏20g，龟板30g（先煎），川牛膝15g，穿山甲10g，全蝎3g，大黄12g，生石膏30g]。

（2）肝肾阴虚夹痰湿证。

主症：腰腿拘急疼痛或麻胀，或局部肿胀，或肌肉松弛，身重肢困，形肥体胖，面色苍黄。苔白或厚腻。

治法：化湿祛痰，通络止痛。

方药：三妙散加味（苍术10g，黄柏15g，生薏苡仁30g，川牛膝15g，蚕砂10g，川木瓜15g，香附15g，制南星10g，法半夏12g，白芥子10g，穿山甲10g，千年健30g，走马胎30g）。

（3）肝肾阴虚夹瘀证。

主症：腰腿刺痛或如锥痛，阵发性加剧，患肢肌肉萎缩，或肌肤甲错，面色瘀暗。舌质紫暗或见瘀点。

治法：活血化瘀，通络定痛。

方药：四物汤加味（生地黄20g，当归12g，黄柏20g，川牛膝15g，制土鳖虫10g，没药8g，乳香8g，田三七10g，赤芍15g，穿山甲10g）。

（4）肾阳虚证。

主症：素体阳虚，腰腿拘急疼痛，或腰膝冷痛，得热痛减，喜热畏寒，面色㿠白，小便清长。舌质淡，苔白滑。

治法：补肾助阳，温经止痛。

方药：二仙汤加味［桂枝15g，细辛10g，仙茅10g，淫羊藿10g，鹿角霜30g（先煎），巴戟天15g，穿山甲10g，制川乌10g，怀牛膝12g，肉苁蓉20g，熟地黄20g］。

（5）阴阳两虚证。

主症：腰腿疼痛反复发作，时轻时重，遇劳则发或腰膝乏力。

治法：滋阴补阳，和络止痛。

方药：经验方（山茱萸15g，熟地黄20g，枸杞子20g，菟丝子10g，沙苑蒺藜10g，川杜仲20g，川续断15g，怀牛膝15g，狗脊15g，穿山甲10g，炙甘草10g）。

4. 针灸

可选穴位有天柱、阳白、风池、太阳、列缺、外关、临泣、肩井、丘墟、至阳等，每次3～5穴，交替使用。亦可在特定压痛点作普鲁卡因封闭治疗。

5. 温热疗法

淋浴、浸浴、泡温泉、蒸汽浴、中药熏蒸、中药贴敷有助于减压及放松，帮助减轻身体疼痛。

第三节　耳鸣

耳鸣是指无外界声源刺激，耳内或头部主观上有声音感觉，是一种症状而不是一种独立的疾病，也非相关疾病，如耳蜗微循环病变、听神经损害、脑动脉硬化、糖尿病等引起的耳鸣。本症多见于中老年人，年轻人发病则多见于女性。耳鸣常是早期听力损伤的暗示或先兆，可能发展成为耳聋。耳鸣的中医病机主要为肾虚髓海不足。

一、病机与辨证施治

在中医理论中，耳鸣的产生往往与脏腑功能失调、气血不足、经络不畅、风邪侵袭等因素相关。其病因病机大致可分为以下4类。

（一）肝肾不足

1. 病机

在中医脏腑理论中，肝肾与耳窍关系密切，被视作"耳窍之本"。肝主藏血，能调节血量，为耳部提供充足的血液滋养；肾主藏精，精能化气生血，且肾开窍于耳，肾精充足则耳窍聪灵。肝肾相互协同，共同维持耳的正常生理功能，一旦二者亏虚，耳部失于濡养，就容易引发耳鸣这一病症。

2. 易患人群

耳鸣常见于老年人，随着年龄增长，肝肾之精逐渐衰退，耳鸣高发。另外，长期过度劳累之人，耗伤气血，肝肾得不到气血的充养；还有长期承受精神压力大的人群，情志过用易伤肝肾，致使肝肾不足，这些因素都破坏了肝肾与耳窍的正常关联，从而增加了耳鸣发生的可能性。

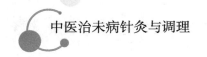

（二）气血亏虚

1. 病机

气血是维持人体各脏腑、组织器官正常功能活动的重要物质基础，耳部自然也不例外。气血能将营养物质输送至耳部各个细微之处，保障其正常的听觉功能。一旦气血亏虚，耳部得不到充足的滋养，耳内气血运行不畅，就容易引发耳鸣等听觉异常的情况。

2. 伴随症状

气血亏虚的患者，除了受耳鸣困扰外，往往还伴有其他明显症状。面色苍白是因为气血不能上荣于面，反映出机体气血不足的状态；乏力则是由于气血亏虚，身体缺乏足够的能量支持，活动耐力下降；失眠也是常见症状之一，气血不足致使心神失养，难以维持正常的睡眠节律，这些症状相互交织，共同提示着气血亏虚对身体整体功能的影响。

（三）风湿痰邪

1. 病机

风湿痰邪作为外来或内生的致病因素，侵袭人体后，其特性容易对气血运行造成阻碍。风邪善行而数变，能裹挟着湿邪、痰邪游走于经络之间；湿邪重浊黏滞，易阻滞气机，使气血运行变得迟缓；痰邪更是有形之邪，易积聚在经络、脏腑之中，进一步堵塞气血运行的通道，导致耳部气血不畅，耳窍失养，最终引发耳鸣症状，尤其对耳部功能影响较为明显。

2. 易发情况

因风湿痰邪导致的耳鸣，在外界环境刺激下容易发作，如长期处于潮湿、阴冷环境，风、湿之邪易入侵人体。此外，体质虚弱的人群，自身正气不足，抵御外邪能力差，更易被风湿痰邪所伤，一旦遭受侵袭，气血阻滞，就可能出现耳鸣，而且这类耳鸣常呈急性或突然发作的特点，给患者带来突然的听觉困扰。

（四）情志失调

1. 病机

情志活动与人体脏腑气血有着紧密的联系，其中肝对情志的调节起着关键作用。当情绪出现波动，尤其是长期处于焦虑、抑郁等不良情志状态时，容易使肝气郁结，肝气不畅则会影响全身气血的正常流通，气血运行受阻，不能上荣于耳窍，耳内气血失和，进而导致耳鸣的发生，体现了情志因素对耳部生理功能的间接影响。

2. 情志因素

在临床中可以发现，许多耳鸣患者往往存在情志方面的问题。长期的焦虑、抑郁情绪使他们不仅要忍受耳鸣带来的听觉不适，如耳内出现嗡嗡声、蝉鸣声等异常声响，干扰其正常的生活、工作和休息，同时这些不良情绪又会进一步加重气血的不畅，形成恶性循环，导致耳鸣症状愈发严重，所以调节情志对于缓解此类耳鸣至关重要。

二、中医治未病调治

（一）判断依据

（1）以耳鸣为主要症状，可表现为蝉鸣、蚊叫、铃声等，亦可有轰鸣等情况，持续2周以上。

（2）使人们的生活质量和心理均有不同程度的影响，出现明显的烦躁、苦恼、睡眠

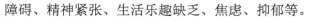

障碍、精神紧张、生活乐趣缺乏、焦虑、抑郁等。

（3）应排除引起耳鸣的全身性疾病或局部病变，如高血压、低血压、动脉硬化、高脂血症、糖尿病的小血管并发症、微小血栓、颈椎病、神经脱髓鞘病变、听神经瘤、药物中毒、中耳炎等。环境干扰因素亦应排除，如过量饮用咖啡、浓茶、红酒及一些酒精饮料，以及过量进食奶酪、巧克力等引起的耳鸣。

（二）调理原则

去除引起耳鸣的因素，调节心理平衡，均衡饮食，改善居所、工作环境等，补肾充髓。应注重对象具体因素，辨证调理。

（三）调理方法

1. 生活起居调摄

（1）按时作息，保证充分睡眠；规律、科学地进行运动；避免过度劳累。

（2）改善工作、生活环境，避免暴露于强声或噪声环境中，保持环境空气流通。

2. 情志调摄

向朋友、同事叙述自己的心理困扰，必要时寻求心理治疗，主动与心理治疗人员进行沟通，让其了解发生耳鸣的原因，扭转不良认知，以缓解负性心理暗示，减轻精神压力，并通过心理治疗达到自我调节、处理心理困扰的目的。

3. 饮食调摄

（1）营养均衡，多食含维生素及铁、锌等微量元素多的蔬菜、食物，如黑芝麻、植物油、紫菜、海带、黑木耳、韭菜、黑糯米、牡蛎、动物肝、粗粮、干豆类、坚果类、蛋、肉、鱼等。

（2）常饮淡咖啡、不饮浓茶等；尽量避免摄入刺激性的物质，如可乐；戒烟酒。

4. 中医辨证调摄

（1）肾阳不足，湿困中焦，虚实夹杂证。

主症：耳鸣如蝉，时轻时重，夜晚略轻，眩晕，身重，神疲，乏力，且睡眠差，口淡无味，夜尿频数。舌边尖红苔黄厚，脉弦细数。

治法：宣化畅中，补益肾气。

方药：二至丸加味（黄芪、薏苡仁、山药、夏枯草、女贞子、旱莲草各20g，厚朴、法夏各15g，泡参、决明子各30g，白豆蔻12g，蝉衣10g，甘草6g）。

（2）热邪客于少阳胆经证。

主症：耳鸣，听力下降，如棉塞耳，身体消瘦，目赤，胸中烦满，口苦，咽干，头眩。舌质红，苔黄，脉弦细数。

治法：和解少阳，佐以祛热平肝火。

方药：小柴胡汤加减（柴胡15g，黄芩15g，半夏9g，党参9g，甘草9g，生姜3g，大枣6枚，龙胆草15g，枸杞子20g，菊花30g，僵蚕12g）。

（3）肝胆火盛证。

主症：突发耳鸣、耳聋，头痛面赤，口苦咽干，心烦易怒，大便秘结。舌质红，苔黄，脉弦数。

治法：清肝泻热。

方药：龙胆泻肝汤加减（龙胆草12g，栀子10g，黄芩12g，柴胡12g，生地黄15g，

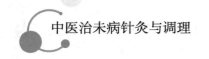

木通 10g，车前子 10g，泽泻 12g，白芍 15g，甘草 10g）。

（4）肾精亏虚证。

主症：耳鸣或耳聋，多兼眩晕、目眩，腰酸腿软。舌质红，脉细弱。

治法：补肾益精。

方药：杞菊地黄丸加味（熟地黄 30g，茯苓 15g，山药 12g，山茱萸 12g，牡丹皮 10g，泽泻 12g，枸杞子 15g，菊花 12g）。

（5）心阳不振，津气两虚证。

主症：时觉眩晕，耳鸣，心悸，多汗体倦，气短懒言，咽干口渴，肌肤麻木，四肢发冷。舌淡体胖，苔白滑，脉虚数。

治法：通阳益气，养阴生津。

方药：生脉散合黄芪桂枝五物汤加减（党参 30g，麦门冬 15g，五味子 20g，当归身 20g，黄芪 40g，桂枝 20g，赤芍 20g，天花粉 20g，炙甘草 30g，生姜 20g，大枣 6 枚）。

5. 针灸

（1）选穴方法：有耳周取穴和选经取穴，主穴取听宫、完骨、养老、中渚等，根据辨证配以相应穴位。主穴以泻为主，配穴以补为主，每天 1 次，留针 20 分钟，10 次为 1 个疗程，共针刺 2 个疗程。

（2）耳压埋子法：主穴取神门、内耳、肾上腺、皮质下，根据辨证配以相应耳穴。

常规消毒皮肤后，用 0.5cm×0.5cm 的麝香镇痛膏将王不留行籽固定于耳穴上，按揉之，力度以能忍受为度，2 天更换 1 次，两耳交替贴敷。嘱患者每天按压 3 ～ 4 次，每次按压 5 ～ 10 分钟，以耳廓发红为度。

（3）穴位注射：用当归注射液和 2% 利多卡因各 1mL，在听会、翳风两穴隔一天交替注射，治疗单纯性耳鸣；或山莨菪碱 1mL 和维生素 B_{12} 0.1mL 混合注入病侧曲池穴，再用黄芪注射液 2mL 在病侧足三里穴位注射，同时配合针刺治疗神经性耳鸣；或当归液 0.5 ～ 0.8mL 注射耳聪穴及听宫、听会穴，配合耳后沟羊肠线埋线治疗神经性耳聋及耳鸣。

（4）头皮针：取晕听区，单侧耳鸣取患侧，双侧耳鸣取两侧，每隔 10 分钟捻转 1 次，留针 30 分钟，每天 1 次，10 次为 1 个疗程。

6. 推拿与按摩

中医推拿通过刺激特定的经络和腧穴，疏通气血，调理脏腑功能，帮助改善耳鸣症状。

（1）按摩耳部：耳部的耳门、耳屏、耳后等穴位颇为关键。用指腹轻柔且有节律地按摩这些穴位，能有效刺激耳部周围的气血运行，促进耳部血液循环，改善耳部的营养供给状况，从而缓解耳鸣带来的诸多不适，对减轻耳鸣症状有着积极意义。

（2）头部按摩：头部太阳、风池、百会等穴位在改善耳鸣方面作用显著。对其进行按摩时，可激发经络之气，疏通头部的经络通道，让气血流通更加顺畅，调节脑部气血的充盈与运行，打破因气血不畅而导致耳鸣的病理状态，为缓解耳鸣创造良好条件。

（3）肩颈部推拿：颈椎问题是引发耳鸣的常见因素之一，而肩颈部的肩井、天柱、风池等穴位与之紧密相关。通过专业的推拿手法作用于这些穴位，能有效改善脊柱周围的气血循环，疏通此处堵塞的经络，消除因脊柱和经络不通而造成的耳部气血瘀滞情况，最终达到缓解耳鸣的效果。

第四节　头痛

　　头痛是指头部出现一种以疼痛为主要表现的令人不快的感觉和情绪上的感受，如头部疼痛、沉重、受压或闷胀、空虚感等，可伴有恶心、呕吐、畏光、目胀及眩晕、心烦、忧郁、焦虑、乏力、记忆力下降、睡眠障碍等其他精神和躯体症状。常因劳累、焦虑、用脑过度、月经前期或经期发作，有反复发作、病程迁延不愈等特点。亚健康状态出现本症，应排除可导致头痛的各种疾病，如颅内肿瘤、高血压、各种脑炎、颅内高压综合征、脑血管病、鼻窦炎、颈椎骨质增生等。头痛的中医病机主要是痰瘀阻络，气滞血瘀等。

一、病因病机

　　（1）不良生活习惯（如吸烟、饮酒）、特殊饮食习惯（如嗜食油腻饮食、高蛋白、奶酪制品和巧克力之类）、长时间熬夜、长期低头工作。

　　（2）饮食中镁离子减少：部分头痛者脑组织中镁含量偏低，在其发作期与缓解期，大脑镁含量有显著的差别。

　　（3）不良身体状况：如长期饮食劳倦，或兼情志不畅等致肝肾阴亏。

　　（4）季节性因素：如夏季出汗多、贪恋冰冷饮料。

　　（5）遭遇重大事件：如家庭生活事件、突然意外。

二、辨证施治

　　中医将头痛视为"头为诸阳之会"，认为头痛是由外感风寒、风热、湿邪，或内伤肝火、肾虚、气血不足、脾胃虚弱等因素引起的。因此，治疗头痛首先需要辨别其具体的病因、病机和患者的体质。

（一）辨证施治

1. 风寒头痛

当人体遭受风寒之邪侵袭外感时，寒邪的收引特性会使肌肤腠理紧闭，卫气被遏，进而导致气血流通受阻，气血不能顺畅上达头部以濡养清窍，便引发了头痛。其疼痛程度往往较为剧烈。同时，还伴有恶寒表现，即便身处温暖环境仍觉寒冷，发热但无汗出，以及鼻塞不通气等症状，这些都是风寒之邪在体表为患，影响人体正常气血运行所致。

2. 风热头痛

风热之邪侵犯人体，其性属阳，易化热化火，侵袭经络后致使气血失调。火热之邪上扰清窍，引发头痛且疼痛剧烈。面红目赤是因热邪上冲，气血涌上面部所致；口干是热邪伤津，体内津液耗损的体现；咽痛则是风热之邪循经上犯咽喉，导致咽喉部位气血壅滞、经络不畅。这些伴随症状共同反映出风热之邪在体内扰乱气血，影响机体正常功能的状态。

3. 肝阳上亢头痛

肝阳上亢头痛多见于长期处于精神紧张、压力较大环境中的患者。肝主疏泄，情志不舒易使肝气郁结，气郁久则化火，耗伤阴液，导致肝阳上亢。此时，阳亢于上，气血随之上逆，冲击头部清窍，故而头痛呈阵发性、胀痛之感。患者还常伴有易怒情绪，这是肝气不舒的外在表现；目眩是因为肝阳上扰头目，影响视觉功能；失眠则是阳亢扰神，心神不安，致使睡眠失常，诸多症状相互关联，体现了肝阳上亢对身体的影响。

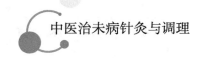

4. 气血虚弱型头痛

长期劳累会耗损人体正气，使气血生化乏源；营养不良无法为气血生成提供充足的物质基础；过度思虑则暗耗心血，皆可导致气血不足。气血虚弱，不能上荣头目以濡养脑髓，便引发头痛，疼痛性质多为钝痛或隐痛，绵绵不休。伴随的疲倦、乏力体现了身体缺乏气血的滋养而动力不足，面色苍白则是气血不能上荣于面的外在征象，这些症状都提示着气血虚弱对机体整体功能的影响。

5. 痰湿阻络型头痛

脾胃虚弱时，运化水湿功能失常，水湿内停，聚而生痰，形成痰湿之邪。痰湿为有形之邪，易阻滞经络，阻碍气血的正常运行，致使清阳不升，浊阴不降，气血不能顺畅上达头部，从而引发头痛。此类头痛常伴有头重如裹的感觉，仿佛头上裹着重物般沉重；胸闷是痰湿阻滞胸部气机不畅的表现；恶心则是痰湿困阻脾胃，胃气上逆所致，反映出痰湿在体内影响气血运行及脏腑功能的状况。

（二）判断依据

（1）以头痛为主要症状，可为头闷、颈部僵硬、压痛或紧缩感，可伴有耳胀、眼部憋胀、恶心、呕吐、畏光、倦怠乏力等表现。症状时轻时重，寒冷、劳累、情绪激动可加重，休息后可缓解，发作每年 120 ～ 180 天以上，且每次疼痛持续 30 分钟以上。

（2）症状呈反复发作性或持续性，严重影响头痛者的生活质量，并使工作和学习效率明显下降。

（3）应排除引起头痛的各种疾病，如严重感染，转移性肿瘤，严重的心、肝、肾等脏器疾病，脑血管意外，眼及鼻、耳科方面的疾病，颅内占位性病变，颅底重要发育畸形等及脑外伤、精神病等疾患。

三、中医治未病调治

（一）调理原则

1. 辨证施护

在头痛的护理中，辨证施护起着关键作用。由于头痛成因多样，如外感风寒、风热，内伤气血不足、脏腑失调等不同类型，各有其独特症状与病理机制。故而需要精准辨别，依据具体类型选择契合的护理方法。同时，充分考量病人个体差异，年龄、体质、生活习惯等皆会影响病情。且要密切关注病情动态，适时调整护理举措，以保障护理的针对性与有效性。

2. 疏通经络

一旦经络阻滞，气血不畅，便易引发头痛。借助针灸、推拿等手段来疏通经络意义重大。针灸通过刺激特定穴位，激发经气，调节气血运行；推拿则运用各种手法，作用于经络穴位，松解肌肉紧张，消除阻滞，让气血得以顺畅流通，从而有效缓解头痛症状，改善身体的不适状态。

3. 调和脏腑

脏腑功能平衡与否和头痛密切相关,饮食调理与中药辅助治疗是调和脏腑的重要途径。合理的饮食，依据不同体质与病情，选择适宜的食材，如脾胃虚弱者多进健脾益胃之品，可助力脏腑功能恢复。中药辅助更是能针对脏腑的虚实、寒热进行精准调节，增强体质，改善内在的病理环境，从根本上消除引发头痛的隐患，达到预防头痛复发，维护身体健康的目的。

4. 情志疏导

情志因素不容忽视，情绪的剧烈波动常会成为头痛发作的诱因。当人处于焦虑、紧张、抑郁等不良情绪中时，气血运行易紊乱，进而引发头痛。通过心理疏导，引导患者倾诉内心烦恼，排解负面情绪；配合放松训练，如深呼吸、冥想、练瑜伽等，帮助患者放松身心，使其保持平和心态，舒缓压力，从而减少情绪对头痛的诱发作用，促进身体的整体健康。

（二）调理方法

1. 对症治疗

确定或检查引起头痛的身体原因，并予以针对性处理，如鼻窦长期积液者可采用自我负压引流的方法，以去除鼻窦长期炎症刺激引起的头痛。

2. 生活起居调摄

（1）按时作息，避免熬夜，保证睡眠充足。

（2）戒烟限酒，养成良好的坐姿。

（3）劳逸结合，适时活动调节身体。

（4）季节更替时注意饮食、生活的调摄，不能过度贪冷恋凉，汗多时应适当补充、酌情加入含盐的水分。

3. 情志调摄

认识自己的个性特征，树立乐观开朗的人生观，分析产生目前个性心理的原因，寻求解决问题的方法。进行自我心理调节，多向师长、家庭成员、朋友倾诉自己的心理痛苦，以寻求心理支持，并可能帮助找到解决心理困扰的办法，必要时寻求心理治疗，分析产生头痛因素及导致心理苦恼的原因，采用一定的心理治疗技术及辅助一定的药物达到解除心理痛苦的目的，减少负性心理暗示，帮助缓解甚至去除头痛症状。

4. 饮食调摄

均衡膳食。饮食不宜过于肥甘厚味等，多食含镁离子等矿物质丰富的饮食，如小米、荞麦面等谷类，黄豆、蚕豆、豌豆等豆类及豆制品，以及雪菜、冬菜、冬菇、紫菜、桃子、桂圆、核桃、花生等蔬菜和果类。

5. 中医辨证调摄

（1）肝阳上亢证。

主症：头痛，心烦易怒，夜卧不宁，面红或伴呕吐，胸胁胀满，口苦纳呆。舌红苔黄，脉弦数有力。

治法：平肝潜阳，祛风止痛。

方药：天麻钩藤饮加减（天麻20g，钩藤、川牛膝、石决明各12g，黄芩、地龙、栀子、益母草、桑寄生各10g）。

（2）气血两虚证。

主症：头痛绵绵，劳则加剧或诱发，伴见神疲乏力，面色苍白，唇甲不华，发色不泽，心悸少寐。舌淡苔薄，脉细弱无力。

治法：补益气血，养心安神。

方药：归脾汤加减（炙黄芪30g，党参20g，当归12g，川芎、蔓荆子各10g，何首乌、

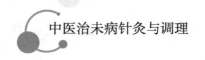

白芍、炒酸枣仁、远志各 15g，炙甘草 8g，生姜 3 片，红枣 5 枚）。

（3）肝肾阴亏证。

主症：头痛朝轻暮重，或遇劳而剧，伴腰酸膝软，口干。舌红苔薄少津，脉弦细而弱。

治法：滋补肝肾。

方药：杞菊地黄丸加减（枸杞子、杭菊花、熟地黄、生地黄、泽泻各 15g，茯苓、牡丹皮各 10g，怀山药 15g，山茱萸 10g，何首乌、女贞子、旱莲草各 15g）。

（4）痰瘀阻络证。

主症：头重痛或刺痛，痛处固定，或头痛以夜间为甚，伴郁闷不乐，善叹息，或胸胁胀痛，妇女月经不调。舌质紫暗或有瘀点，苔薄，脉沉弦或涩。

治法：活血化瘀，化痰通络。

方药：通窍活血汤加减（赤芍、川芎、桃仁、白芷、郁金各 10g，丹参、葛根各 20g，白芍 10g，三七 3g）。

6. 针灸

（1）毫针治疗：主穴取大椎、风池、颈夹脊 2～6、百会、外关、丘墟、照海、太阳；配穴取丝竹空、率谷、四白、合谷、足三里、涌泉等穴。患者多取坐位或仰卧位，一般针刺患处，得气后留针 30 分钟，每天 1 次，10 天为 1 个疗程。

气虚血瘀证取穴脾俞、胃俞、中脘、足三里；气滞血瘀证取穴太冲、血海、膻中、内关；阳虚血瘀证取穴百会、大椎、肾俞、关元；阴虚血瘀证取穴肺俞、肾俞、太溪、三阴交。偏头痛取穴风池、太阳、外关；头顶痛取穴百会、太冲；全头痛取穴风池、完骨、百会、复溜。针刺每天 1 次。针药并治 10 天为 1 个疗程。兼气虚者，针刺脾俞、胃俞以健脾，中脘、足三里补益中气；兼气滞者，针刺太冲、血海行气活血，膻中、内关理气、和胃、散滞；兼阳虚者，针刺百会、大椎通一身之阳气，肾俞补肾阳，关元温补元气；兼阴虚者，取肺俞、肾俞以补肺肾两脏之阴太溪、三阴交滋水以济火。

（2）电针推拿：取颈部夹脊穴、风池穴、阿是穴，患侧率谷、翳风、头维、外关穴。针刺得气后接 G6805-ⅡA 型电针仪，电针波型选用高频连续波，刺激强度以头痛者有针麻感且能耐受为宜。每次留针 30 分钟，每天 1 次。

同时配合推拿治疗，按下列步骤进行：①头痛者取坐位，医生用一指禅推法自印堂穴开始向上推至神庭穴，然后沿前发际到头维、太阳、鱼腰，再回至印堂，往返 3～5 遍，再用拇指按揉攒竹、太阳、头维、率谷穴，每次 1～2 分钟。②用滚法作用于患侧头部及颈项部，时间 10 分钟。在颈项部作滚法的同时，配合颈部的屈伸、旋转活动。③拔伸颈项部，医生一手肘关节屈曲并托住下颌，向上缓缓用力拔伸，并做颈部左右旋转活动。④用拇指偏峰端及四指螺纹面扫散头颞部，每侧 2～3 分钟，最后用五指拿法从前发际至风池穴，拿到风池穴时改用三指拿法，并沿颈项两侧向下拿至肩井穴，结束手法。以上治疗每天 1 次，5 天为 1 个疗程。

（3）银针治疗：选取患侧曲垣、天宗、巨骨、秉风、肩髃、臂膈、颈夹脊 4、颈夹脊 6。头痛者采用俯卧位，上述穴位皮肤消毒后，作 0.25% 利多卡因皮内注射，皮丘直径约 1cm，选 8cm 长度的银针分别刺入皮丘，直达皮下组织。在每一枚银针的针尾上装一艾球点燃，艾球直径约 2cm，燃烧时头痛者自觉深层组织有温热感，艾火熄灭后，待针身余热冷却后再起针，针眼涂以 2% 碘酒，3 天内不接触水或不洁物。

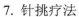

7. 针挑疗法

寻找头部、背部上的阳性反应点（按之头痛者感觉局部酸痛或胀痛，或感觉头痛减轻均可视为阳性反应点）。先在头部阳性反应点点刺放血数滴，然后让头痛者俯卧于床上，暴露背部腧穴，在阳性反应点常规消毒，用 25% 利多卡因局麻后（皮丘 1.0～1.5cm），用锦针切开皮肤，切口长 1.0～1.5cm，露出皮下白色纤维物，用锋钩针依次挑断，直至挑尽为止。然后用消毒干棉球拭净局部，敷以消毒纱布。每 7 天 1 次，3 次为 1 个疗程，如有必要行第 2 个疗程，疗程间隔半个月。

8. 封闭疗法

在头部、背部上的阳性反应点用 0.25%～0.50% 利多卡因 2mL 和少量地塞米松注射。应深达筋膜层，但不宜过深，确认无误后注入药液。

第五节　眩晕

眩晕是一种对空间移动或空间迷失的感觉，这种感觉可能是头部的感觉，也可能是身体的感觉，或两者皆有，多数描述为"整天昏昏沉沉，脑子不清，注意力不集中"，可伴有头痛、失眠、健忘、低热、肌肉关节疼痛和多种神经精神症状。其基本特征为休息后不能缓解，理化检查没有器质性病变，给眩晕者的生活工作造成了一定的影响。眩晕的中医病机主要是气血亏虚，肝阳上亢等。

一、病因病机

（1）不良生活方式，如长期睡懒觉、躺着看电视、长期熬夜。

（2）身体状况不良，如长期过度疲劳、经常失眠致气血两虚；长期情绪低落或心理压力大，如工作紧张、精神压力增高等引起肝气郁结，久郁化火出现肝火上炎。

（3）长期身体姿势不良，长期处于某些特定姿势，如长时间伏案工作、久视电脑屏幕。

（4）年龄增大，颈椎退行性病变及颈椎周围组织发生功能性或器质性变化等。

（5）饮食结构不合理，常吃高脂肪、高胆固醇的食物或过度节食，导致身体消瘦、长期低血糖或肥胖等。

二、辨证施治

（一）辨证施治

在中医理论中，眩晕的病因多与"肝阳上亢""气血不足""脾虚湿滞""肾精不足"等因素有关。

1. 肝阳上亢

在中医理论里，肝主疏泄，体阴而用阳，需要肝阴的滋养来制约肝阳，维持阴阳平衡。当肝阴不足时，这种制约作用减弱，肝阳便会偏亢。而现代生活中，情绪波动频繁，长期承受较大压力，以及作息毫无规律等情况，易使肝气郁结，气郁化火，进一步加剧肝阳上亢之势。肝阳上扰头目，就会破坏人体的平衡功能，进而引发眩晕、目眩等症状，给日常生活带来诸多不便。

2. 气血不足

气血是人体生命活动的重要物质基础，对脑部的滋养更是至关重要。气血虚弱时，不

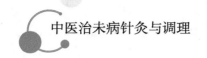

管是血液本身量的不足，还是其循环运行出现不畅，都会致使脑部无法得到充足的血液供应。脑部缺血，清窍失养，眩晕便随之而来。例如，长期过度劳累，会不断损耗气血；营养不良难以化生足够气血；失血情况更是直接减少了血液量，这些都是导致气血不足并引发眩晕的常见缘由。

3. 脾虚湿滞

脾胃在人体中有着运化水谷精微的关键作用，为气血生化之源。一旦脾胃虚弱，其运化功能失常，水湿就不能正常代谢，进而滞留于体内。湿气阻滞，一方面阻碍了脾胃进一步化生气血，导致气血生化不足；另一方面，湿邪黏滞，易阻碍气血的正常运行，使脑部得不到足够的气血供养，清阳不升，浊阴不降，最终引发眩晕，影响身体正常的活动状态。

4. 肾精不足

肾为先天之本，藏有先天之精，又能受后天之精的充养，精气充足则脑力充沛，人体机能正常运转。倘若肾精亏损，会对脑部健康产生不良影响，容易引发眩晕、耳鸣等症状。在日常生活中，长期劳累过度，会耗伤肾精；性功能紊乱及过度房事等行为，更是直接损耗肾中精气，久而久之，肾精亏虚，进而破坏脑部的正常功能，出现眩晕等不适。

（二）判断依据

（1）以对空间移动或空间迷失的感觉为主要症状，可有头痛、失眠、健忘、耳鸣、呕吐、心悸等表现，且超过2周。

（2）影响人们的生活质量，出现明显的烦躁、焦虑等。

（3）应排除引起眩晕的全身性疾病或局部病变，如高血压、低血压、冠状动脉粥样硬化性心脏病、动脉硬化、颈椎病、急性脑血管意外、药物过敏、贫血、甲状腺功能亢进症、鼻窦炎、中耳炎、梅尼埃病、听神经瘤、嗜铬细胞瘤、感染、中毒、脑外伤后神经症反应及精神疾病等疾患。

三、中医治未病调治

（一）调理原则

1. 去除引起眩晕的因素

眩晕的产生往往与多种因素相关，如长期处于嘈杂环境、过度劳累、频繁接触刺激性物质等都可能是诱因。明确这些因素后，应针对性地采取措施去除它们。例如，若是噪声引发眩晕，应尽量远离噪声源；因过度劳累所致，就要合理安排作息，保证充足休息。通过消除这些外在或内在的致病因素，从根源上减少眩晕发生，为身体恢复创造有利条件。

2. 合理饮食

饮食对于眩晕的调理至关重要。要根据个体体质与病情来选择适宜的食物，保证营养均衡。对于气血不足导致眩晕者，可适当增加富含铁质、蛋白质的食物，如红枣、猪肝、瘦肉等，以补益气血；因脾虚湿滞引发眩晕的人群，则宜多食用健脾祛湿的食物，如薏米、芡实、山药等。合理搭配饮食，能为身体提供充足养分，改善体质，辅助缓解眩晕症状，促进身体机能的恢复。

3. 纠正不良生活习惯

不良生活习惯常是导致眩晕的"幕后黑手"，如长期熬夜，会打乱人体生物钟，影响气血运行和脏腑功能，易引发眩晕，所以应养成规律作息，早睡早起。缺乏运动也不利于身体气血流通，可坚持适度锻炼，如散步、打太极拳等，增强体质。另外，长时间低头看手机、坐姿不正等不良姿势，会影响颈椎健康，进而诱发眩晕，应及时纠正，以此改善身体状态，减轻眩晕症状。

4. 改善神经系统功能

眩晕与神经系统功能密切相关，可通过多种方式来改善其功能。例如，进行适量的有氧运动，能促进血液循环，为神经细胞提供充足的氧气和营养物质，增强神经传导的稳定性。同时，还可借助一些中医传统的保健方法，如按摩头部的百会、风池等穴位，刺激经络，调节神经系统，使神经功能恢复正常，有助于缓解眩晕，提升身体的平衡能力和整体健康状态。

5. 进行自我心理调节

情绪状态对眩晕有着不可忽视的影响，长期的焦虑、抑郁、紧张等不良情绪会扰乱人体的气血运行和脏腑功能，加重眩晕症状。因此，进行自我心理调节十分关键。可以通过冥想放松，专注呼吸，排除杂念，让身心得到舒缓；也可培养兴趣爱好，转移注意力，缓解压力。保持平和、乐观的心态，有助于维持身体内环境稳定，减轻眩晕发作的频率和程度，提高生活质量。

6. 辨证调理

对于眩晕症状较为严重的患者，个体情况差异较大，应依据中医的辨证论治原则进行针对性调理。例如，若是肝阳上亢型眩晕，可选用平肝潜阳的方剂，配合针刺太冲、行间等穴位来清肝泻火、平肝潜阳；气血不足者，则以补气养血为法，服用八珍汤等方剂，并艾灸气海、血海等穴位补益气血。通过辨证准确用药用穴，有效缓解眩晕症状，改善身体整体状况。

（二）调理方法

1. 生活起居调摄

（1）戒烟限酒。

（2）按时作息，避免劳累、熬夜，保证充足睡眠，生活有规律。

2. 辅以适当西药对症调理

如地西泮可抑制中枢对前庭刺激的反应，对慢性眩晕有效；抗忧郁剂对紧张或焦虑引起的眩晕有效。

3. 情志调摄

将眩晕想象成生活中的一部分，从而减少时时想到眩晕的负性心理暗示，以达到避免紧张、焦虑，减轻精神压力的目的，并可减少对家庭成员的依赖心。必要时进行心理治疗，那些经临床相关检查无组织器官器质性病变而出现眩晕者可咨询心理医生，了解其产生症状的原因，通过心理治疗技术帮助减轻眩晕症状。

4. 饮食调摄

（1）营养均衡，多食豆芽、瓜类、黑木耳、芹菜、荸荠、豆、奶、鱼、虾等，常服猪蹄汤。还可选用一些食疗验方。

（2）合理膳食，多吃蔬菜水果，忌生冷、油腻，以及过咸、过辣、过酸的食物，有动脉粥样硬化倾向者尤其忌食动物内脏。

5. 中医辨证调摄

（1）心阳虚证。

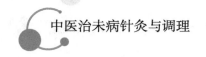

主症：眩晕或兼目眩，神疲乏力，惊悸怔忡，胸闷气短，畏寒肢冷，自汗。舌淡苔白滑，脉细微、迟、弱或结代。

治法：温补心阳。

方药：附子 9g，人参 12g，煎服（久煎）。每天 1 次，连服 1 周。

（2）脏腑功能衰减，脾肾之阴阳失衡证。

主症：头沉不适，耳鸣，倦怠，颈项酸痛不适，全身乏力，失眠，多梦，心情抑郁。舌淡红，苔白腻，脉沉。

治法：调和阴阳，疏肝解郁降浊。

方药：①白天治宜补益阳气，以振奋阳气，使精力充沛。药用益智仁 30g，淫羊藿 30g，炙麻黄 10g，当归 30g，佛手 12g，郁金 12g，丹参 20g，川芎 30g，人参 10g，茯苓 15g，石菖蒲 30g，制半夏 30g，远志 6g。②入夜治宜滋阴潜阳，使虚阳入阴以促进睡眠。药用麦门冬 15g，生地黄 12g，珍珠母 30g，枣仁 10g，钩藤 30g，夜交藤 30g，合欢皮 30g，黄连 6g，龙齿 30g。

（3）肝肾阴虚，肝阳上亢证。

主症：眩晕，记忆力下降，失眠，多梦。舌质红，苔白，脉弦。

治法：平肝潜阳，补肾活血。

方药：葛根 25g，川芎 10g，白芍 15g，刺蒺藜 10g，菊花 10g，蔓荆子 15g，天麻 15g，何首乌 12g，枸杞子 12g，石决明 30g。眩晕剧者天麻用至 20g。

6. 针灸

（1）针刺：采用手法为平补平泻法（头针用快速捻转法），每天针刺 1 次，每次留针 30 分钟，10 次为 1 个疗程，疗程间隔 3 天。

主穴：百会、大椎、天柱、风池、后溪。

配穴：后头痛者，配玉枕；失眠者，配神庭；胸闷，配璇玑、膻中；气虚，配合谷；阳盛烦躁者，刺太阳，如热甚可太阳放血；项僵项痛恶寒者，火针点刺项部阿是穴。

（2）百会灸：眩晕者取正坐位，术者将眩晕者百会处头发向两侧分开，露出施灸部位，局部涂上凡士林油以黏附艾炷，置艾炷（约麦粒大小）于穴位上点燃。待局部有热感时（以眩晕者能耐受为度），术者用镊子压灭艾炷并停留片刻，使热力向内传，然后去掉残余艾绒继续施灸。每次灸 6 壮，每 3～5 天灸 1 次。

7. 按摩、打太极拳

（1）保健按摩疗法。

1）点按、拿揉穴位：点按风池、风府、肩井、天宗、曲池、外关等穴位。

2）颈部"提、旋、顶、推"整脊疗法：眩晕者取坐位，术者立于眩晕者背后，先以点、按、弹、拨和按摩等治筋手法松解颈部软组织，重点在颈一至颈三横突处，使痉挛紧张的颈枕部肌肉放松。术者屈曲左前臂，用肘窝托住眩晕者下颌（以棘突左偏为例），右手拇指、示指二指托在双侧的枕部，运用上臂力量缓慢向上提拉，在提拉的基础上轻轻颤抖，并转动头颈。

提拉时颈椎处于中立位或轻微屈曲状态。提拉的时间为 1～3 分钟，力量和角度以眩晕者能够耐受为度。待眩晕者的颈肌松弛时，对上颈椎棘突有偏歪者，用拇指抵住偏歪的棘突向对侧顶推，与此同时左前臂在向上提拉的基础上，左旋眩晕者的头颅。此时常感到拇指下有移动，同时可听到"咔嗒"响声，表示手法治疗成功。此时眩晕者顿感眩晕消失或减轻，头脑清醒，步伐稳健，足下有根。手法5天重复1次，3次为1个疗程。

3）头颈部反应点按疗法：凡眩晕、头痛者在头部均有反应点，先找到反应点，以按、揉、拨、拿等手法多方位及多角度治疗，手法、时间、力度视反应点的大小、形状及患者的耐受而定，一般力度宜轻，手法结束后用活血通经酒（三七20g，当归25g，生地黄50g，生川草乌各15g，白芷20g，川芎20g，独活20g，朱砂根20g，金雀根30g，白酒2.5L，浸泡1个月，过滤备用）涂于反应点，1天2～3次。再视辨证结果予穴位治疗或服药调理，治疗1周为1个疗程，2周后评定疗效。

4）扶颌托枕拔伸法：眩晕者，端坐，颈部自然前倾成10°角。术者立于眩晕者侧方，以一手扶持眩晕者下颌骨，另一手托于枕部，轻轻上提3～4次，以求增宽椎间隙，解除对椎动脉的刺激。

（2）太极拳：经常打太极拳有助于保持愉快平和的心态，并有助于活血舒筋等。

第六节　情绪低落

情绪低落是亚健康状态中常见的一种症状，尤其是在现代社会，随着生活节奏加快、工作压力增大、社交网络繁忙等因素，越来越多的人开始经历情绪波动，甚至长时间感到沮丧、焦虑、无助等负面情绪。这种情绪状态如果得不到及时调节和干预，可能逐渐发展成抑郁症、焦虑症等心理障碍，甚至影响到身体的健康状况。因此，中医通过治未病的理论来干预情绪低落，具有重要的预防作用。

一、病因病机

（1）不良生活事件，如丧偶、离婚、婚姻不和谐、失业、工作变动、严重躯体疾病、家庭成员去世等，或工作强度增加，生活节奏加快，产生心理、精神压力，导致情绪低落。

（2）外界环境的改变，如光污染、噪声等，或气候的影响，如长期寒冷的冬天，持续的阴雨天气等容易诱发情绪低落。

（3）身体状况不良或功能的改变，如营养的变化、激素水平的改变可诱发情绪低落。

（4）女性的月经前期。

（5）肝肾亏虚之体，精髓失充，脑海不足，或气滞血瘀，血行不畅，脑髓失养，易造成情绪低落。

二、辨证施治

（一）辨证施治

中医认为，情绪低落主要是由于气机不畅，特别是肝气郁结所致。肝主疏泄，负责调节全身的气机流畅，而当肝气郁结时，气血流通受阻，就会导致情绪的低落、压抑、烦躁等表现。长期情绪不畅，还可能进一步影响脾胃的运化，导致脾虚、纳呆等症状。此外，情绪低落还可能与心脏、肾等脏腑功能的失调有关，尤其是心主神明、肾主藏精，若二者功能失调，也容易导致情绪不稳。

1. 肝郁气滞

在中医理论中，肝主疏泄，其功能对人体气机的调畅起着关键作用，而情绪的变化又

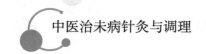

与肝气的调节紧密相关。一旦人们长期处于情志不舒的状态，如遭受重大挫折、长期压抑等，就容易使肝气郁结，疏泄功能失常。此时，气机不畅，气血运行受阻，进而引发一系列的身心问题，不仅表现为情绪低落、抑郁、焦虑等情志障碍，还会出现胸闷，犹如胸口有重物压迫；胁痛，即胁肋部位的胀痛或隐痛；头痛，多为胀痛或两侧头痛；失眠，难以入睡或睡眠浅易醒等症状，严重影响生活质量。

2. 脾气虚弱

脾作为后天之本，是气血生化的源头所在，其功能正常与否直接关乎人体气血的充盈程度及身体的整体状态。当脾气虚弱时，脾胃的运化功能减退，水谷精微不能有效地转化为气血，导致气血生成不足。身体缺乏气血的滋养，就会变得虚弱，出现乏力的症状，做任何事都感觉力不从心；同时，还会伴有纳呆，看到食物没有胃口，甚至产生厌恶。而这种身体上的不适，也会进一步影响心情和情志，使人情绪低落，精神萎靡不振，陷入恶性循环之中。

3. 心脾两虚

心与脾在人体生理功能中相辅相成，心主神明，主宰着人的精神意识和思维活动，而脾主运化，为气血生化提供物质基础。当心脾两虚时，脾的运化失常，气血生化无源，致使气血不足。气血不能上荣于心，无法滋养神志，就会出现一系列的症状。除了情绪低落外，还会有疲乏，稍微活动就疲惫不堪；失眠问题也较为突出，入睡困难且多梦易醒；记忆力减退，对过往的事情容易遗忘，这些症状相互交织，给患者的生活和身心健康都带来诸多困扰。

4. 气血两虚

气血是维持人体正常生理功能和精神活动的重要物质基础，二者相互依存、相互影响。当气血不足，尤其是血虚时，心血失养，心神就难以维持正常的状态，从而引发情绪方面的异常，表现为情绪低落，常莫名地感到心情压抑，同时还伴有烦躁、易怒等情绪波动，难以控制自己的情绪，而且记忆力也会变差，对事物的印象不深刻，容易遗忘。除此之外，气血两虚还常伴有一些外在的体征表现，如面色苍白，毫无血色；头晕目眩，感觉头部昏沉不清醒；乏力，身体缺乏力量；心悸不安，时常能感觉到自己的心跳异常等，从多方面反映出身体的虚弱状态。

5. 阴虚火旺

人体的阴阳处于一种动态平衡之中，阴虚则阳亢，就容易产生内热，进而导致虚火上炎。这种虚火上扰心神，会使情志出现明显变化，表现为情绪急躁，遇到事情容易着急上火，缺乏耐心；焦虑不安，总是对未来充满担忧；烦躁情绪难以平复，心情久久不能平静等。同时，虚火还会影响睡眠，导致睡眠不佳，入睡困难或者夜间容易醒来。在身体方面，常会感到口干舌燥，需要频繁饮水；舌呈现红的色泽，且舌苔少；夜间睡觉时还会有出汗的现象，即盗汗，这些都是阴虚火旺的典型表现，给患者带来身心的双重不适。

6. 肝肾不调

肝肾在人体生理活动中关系密切，肝藏血，肾藏精，精血互生，相互滋养。肝肾不调这种情况常见于更年期女性，由于体内激素水平变化，肝肾的功能协调受到影响；或者长期过度劳累，耗伤肝肾之精；以及情绪波动较大，肝气不舒，进而累及肾等情况。当肝肾不调时，会出现明显的情绪方面的症状，如情绪波动较大，时而情绪高涨，时而情绪低落，难以自控；容易焦虑，常为一些小事而忧心忡忡；烦躁不安，内心无法平静，这些情绪问题不仅影响自身的生活质量，还可能对周围的人际关系产生不良影响。

（二）判断依据

（1）以自觉兴趣丧失，情绪低落为主要不适，并伴发或继发其他心理和身体不适，包括精力减退，兴趣丧失，联想困难，意志消沉，焦躁不安，纳呆，体重明显减轻等。

（2）上述情况时有发生，但持续时间不超过 2 周。

（3）对任何事物的体验，即使是感到高兴的事物，也感到乏味无聊。

（4）对工作、学习、前途悲观失望。

（5）不为任何一种躯体疾病或精神疾病的某一表现。

（6）应排除诊断有情绪低落症状的其他心理和身体疾病，如抑郁症、神经官能症、颅内疾病、大脑外伤等。

三、中医治未病调治

（一）调理原则

1. 关注多方面影响因素

情绪低落并非单一因素所致，而是与个体身体状况、心理应激因素、社会应激因素及外界环境条件都紧密相连。身体若处于疾病或虚弱状态，易引发不良情绪；心理上遭遇压力、挫折等应激情况，会干扰情绪稳定；复杂的社会人际关系、生活变动等社会应激因素同样影响情绪；外界环境嘈杂、压抑等也会让人心情低落。全面认识这些因素，是有效干预的基础。

2. 去除影响情绪的因素

要仔细梳理影响情绪的具体因素并加以去除。例如，身体方面，若患有疾病，积极治疗以改善身体不适，减少因病带来的情绪困扰；心理层面，避免长期处于高压、紧张氛围中，远离负面情绪源；社会方面，妥善处理人际关系矛盾，化解生活中的难题；外界环境上，营造舒适、安静的生活和工作空间，从根源上消除导致情绪低落的诱因。

3. 进行自我心理调适

自我心理调适至关重要，可通过多种方法来实现。例如，运用积极的自我暗示，每天告诉自己保持乐观心态，肯定自身优点与进步；还可采用情绪宣泄的方式，找信任的人倾诉烦恼，释放内心压力；或者进行深呼吸练习，专注呼吸节奏，放松身心，缓解紧张、焦虑情绪。通过自我调适手段，主动调节情绪，增强心理韧性，改善低落的情绪状态。

4. 怡情养性

怡情养性是改善情绪的有效途径，可从培养兴趣爱好入手。例如，学习绘画，沉浸在色彩与线条的创作中，能转移注意力，忘却烦恼；练习书法，在一撇一捺间平心静气，修身养性；聆听音乐，让优美旋律舒缓紧张情绪，放松心灵；也可投身于园艺，感受花草生长的美好，陶冶情操。通过这些方式，让内心获得宁静与愉悦，逐渐摆脱情绪低落的阴霾，使心情更加平和舒畅。

5. 加强身体锻炼

加强身体锻炼对调节情绪有着积极作用。规律的有氧运动，如慢跑，能促使身体分泌内啡肽，这种物质可带来愉悦，减轻负面情绪；瑜伽的各种体式，有助于放松肌肉，调节

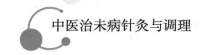

呼吸，平静心绪；游泳在锻炼全身肌肉的同时，也能让人在水中释放压力，舒缓心情。坚持锻炼，不仅增强体质，还能改善心理状态，提升情绪的稳定性，助力走出情绪低落的困境。

（二）调理方法

1. 情志调摄

（1）对个性有清楚的认识，树立乐观开朗的人生哲学观，分析产生情绪低落的原因，寻求解决问题的方法，学会面对压力。

（2）变换角度想问题，每天注意自我情绪的变化，把问题记下来，把情绪低落的起因写下，然后写下完全相反的意见，努力在心中默想后者是正确的，可判定情绪低落原因很可能是由于主观臆断所造成。

（3）明确人生价值和目标，不因偶尔的挫折而放弃，培养广泛的兴趣，情绪低落时转移注意力，将欢乐带入生活，学习在生活中享受平凡的事情。可扩大社会交往，助人使人快乐。

2. 生活起居调摄

（1）养成良好的睡眠习惯，并且保证睡眠质量，有利于消除身体疲劳，缓解精神紧张，避免情绪低落。

（2）运动调养，进行适当的团队体育活动，如篮球、足球赛；或每天早晨散步2～3km，放松心情。

（3）多晒太阳，太阳光能使毛细血管扩张，加速血液循环；使血液中血红蛋白、钙离子、磷离子、镁离子含量增加，有利于神经兴奋传导；能促进甲状腺、肾上腺、性腺分泌，利于克服情绪低落。

（4）娱乐保健，听轻快的音乐，调节情志；进行放松的文体活动，如下棋、打牌、钓鱼。

3. 饮食调摄

加强营养，注意营养均衡，多食用富含维生素和氨基酸的食品，可使去甲肾上腺素分泌增加，有利于维持正常情绪。

4. 中医辨证调摄

（1）髓海不足证。

主症：情绪低落，智能减退，神情呆钝，眩晕耳鸣，懒惰思卧，步履艰难。舌瘦色淡，苔薄白，脉沉细弱。

治法：补肾益髓，填精养神。

方药：七福饮（枣仁6g，远志6g，熟地黄20g，玄参10g，天门冬10g，麦门冬10g，甘草5g，生地黄20g）。

（2）肝气郁结证。

主症：情绪低落，胸闷喜太息，胸胁或少腹胀，妇女可见乳房作胀疼痛，月经不调。舌红苔黄，脉弦。

治法：疏肝理气。

方药：逍遥散（柴胡10g，白芍10g，白术10g，茯苓10g，当归15g，甘草3g）。

（3）心气虚证。

主症：情绪低落，心悸，胸闷气短，面色淡白，或有自汗。舌淡苔白，脉虚。

治法：补气养心。

方药：益心健脑汤（黄芪 30g，葛根 15g，桑寄生 15g，丹参 10g，山楂 10g，川芎 6g，甘草 5g）。

（4）心血虚证。

主症：情绪低落，心悸，失眠多梦，眩晕，健忘，面色淡白无华，口唇色淡。舌色淡白，脉细弱。

治法：补气养血安神。

方药：养血宁心汤（熟地黄 15g，当归 10g，麦门冬 20g，酸枣仁 10g，炙甘草 5g，远志 10g，茯苓 10g，太子参 15g，合欢皮 30g，制半夏 10g，独活 10g）。

5. 按摩

进行足底按摩，促进血液循环；或者全身按摩，放松整个身体，同时放松心情。

第七节　慢性疲劳综合征

慢性疲劳综合征（CFS）是指长期感觉疲劳且无法通过休息缓解伴随有多种系统的症状，如体力不支、记忆力减退、肌肉酸痛、睡眠障碍等。这一病症对患者的生活质量造成严重影响，但通常在西医检查中找不到明确的器质性病因。中医治未病理念提供了独特的干预方法，尤其是通过调整气血、疏通经络、平衡阴阳等手段，对慢性疲劳综合征的干预取得了积极效果。

一、辨证施治

（一）辨证施治

根据中医的理论，慢性疲劳综合征属于"虚劳""久病未愈"的范畴，其根本原因多与脏腑功能失调、气血亏虚、阴阳失衡有关。中医通过辨证施治的原则，可以将慢性疲劳综合征划分为不同的证型，常见的辨证类型有以下 4 种。

1. 气血两虚证

在中医理论体系里，气血是维持人体生命活动及脏腑功能正常运转的重要物质基础。在气血两虚证型下，患者会呈现出持续疲劳、乏力的状态，仿佛全身力气被抽空，做任何事都力不从心。面色苍白尽显气血不足之态，心悸、气短更是常伴随出现，稍一活动便觉心悸、气促。气虚致使气力匮乏、极易疲劳，而血虚引发面色萎黄，且伴有失眠、眩晕等情况，扰人精神与身体。治疗时，以补气养血为要，使气血充盈，调和脏腑功能，恢复机体活力。

2. 阴阳失调证

长期劳累、体力透支往往是阴阳失调证型出现的导火索。人体脏腑本应维持阴阳平衡，一旦失衡，诸多不适便接踵而至。患者不仅深感疲劳、无力，日常活动受限，还会出现夜间盗汗现象，睡眠时汗液频出，浸湿衣物，且伴有口干、咽燥之感，咽喉似有火灼。对此证型，应采取温补阳气、滋阴养液之法，精心调节。

3. 脾虚湿困证

脾胃在人体中担当着运化水谷精微、运化水湿的重任，是气血生化之源。脾虚湿困证型的患者，因脾胃虚弱，无力运化水湿，致使湿气在体内滞留，进而严重影响气血生化功

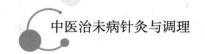

能。这类患者常被沉重的疲劳所困扰，仿佛背负重物，同时肠胃也跟着出现不适，出现纳呆、腹胀等症状，让人苦不堪言。治疗上，着重健脾化湿、补气，以恢复脾胃功能，驱散湿气，提振身体状态。

4. 肝郁气滞证

肝主疏泄，与人的情志调节息息相关。长时间处于压力之下，或情绪频繁波动，极易使肝气郁结，气机不畅，气血运行受阻，从而引发身体疲劳。患者常会感到胸闷，似有重物压胸，情绪低落，对诸事缺乏兴趣，还伴有头痛、肢体倦怠等症状，整个人状态欠佳。治疗关键在于疏肝解郁、理气止痛，让肝气条达，气血通畅，缓解疲劳。

（二）判断依据

（1）临床不能解释的持续或者反复发作的慢性疲劳：①该疲劳是近患或有明确开始（没有生命期长）。②不是持续用力的结果。③经休息后不能明显缓解。④导致工作、教育、社会或个人日常活动水平较前有明显的下降。

（2）下述症状中同时出现 4 项或 4 项以上，且这些症状已经持续存在或反复发作 6 个月或更长的时间，但不应该早于疲劳：①短期记忆力或集中注意力的明显下降。②咽痛。③颈部或腋下淋巴结肿大、触痛。④肌肉痛。⑤没有红肿的多关节的疼痛。⑥类型新、程度重的头痛。⑦不能解乏的睡眠。⑧运动后的疲劳持续超过 24 小时。

二、中医治未病调治

（一）调理原则

1. 去除影响因素

慢性疲劳综合征的产生与多种因素相关，如长期的工作压力、不良生活习惯、精神过度紧张等。要仔细梳理并去除这些影响因素，如合理安排工作时长，避免过度劳累；摒弃熬夜、抽烟、酗酒等不良习惯；营造轻松的生活和工作氛围，减少精神压力。通过消除这些外在和内在的不利因素，从根源上阻断其对身体的不良影响，为身体恢复创造条件。

2. 积极开展健康教育

健康教育对于慢性疲劳综合征的调理意义重大。向患者普及疾病相关知识，使其了解发病机制、症状表现及可能引发的后果等，增强自我保健意识。告知患者正确的生活方式，如合理的作息安排、适度运动的重要性等，让患者能科学地管理自己的健康。同时，宣传心理调适方法，帮助患者更好地应对压力，以积极心态面对疾病，提高康复的效率和质量。

3. 调畅情志

情志因素对慢性疲劳综合征影响显著，不良情绪会加重身体的疲劳。可引导患者通过多种方式调畅情志，如练习冥想放松，专注于呼吸，排除杂念，舒缓紧张焦虑情绪；培养兴趣爱好，如绘画、练书法等，转移注意力，在专注中获得内心的宁静；鼓励与家人朋友倾诉，宣泄负面情绪，获得情感支持。保持良好的情志状态，有助于缓解身体疲劳，促进机体功能恢复。

4. 均衡饮食

均衡饮食是调理慢性疲劳综合征的重要环节。保证摄入各类营养物质，增加富含蛋白质的食物，如瘦肉、鱼类、豆类等，为身体补充能量，修复受损组织；多吃新鲜蔬菜、水果，补充维生素和矿物质，增强机体免疫力；合理摄入碳水化合物，维持身体能量供应。

避免过度摄入高油、高糖、高盐食物，以防加重身体负担。

5. 早发现、早诊断、早处理

对于慢性疲劳综合征，做到早发现、早诊断、早处理尤为关键。由于初期症状易被忽视，人们往往以为只是暂时的劳累，所以要提高对其早期症状的辨识度，如不明原因的持续疲劳、注意力不集中等。一旦发现可疑迹象，及时就医诊断，明确病情后尽快开展针对性处理，防止病情迁延加重，最大程度减轻疾病对身体的损害，提高康复的可能性。

（二）调理方法

1. 生活起居调摄

（1）适当的户外活动，如每天晨跑 20 分钟或慢步 30 分钟，多参加团体活动。

（2）保持情绪平稳，少动怒、激动。

（3）可泡温泉浴 30 分钟或按摩 15 分钟，以消除躯体肌肉酸痛。

（4）戒烟限酒，每天酒精量少于 25g。

（5）睡眠调理。

1）养成良好的睡眠习惯：睡前不宜吃得过饱，不要吃刺激性或兴奋性食物；按时作息，并注意睡眠姿势、环境；睡眠规律要与四季对应。

2）保证充足的睡眠时间：老人宜保持每天 5 小时睡眠，年轻人每天可在 7 小时左右。

（6）运动疗法，因人、因时、循序渐进。以放松项目为主，如散步、练瑜伽、打太极拳等。这些方法能改善慢性疲劳综合征人群的疲劳状态或负性情绪。

（7）娱乐保健，如听音乐、对弈、垂钓、书法等。

2. 饮食调摄

饮食定时、定量，全面均衡，多吃碱性食物和富含维生素 C、B 族维生素的食物，如苹果、海带、新鲜蔬菜等，中和体内酸性环境，达到消除疲劳的目的。

3. 中医辨证调摄

（1）内虚外感证。

主症：神疲乏力，发热，微恶风寒，咽痒不适或略有疼痛，头痛，周身肌肉关节酸痛，淋巴结肿痛，或伴有头脑昏沉，记忆力下降等。苔薄或腻，脉浮或濡或缓。

治法：扶正祛邪。

方药：败毒散（党参 15g，茯苓 15g，枳壳 10g，甘草 5g，川芎 10g，羌活 10g，独活 10g，柴胡 10g，前胡 10g，桔梗 10g）。

（2）肝郁脾虚证。

主症：神疲乏力，四肢倦怠，不耐劳作，头部及周身窜痛不适，抑郁寡欢，悲伤欲哭，或急躁易怒，情绪不宁，注意力不能集中，记忆力减退，胸胁满闷，喜出长气眩晕，低热，睡眠不实，纳食不香，腹部胀满，大便溏软或干稀不调，月经不调。舌胖苔白，脉弦缓无力。

治法：健脾益气，疏肝解郁。

方药：补中益气汤合逍遥散加减（黄芪 20g，党参 20g，升麻 9g，柴胡 6g，白术 9g，当归 9g，白芍 9g，茯苓 9g，甘草 6g，槐花 9g，生地黄 12g）。

（3）脾虚湿困证。

主症：神疲乏力，四肢困重，酸痛不适，头重如蒙，困倦多寐，胸脘痞塞满闷，纳呆便溏。舌胖，苔白腻，脉濡细。

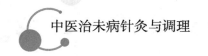

治法：健脾燥湿。

方药：六君子汤（党参 20g，白术 15g，茯苓 15g，半夏 10g，陈皮 10g，甘草 5g）。

（4）中气不足证。

主症：神疲乏力，气短懒言，自汗，食后困倦多寐，眩晕健忘，身体发热，劳累后发生或加重，食少便溏。舌淡苔薄白，脉细弱。

治法：补中益气，升阳举陷。

方药：补中益气汤（黄芪 15g，党参 6g，白术 6g，陈皮 5g，炙甘草 6g，当归 10g，升麻 4g，柴胡 4g）。

（5）心脾两虚证。

主症：精神疲倦，四肢无力，劳则加重，神情忧郁，不耐思虑，思维混乱，注意力不能集中，心悸健忘，胸闷气短，多梦易醒，纳呆，眩晕头痛，身痛肢麻，面色无华。舌质淡，脉细弱。

治法：益气补血，健脾养心。

方药：归脾汤（党参 20g，白术 15g，黄芪 20g，甘草 5g，茯苓 15g，远志 10g，酸枣仁 10g，龙眼肉 10g，当归 15g，木香 10g，大枣 10g）。

（6）脾肾阳虚证。

主症：精神萎靡，面色苍白，肢软无力，腰膝冷痛，困倦嗜睡，懒言盗汗，畏寒肢冷，食少便溏，或遗精阳痿，性欲减退。舌质淡胖有齿痕，苔白，脉沉迟无力。

治法：温中健脾，益肾壮阳。

方药：右归丸（熟地黄 25g，制附子 3g，肉桂 5g，山药 15g，山茱萸 10g，菟丝子 10g，鹿角胶 10g，枸杞子 15g，当归 10g，杜仲 12g）。

（7）肝肾阴虚证。

主症：形体虚弱，神疲无力，腰、膝、足跟酸痛，潮热盗汗，眩晕头痛，耳鸣眼涩，心烦易怒，失眠健忘，口干咽痛，淋巴结肿痛，午后颧红，大便干结，遗精早泄，月经不调。舌红，少苔或无苔，脉弦细数。

治法：补益肝肾，滋阴清热。

方药：知柏地黄丸（熟地黄 18g，山茱萸 12g，山药 15g，泽泻 9g，茯苓 12g，牡丹皮 9g，知母 6g，黄柏 6g）。

4. 针灸

针灸在慢性疲劳综合征的干预中有着显著的疗效。通过针灸调节经络，疏通气血，促进身体自愈能力。常用的针灸穴位包括以下4个。

（1）气海穴：可调节气血，增强身体的免疫功能。

（2）百会穴：能够安神定志、提高睡眠质量，缓解疲劳。

（3）足三里：促进脾胃功能，帮助提高消化吸收能力，增强体力。

（4）合谷穴：具有疏通全身气血、舒缓压力的作用，改善情绪。

通过对这些穴位的刺激，能够调节体内气血、恢复脏腑的功能，减轻疲劳。

第六章　呼吸系统常见病

第一节　咳嗽

咳嗽是呼吸系统常见的症状之一，在中医学中，咳嗽不仅仅被视为一种症状，还被视为与体内的气血、阴阳和脏腑功能失调密切相关的病理表现。咳嗽可以由多种原因引起，如外邪侵袭、内伤、情志不畅等因素，可能是单独的疾病，也可能是多种疾病的伴随症状。在中医治未病的理念中，强调未病先防，在咳嗽的干预中，通过辨证施治、调节体质、防止病情进展，达到早期预防和干预的效果。

一、病因病机

在中医理论中，咳嗽的发生与外感风寒、风热、风燥等外邪，或者体内的脏腑虚弱、气血失调等因素密切相关。具体病因可分为以下 4 类。

（一）外邪侵袭

在中医认知里，人体与外界环境相通，风寒、风热、风燥、湿邪等外感病邪可经呼吸道这个通道侵入人体，扰乱人体正常的气血运行与脏腑功能，进而引发咳嗽。如人体侵袭风寒之后，肺气失宣，便出现咳嗽症状，同时伴有清涕不断，仿佛清水自流，鼻塞不通气，还有寒战的表现，让人感觉阵阵发冷，这些都是风寒犯肺所致咳嗽的典型特征。

而风热之邪所致咳嗽又有所不同，其性属阳热，侵袭人体后易化热生火，致使肺气上逆而咳，咳出的痰液往往呈黄色，质地黏稠，还伴有喉痛，口干舌燥，总想饮水润喉，这些症状皆是风热之邪影响肺气，导致咳嗽产生的外在体现。

（二）脏腑功能失调

肺在人体中有着至关重要的地位，为"主气"之脏，承担着主管呼吸及对气机进行调节的重任。一旦肺气虚弱，无法正常推动气的运行，肺气失于宣降，咳嗽便随之而来；肺阴不足时，肺失去濡润，变得干燥，也易引发咳嗽。另外，当体内痰湿内生，痰湿这种有形之邪阻滞于肺，阻碍肺气的正常流通，同样会导致咳嗽出现。

除此之外，人体脏腑之间相互关联、相互影响，肝郁气滞时，肝气不舒，气机会逆乱，可横逆犯肺，影响肺的正常功能而引发咳嗽；脾虚湿困时，脾胃运化失常，水湿代谢紊乱，聚湿生痰，痰湿上贮于肺，也会间接造成肺气不利，进而诱发咳嗽，体现了脏腑之间的整体关联性在咳嗽发病机制中的作用。

（三）情志失调

情志活动与人体脏腑功能有着密切的联系，长期的情绪波动，特别是郁怒、焦虑等不良情志，对人体的影响不容小觑。肝主疏泄，调畅情志，当人处于郁怒、焦虑状态时，肝气就会郁结不畅，气的运行出现阻滞，而根据五行相生相克理论，肝木易克肺金，肝气不舒往往会循着经络影响到肺脏，致使肺气失和，宣降失常，最终导致咳嗽发生，反映出情

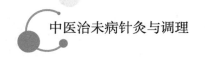

志因素通过脏腑间的相互关系对人体健康产生的间接影响。

(四) 生活不当

日常生活中的诸多不当行为习惯，也极有可能成为咳嗽发生的诱因。过度劳累会损耗人体的正气，使机体气血运行不畅，气机瘀滞，影响到肺的正常宣发肃降功能，从而诱发咳嗽；过食辛辣之物，辛辣之性属热，易生热化火，灼伤肺阴，导致肺失濡润，肺气上逆而咳；饮食不规律，脾胃功能受损，运化失常，水谷精微不能正常化生，气血运行紊乱，也会造成气机瘀滞，进而引发咳嗽，凸显了健康生活方式对维持肺脏正常功能、预防咳嗽的重要性。

二、辨证施治

中医在治疗咳嗽时，注重辨证施治，针对不同的病因和症状，采用不同的治疗方案。常见的咳嗽证型包括以下 6 种。

(一) 风寒犯肺证

风寒之邪侵袭肺脏，肺气失宣，便会引发咳嗽，其痰液清稀色白，质地较稀。同时，因肺气不宣，鼻窍不通，会出现鼻塞症状，仿佛鼻被堵塞而通气不畅；还伴有头痛，以及恶寒表现，即便身处温暖环境，仍感觉阵阵发冷。对此证型，治疗应遵循辛温解表、祛风散寒原则，常用止嗽散，其能驱散风寒之邪，恢复肺气宣畅，缓解咳嗽等诸多不适。

(二) 风热犯肺证

风热之邪侵犯肺系，致使肺气失和，热邪炼液为痰，故而咳嗽且伴有黄痰，其色黄而黏稠。咽喉肿痛也随之而来，似有火灼之感，吞咽时疼痛明显，口干舌燥，总觉口中津液匮乏，渴望饮水润喉。针对此证型，治疗当以清热解毒、疏风清肺为要，常用桑菊饮，银翘解毒丸等方剂，可清解肺中热毒，疏散风热之邪，使肺气得以清肃，咳嗽等症状得以减轻。

(三) 肺气虚证

肺主气司呼吸，肺气虚弱时，呼吸功能减弱，便出现咳嗽，且伴有气短症状，稍微活动便觉气息不够用，乏力明显，仿佛全身力气被抽空，做何事都力不从心，面色也变得苍白无华。尤其活动后，上述症状会更加严重，这皆是肺气不足，无法正常推动气血运行、濡养周身所致。治疗上以补肺益气为核心，人参养荣汤是常用方剂，可补益肺气，增强肺的功能，改善相关症状。

(四) 肺阴虚证

肺阴不足，肺失濡润，虚热内生，就会引发干咳，少痰或者痰中带有血丝，咽喉也会因缺乏阴液滋润而咽干口燥，时常感觉咽喉干痒不适，似有异物却咳之不出。并且还伴有潮热盗汗症状，午后或夜间身体阵阵发热，入睡后汗液偷偷渗出，如同蒸笼里的水汽。治疗此证型应以滋阴润肺为主，百合固金汤恰能滋养肺阴，清热润肺，缓解不适症状。

(五) 痰湿阻肺证

脾胃运化失常，水湿聚而为痰，痰湿之邪上犯于肺，阻碍肺气宣降，便会出现咳嗽症状，且痰液较多，色白而黏腻，就像胶水般不易咳出。同时，痰湿阻滞胸部气机，导致胸闷，仿佛胸口被重物压迫，呼吸不畅，还会影响脾胃运化功能，出现纳呆，看到食物提不

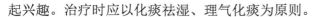

起兴趣。治疗时应以化痰祛湿、理气化痰为原则。

（六）肝气郁结证

情志不舒，肝气郁结，气的运行不畅，横逆犯肺，导致肺气失和，从而引发咳嗽。患者不仅有咳嗽表现，还伴有胸闷症状，似有一股闷气憋在胸口，难以舒展。情绪上常处于抑郁状态，对周围事物缺乏兴趣，且时有嗳气现象，就像胃中气体上逆排出。治疗此证型应疏肝理气、化痰止咳，逍遥散可疏解肝郁，调畅气机，缓解咳嗽及相关不适。

三、中医治未病调治

中医治未病的关键是通过早期识别体内的病理变化，并采取有效的预防和调理措施，以防咳嗽的发生或病情的加重。以下是针对咳嗽的干预策略。

（一）中药调理

根据患者的具体病因和体质，中医通过选用不同的方剂和药物进行调理，从而改善肺脏功能，增强抗病能力，防止咳嗽的发生。

1. 外感风寒型咳嗽

方剂：麻黄汤、小青龙汤等。

药物组成：麻黄、桂枝、干姜、细辛、五味子等。

功效：发汗解表，温肺化痰，适用于因风寒邪气引起的咳嗽。

2. 外感风热型咳嗽

方剂：银翘散、桑菊饮等。

药物组成：桑叶、菊花、金银花、连翘等。

功效：疏风清热，宣肺止咳，适用于风热之邪引起的咳嗽。

3. 痰湿阻肺型咳嗽

方剂：二陈汤、平喘定喘汤等。

药物组成：陈皮、半夏、茯苓、甘草、前胡等。

功效：燥湿化痰，疏风通窍，适用于痰湿阻肺的咳嗽。

4. 肺阴虚型咳嗽

方剂：百合固金汤、沙参麦冬汤等。

药物组成：百合、麦冬、沙参、天冬等。

功效：滋阴润肺，止咳化痰，适用于肺阴不足引起的干咳、少痰。

5. 气虚型咳嗽

方剂：补中益气汤、四君子汤等。

药物组成：人参、黄芪、白术、甘草等。

功效：益气养肺，适用于肺气虚弱引起的持续性咳嗽。

（二）针灸调理

1. 肺俞穴

肺俞穴处于背部第3胸椎旁1.5寸的位置，它是足太阳膀胱经上的重要穴位，与肺脏有着紧密的内在联系。针刺肺俞穴，能够激发经气，起到宣肺止咳的功效。因为肺主宣发肃降，当肺的宣发功能受阻时易引发咳嗽，刺激该穴位可疏通肺经气血，让肺气得以顺畅

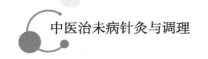

宣发，调节肺脏功能，从而有效缓解咳嗽症状，改善呼吸状况。

2. 尺泽穴

尺泽穴位于肘部内侧，是手太阴肺经的合穴，在治疗肺部疾病方面有着独特的作用。从经络学说来看，穴位与所属经络及相应脏腑相互关联，尺泽穴通过经络传导，可将针刺的调节作用直达肺脏。当肺部受邪、气血不畅而出现咳嗽时，针刺尺泽穴，能调节肺经气血的运行，改善肺的功能状态，使肺气通畅，进而达到缓解咳嗽的目的，是缓解肺部不适的常用穴位之一。

3. 合谷穴

合谷穴作为面部、手部的重要腧穴，属于手阳明大肠经。虽说它并不直接归属肺经，但依据经络的表里关系及人体整体气血运行规律，大肠经与肺经相互络属，表里相通。所以针刺合谷穴可通过调节全身气机，间接影响肺脏功能。尤其对于因气虚引起的咳嗽，合谷穴能够调动全身气血，补充肺气，使气的运行恢复正常，从而缓解因气虚导致的咳嗽症状，体现了中医整体观念在针灸调理中的应用。

4. 列缺穴

列缺穴位于前臂，是手太阴肺经的络穴，有着特殊的联络沟通作用，它不仅能沟通本经气血，还能联络与之相表里的手阳明大肠经，使两经经气相互贯通。当肺经气血不畅，出现咳嗽、哮喘等症状时，针刺列缺穴，能够有效疏通肺经气血，恢复肺脏正常的宣发肃降功能，让肺气得以顺畅运行，进而缓解咳嗽、哮喘等肺部不适症状，在调理肺系疾病中有着重要地位。

（三）推拿疗法

推拿、按摩等疗法通过刺激特定部位，改善气血循环，疏通经络，有助于改善肺功能，缓解咳嗽。按压列缺、肺俞穴，通过推拿和按压这些穴位，能够促进肺气的宣发，减轻症状。

脊柱是人体的中轴，两侧分布着众多与脏腑相关的经络和穴位。通过推拿脊柱两侧，能够对这些经络穴位产生良性刺激，起到调理气血的作用。当气血运行通畅，肺脏也能得到充足的气血滋养，其宣发肃降功能得以正常发挥，从而有助于改善咳嗽症状，并且对整个身体的健康状态也有着积极的调节作用。

（四）食疗调理

1. 雪梨炖冰糖

雪梨炖冰糖是一种广为人知的食疗方法，梨性寒，有着润肺清热、止咳化痰的天然特性。在干咳无痰的情况下，往往是肺燥津伤所致，雪梨的润肺作用能滋润肺脏，补充肺中缺失的津液，缓解干燥状况；而对于咽喉痛症状，其清热之力可减轻咽喉部位的炎症反应，达到止痛效果。冰糖不仅能增添甜味，还可协同雪梨增强润肺止咳之功，适合日常保健及辅助缓解相关症状时食用。

2. 百合粥

百合粥以百合为主要食材，百合本身具有润肺、养阴、止咳的良好功效。在肺阴虚引起的干咳中，肺脏阴液不足，失去濡润，导致肺气上逆而咳。此时食用百合粥，百合所含的营养成分能够滋养肺阴，补充肺脏亏损的阴液，使肺得到滋润，肺气得以平顺，从而减轻干咳症状。长期食用百合粥，还可慢慢改善肺脏的阴虚状态，提高肺的自我修复能力，增强机体的整体健康水平。

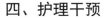

四、护理干预

除了中医治疗方法，护理在咳嗽的管理中起着非常重要的作用。科学的护理干预可以缓解咳嗽症状，促进恢复，减少并发症。

（一）患者评估

1. 观察咳嗽类型

咳嗽类型多样，观察其属于干咳、湿咳还是剧烈咳嗽意义重大。干咳多因肺阴不足或燥邪伤肺等所致，无痰或少痰；湿咳常提示有痰湿等病理产物存在，痰液量相对较多。剧烈咳嗽则可能对呼吸道造成较大刺激与损伤。仔细分辨咳嗽类型，有助于医护人员初步推测病因，为后续精准评估及制定护理计划提供关键线索。

2. 了解伴随症状

了解伴随症状至关重要，如痰量多少反映了呼吸道分泌物情况，痰量多可能是痰湿蕴肺等原因；痰性方面，黄色黏痰多与热邪相关，白色稀痰常与寒邪或痰湿有关。呼吸困难更是提示病情可能较重，或许是气道阻塞或肺功能受损。综合分析这些伴随症状，能更全面地把握病情，进而为制定科学合理的护理干预计划提供依据。

（二）呼吸道护理

1. 吸氧治疗

吸氧治疗针对因咳嗽引起低氧血症的患者十分必要。当咳嗽剧烈、频繁，影响气体交换，导致体内氧气供应不足时，就可能出现低氧血症，患者会有头晕、气促等表现。根据医生指导，选择合适的吸氧设备，如鼻导管或面罩等，调节好氧流量，一般需要密切观察患者的血氧饱和度、呼吸状态等指标，适时调整吸氧浓度和时长，以此缓解呼吸困难。

2. 雾化吸入

雾化吸入对于痰湿阻肺型咳嗽患者是一种有效的辅助治疗手段。例如，盐酸氨溴索，通过雾化装置形成微小颗粒，患者吸入后，药物可直接作用于呼吸道，起到稀释痰液、降低痰液黏稠度、促进痰液排出的作用，同时还能减轻气道炎症反应，舒缓气道平滑肌，从而缓解咳嗽症状。尤其适用于痰液黏稠、不易咳出且咳嗽较为频繁的痰湿阻肺型患者。

（三）环境管理

湿度调控在环境管理中颇为关键，室内相对湿度保持在 40% ～ 60% 较为适宜。当空气过于干燥时，呼吸道黏膜水分易散失，变得干燥脆弱，纤毛运动能力下降，难以有效清除痰液等异物，进而刺激呼吸道，加重咳嗽。通过使用加湿器等设备调节湿度，可保持呼吸道黏膜湿润，维持其正常的生理功能，降低咳嗽发生频率，为患者营造舒适的呼吸环境，利于恢复。

（四）患者健康教育

教导患者保持良好生活习惯意义重大。避免过度劳累是因为劳累易损耗人体正气，使机体抵抗力下降，邪气易侵犯肺脏引发咳嗽。保持作息规律，早睡早起，能让身体各脏腑功能有序协调，增强体质。适当进行体育锻炼，如散步、打太极拳等有氧运动，可促进气血流通，提高心肺功能，从根本上增强机体抵御外邪能力，预防咳嗽发生，保障身体健康，提高生活质量。同时教导患者禁烟限酒的必要性。

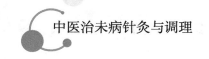

第二节　流行性感冒

流行性感冒（流感）是一种由流感病毒引起的急性呼吸道传染病，通常表现为发热、咳嗽、全身酸痛、头痛、乏力、咽痛等症状。流感的传播速度较快，尤其在季节交替时，极易引发大规模传播。中医治未病理论提倡从未病的阶段进行预防，通过整体调理、辨证施治来增强身体抵抗力，从而有效预防流感的发生或减轻其症状。

一、辨证施治

流感在中医理论中属于"外感风寒、风热"等范畴。根据不同的病机，中医可将流感分为不同的证型，主要包括风寒、风热、暑湿、阴虚等。辨证施治是中医治疗流感的核心方法，通常结合患者的临床症状、舌脉表现进行辨识。

（一）风寒感冒

1. 症状表现

风寒感冒作为流感常见类型，其症状有迹可循。初期发热，是因寒邪束表，卫阳被遏，正邪相争所致；畏寒表现明显，乃寒邪凝滞，阳气不能温煦机体；无汗是腠理紧闭，汗液不得外泄；头痛是寒邪阻滞经络，气血运行不畅；鼻塞为肺气失宣，鼻窍不通；咳嗽因肺气上逆；脉浮紧是外感风寒，正气抗邪于表的脉象体现。且此类患者体质虚弱，卫外功能不足，更易让寒邪乘虚而入引发病症。

2. 治疗原则

治疗遵循宣肺散寒，解表透疹原则。宣肺旨在恢复肺气宣发肃降功能，使肺气通畅，驱散寒邪；散寒可直接针对寒邪，将其从体表祛除；解表能解除肌表被束之态，透疹则利于透发肌肤腠理间的邪气。通过这些作用，让人体内外气机恢复正常，驱散外寒，缓解流感初期如畏寒、无汗等寒冷相关症状，促使机体恢复健康状态。

3. 常用方药

常用的辛温解表汤或麻黄汤，均具发汗解表之效。以麻黄汤为例，方中麻黄辛温，开腠理、发汗散寒，为君药；桂枝助麻黄发汗解肌，温通经脉，二者相伍，增强发汗之力，可使寒邪随汗而解。杏仁降利肺气，与麻黄配伍，一宣一降，恢复肺气宣畅。炙甘草调和诸药，使全方发汗而不伤正。用之能有效驱散外寒，改善风寒感冒诸多症状。

（二）风热感冒

1. 症状表现

风热感冒因外界风热邪气入侵人体而发。发热较高是由于风热之邪为阳邪，易入里化热，导致体内阳气亢盛；咳嗽是风热犯肺，肺气失和而上逆；咽喉痛源于热邪灼伤咽喉，气血壅滞于此；咳痰黄稠是热邪炼液为痰，痰热交结；口渴因热邪伤津，体内津液耗损；舌红、苔黄是热邪内蕴的典型舌象表现。同时常伴有的头痛、鼻塞等，也是风热之邪上扰清窍、肺气失宣所致。

2. 治疗原则

治疗秉持清热解毒，宣肺透表原则。清热解毒旨在清解体内蕴积的热毒，消除致病因素；宣肺可恢复肺气正常的宣发肃降功能，使肺能通调水道、朝百脉；透表则是通过疏散的方式，将在肌表的风热之邪透发出去，使邪气有出路。如此一来，可调整机体的内环境，让气血运行恢复正常，缓解风热之邪引发的咽喉痛、咳嗽等上呼吸道及全身的不适症状。

3. 常用方药

银翘解毒丸或桑菊感冒颗粒常被选用。以银翘解毒丸为例，金银花、连翘既能疏散风热，又可清热解毒，为君药，针对风热之邪的关键病机；薄荷、牛蒡子等疏散风热、利咽解毒，助君药之力；桔梗宣肺止咳，淡竹叶清热除烦等。诸药配伍，能有效清解热毒，疏散风热，缓解发热、咽喉痛、咳嗽等症状，对风热感冒有良好的治疗效果。

（三）暑湿感冒

1. 症状表现

暑湿感冒多见于夏季或湿热天气，头重是因湿邪重浊，易困遏清阳，导致头部清阳不升；困倦是湿热之邪阻碍气机，人体气血运行不畅，使人精神萎靡；胸闷是湿邪阻滞胸部气机，肺气不展；咳嗽、咳痰白而黏是湿邪犯肺，肺失宣降，津液凝聚为痰；纳呆是湿邪困脾，脾胃运化功能失常；恶心则是脾胃受邪，胃气上逆所致。这些症状皆是暑湿之邪侵袭人体后影响脏腑功能的外在体现。

2. 治疗原则

清暑解热，化湿解表是其治疗原则。清暑解热旨在清除暑热之邪，解除暑热对人体的侵扰，恢复人体正常的体温调节及气血运行；化湿可化解体内积聚的湿邪，使气机通畅，消除湿邪困阻的状态；解表能解除肌表被暑湿之邪束缚的情况，让人体内外的气机得以调和。通过这样的综合调理，清除体内湿热，改善身体的不适症状，帮助恢复体力和消化功能，使机体恢复健康状态。

3. 常用方药

清暑益气汤或藿香正气散应用于此。在清暑益气汤中，西洋参益气生津，石斛、麦冬等清热养阴，祛暑热同时顾护气阴；黄连、竹叶等清解暑热；荷梗、知母等清热化湿。藿香正气散里，藿香外散风寒，内化湿滞，为君药；紫苏、白芷助藿香解表散寒；半夏、陈皮等燥湿和中、理气化痰。二者均可有效应对暑湿感冒，恢复机体功能。

（四）阴虚感冒

1. 症状表现

阴虚感冒多见于长期患病或年老体弱患者，这与他们本身阴虚体质相关。发热不退是因阴虚则生内热，加之感受外邪，内外合邪，虚热难消；盗汗是阴虚不能制阳，夜间阳气入里，迫津外泄；口干源于阴液亏虚，不能上承滋润口腔；咳嗽是肺阴不足，肺失濡润，肺气上逆；患者常有疲乏、体力不足，因阴液亏耗，机体失于滋养；面色潮红是虚热上扰，浮于面部所致，这些症状皆是阴虚体质基础上外感引发的表现。

2. 治疗原则

治疗遵循滋阴清热，养肺生津原则。滋阴可补充体内亏损的阴液，从根本上改善阴虚状态，制约虚热；清热能清解体内因阴虚而生的虚热，减轻发热、口干等热象症状；养肺旨在滋养肺阴，恢复肺脏正常的濡润功能，使肺气得以平顺；生津则是补充人体津液，缓解因阴液不足导致的口干等不适。通过有针对性的治疗，适合阴虚体质患者，缓解其发热、咳嗽等症状，促进身体康复。

3. 常用方药

知柏地黄丸或沙参麦冬汤常被选用。在知柏地黄丸中，知母、黄柏清热泻火，滋阴降

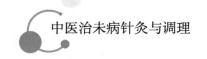

火，直折虚火；熟地黄、山茱萸等滋补肝肾之阴，从根本上补充阴液。沙参麦冬汤内，沙参、麦冬滋养肺胃之阴，玉竹、天花粉等助其生津润燥，桑叶清宣燥热，扁豆健脾和中。二者针对阴虚感冒，能有效滋阴养肺，改善症状，帮助患者恢复健康。

二、中医治未病调治

（一）中药调理与预防

中医认为，流感的预防重在增强机体抵抗力。通过使用一些具有疏风解表、补气养阴等功效的中药，可以增强身体的自我免疫力，预防外邪的侵袭。

1. 玉屏风散

玉屏风散对于气虚型体质患者预防流感意义重大。此方剂中的黄芪，味甘性微温，能大补元气，起到补气固表的核心作用；白术健脾益气，助力黄芪巩固正气；防风走表而祛风邪，三药配伍，相辅相成。它可增强体内正气，使外邪难以突破防线，进而有效防止外邪入侵，尤其适合平素体质虚弱、易患感冒之人。

2. 桂枝汤

桂枝汤适用于有风寒侵袭迹象的情况，其作用机制精妙。桂枝辛温，能解肌发表，助卫阳，使在表之邪随汗而解；芍药酸收，益阴敛营，与桂枝相伍，调和营卫，使营卫气血运行有序；生姜、大枣调和脾胃，助生化之源，以滋营卫；炙甘草调和诸药。整体可疏风解表、调和营卫，在流感高发季使用，能增强抗病毒能力。

3. 藿香正气散

藿香正气散对湿气阻滞且感冒伴有腹泻或消化不良的患者有预防功效。方中藿香芳香化湿、和中止呕、解表散寒，为君药，能驱散外邪，化解内湿；紫苏、白芷助藿香外散风寒；半夏、陈皮燥湿和胃，理气化痰；白术、茯苓健脾利湿；厚朴、桔梗等行气化湿，使气机通畅。它可调节脾胃气机，改善体内湿气环境，防止感冒因湿邪等因素加重，维持机体健康。

（二）针灸与预防

针灸是中医治未病中重要的防病手段之一，通过针刺特定的腧穴来调节气血，增强免疫功能，预防外邪入侵。

1. 常用腧穴

（1）合谷、风池、百会、大椎：合谷穴属手阳明大肠经，为原穴，可调节气血，疏风解表，让外邪有疏散的通道，增强气血运行，提高身体抗邪能力；风池穴是足少阳胆经与阳维脉的交会穴，能疏风清热、醒脑开窍，把风邪拒之门外；百会穴居头顶，可升阳举陷、醒脑安神，调节全身气血；大椎穴为诸阳之会，能振奋阳气、疏风散寒，共同帮助身体抵抗外邪，预防流感。

（2）太冲、足三里：太冲穴为足厥阴肝经的原穴，具有疏肝理气、平肝潜阳等功效，能调节人体气机，使气血运行顺畅，增强整体气血功能，提升免疫；足三里是足阳明胃经的合穴，有着健脾和胃、扶正培元的作用，为后天之本注入能量，尤其对于体质虚弱或易感冒人群，定期针灸可增强抵抗力，避免流感发生。

2. 操作要点

针灸治疗应综合考量个体体质、季节变化及健康状况来精准选穴。例如，体质偏阳虚

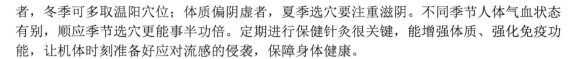

者，冬季可多取温阳穴位；体质偏阴虚者，夏季选穴要注重滋阴。不同季节人体气血状态有别，顺应季节选穴更能事半功倍。定期进行保健针灸很关键，能增强体质、强化免疫功能，让机体时刻准备好应对流感的侵袭，保障身体健康。

三、护理干预

除了上述的预防和保健措施，在流感季节，及时有效的护理干预尤为重要。中医护理干预重点在于根据流感的不同症状，及时调整护理措施，促进患者恢复。

（一）流感高发期的护理建议

1. 保持环境清洁与通风

在流感高发期，流感病毒在密闭且空气流通不畅的环境里极易传播，因为这样的环境为病毒提供了滋生和传播的温床。所以，要定期清扫居住和工作场所，擦拭家具、地面等，去除灰尘和可能附着的病毒。同时，每天定时开窗通风，保证空气能充分交换，使室内空气保持清新，降低病毒浓度，从而有效降低感染流感的风险。

2. 避免拥挤与接触

感冒或流感患者往往携带大量病毒，人群密集处人员往来频繁，病毒传播概率大幅增加。所以应尽量避免前往商场、影院等人流量大的场所。如需外出，也要与他人保持适当距离，减少近距离交谈、接触等行为。若身边有感冒患者，更要注意避免密切接触，如共用餐具、毛巾等，以此降低感染机会，保护自身健康。

3. 勤洗手、佩戴口罩

鉴于流感传播途径主要为飞沫传播和直接接触传播，勤洗手、佩戴口罩显得尤为重要。手会接触各种物品，容易沾染病毒，若再触碰口鼻等部位，病毒就可能进入人体引发感染。洗手时要用流动水和肥皂，按照七步洗手法，仔细揉搓双手各个部位，确保清洁到位。外出佩戴口罩，要选择合适的医用口罩，正确覆盖口鼻，阻挡飞沫和病毒，发挥防护作用。

（二）流感期间的护理重点

1. 体温监测与退热护理

流感患者常伴发热症状，做好体温监测与退热护理至关重要。定期监测体温能及时掌握患者体温变化情况，为后续治疗和护理提供依据。当体温升高时，采用物理降温如温水擦拭，利用水分蒸发带走热量，可有效降低体温，缓解患者不适。配合适当药物治疗，遵循医嘱合理用药，双管齐下，帮助患者维持舒适的体温水平，避免高热引发其他并发症。

2. 呼吸道护理

针对流感患者咳嗽、咳痰等呼吸道症状，有效的呼吸道护理不可或缺。咳嗽、咳痰会导致痰液积聚，阻塞上呼吸道，影响呼吸通畅。适当进行呼吸操，通过深呼吸、咳嗽训练等动作，能增强呼吸肌力量，促进痰液松动并排出体外。同时，护理人员可辅助患者翻身、拍背等，进一步助力痰液排出，保持气道畅通，改善呼吸功能，减轻患者呼吸道不适。

3. 营养支持

在流感期间，营养支持对患者恢复体力、增强免疫力起着关键作用。由于患者身体处于应激状态，消化功能可能受影响，所以提供清淡、易消化的饮食很有必要，如米粥、面条等，既能减轻胃肠负担，又能补充能量。若患者纳呆，可适当提供鸡汤、枸杞炖汤等增强免疫力的汤品，其富含营养物质，易于吸收，有助于提高机体抵抗力，助力患者尽快战

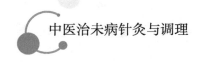

胜疾病，恢复健康。

第三节　过敏性鼻炎

过敏性鼻炎（AR）是一种常见的呼吸系统疾病，表现为鼻塞、流涕、喷嚏、鼻痒等症状。其主要诱因为过敏源，通常与环境因素、季节变化或空气中花粉、尘螨等致敏物质相关。现代医学将其归类为免疫系统疾病，而中医则从脏腑、经络、气血等多方面进行辨证分析，强调从病因、病机、临床表现及中医治疗的整体调治来进行干预。以下从病因病机、临床表现、中医治未病调治三个方面，详细探讨中医如何干预过敏性鼻炎。

一、病因病机

过敏性鼻炎的发生和发展，现代医学认为与机体免疫反应、IgE 介导的过敏反应密切相关，通常是免疫系统对无害物质产生异常反应，导致炎症反应。而从中医的角度来看，过敏性鼻炎的病因病机更为复杂，主要涉及以下 4 个方面。

（一）外邪侵袭

在过敏性鼻炎的发病过程中，外邪侵袭起着关键作用，其中风、寒、湿、热等外邪因素与之关联密切，而风邪尤为突出，堪称主要外因。风邪特性为"行而无常"，飘忽不定且善于游走，其极易侵袭人体上焦，而鼻部处于上焦区域，首当其冲受其侵犯。风邪一旦侵入，扰乱鼻部气血运行，致使鼻腔黏膜处于一种异常敏感的状态，进而触发过敏反应，引发如鼻痒、打喷嚏、流涕等过敏性鼻炎的典型症状。

（二）脏腑功能失调

依据中医理论，肺在人体生理功能中主气、司呼吸，且开窍于鼻，鼻部的正常生理状态与肺的功能息息相关。倘若肺气虚弱，难以有效抵御外邪的入侵；或者肺失宣发，气机不畅，也会使外邪有机可乘，从而引发过敏性鼻炎。此外，脾虚湿困时，脾胃运化水湿功能失常，湿邪内生，上犯于鼻；肝气郁结，气血运行受阻，影响鼻部气血调和；肾精不足，机体失于滋养，皆可成为诱发或加重过敏性鼻炎的因素，体现了脏腑间相互影响与疾病发生的内在联系。

（三）体质因素

不同的体质状况对过敏性鼻炎的发生有着重要影响，如气虚、阳虚、阴虚等体质，往往容易致使免疫系统功能出现失调情况。以气虚体质为例，气的推动、防御等功能减弱，无力抵御外界致敏物质，导致机体对外界刺激反应过度。例如，阳虚体质，阳气不足，温煦功能欠佳，机体处于一种相对虚寒的状态，更易受外邪侵犯。常见的风寒、风热、脾虚湿重、肾虚等体质类型，皆是过敏性鼻炎发病的潜在"温床"，为疾病的发生埋下隐患，使机体在接触致敏原后更易出现过敏症状。

（四）情志内伤

情志因素在过敏性鼻炎的发病机制中不容忽视，情志失调可引发一系列病理变化。当人长期处于情绪压抑、焦虑、抑郁等不良情志状态时，肝的疏泄功能就会受到影响，致使肝气郁结，气的运行变得不畅，气血随之阻滞。气血不畅则无法正常濡养鼻部，鼻部的生理功能遭到破坏，其抵御外邪的能力下降，进而容易对外界的各种刺激产生过敏反应，出

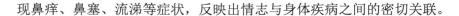

现鼻痒、鼻塞、流涕等症状，反映出情志与身体疾病之间的密切关联。

二、临床表现

过敏性鼻炎的临床症状主要包括鼻塞、流清涕、打喷嚏、鼻痒等，通常在接触过敏源后症状加重。根据中医辨证，过敏性鼻炎的临床表现可以分为以下 5 种类型。

（一）风寒型

在风寒型过敏性鼻炎中，患者所呈现的症状具有鲜明特点。清鼻涕源源不断，犹如清水般流出，频繁打喷嚏，鼻塞致使呼吸不畅，还常伴有头痛，整个身体感觉体温偏低。同时，怕冷表现明显，四肢更是冰凉，仿佛置身于寒冷环境难以回暖。查看舌象，可见舌苔呈现白色，脉象为浮紧之象，这些都是外感风寒之邪，寒邪束表，肺气失宣所导致的典型表现，体现了寒证在鼻部及全身的症状反映。

（二）风热型

风热型过敏性鼻炎患者的临床表现较为典型。鼻塞情况明显，阻碍正常呼吸，流出的鼻涕呈黄色且质地黏稠，打喷嚏次数频繁，还伴有咽喉疼痛，头痛也时常困扰患者。此外，身体常出现发热现象，口渴、口干之感强烈，渴望饮水以缓解燥热。观察舌象可见舌红苔黄，脉象表现为浮数，这一系列热象症状皆是风热之邪侵袭人体，上犯鼻窍，热扰肺经所致，反映出体内热邪亢盛的状态。

（三）脾虚湿困型

脾虚湿困型过敏性鼻炎患者，鼻塞与流涕是主要症状表现，所流之涕多为黏性黄白涕，且这种症状持续时间较长，缠绵难愈。从舌象来看，舌质淡，苔呈现白腻之态，脉象缓滑。与此同时，患者往往伴有脾虚相关症状，如纳呆，看到食物提不起兴趣，腹胀感明显，仿佛肚子里有气体积聚，还有困倦之感，整日精神萎靡，这都是由于脾胃虚弱，运化失常，水湿内停，上犯鼻窍而引发的一系列症状表现。

（四）肾虚型

肾虚型多见于久治不愈的慢性过敏性鼻炎患者，其症状具有反复性、长期性的特点。不仅长期被鼻塞、流涕等鼻部症状所困扰，还伴随诸多全身性症状，如疲乏无力，做任何事都感觉力不从心，面色苍白无华，腰膝酸软，行走或站立稍久便觉腰部与膝部酸困不适，并且十分怕冷。查看舌象，舌质淡，脉象细弱，这些症状体现了肾中精气亏虚，机体失于温养，鼻窍失于濡润，进而导致过敏性鼻炎迁延难愈的状况。

（五）肝郁气滞型

肝郁气滞型过敏性鼻炎患者通常有着情绪不畅的背景，情绪因素对症状影响明显。鼻塞会让呼吸受阻，清涕较多，不断流出，还伴有头痛、胸闷等症状，且每当情绪出现波动时，上述症状就会随之加重。观察舌象，舌质偏红，苔薄，脉象呈现弦象，这是因为情志不舒，肝气郁结，气的运行不畅，进而影响肺的宣发肃降功能及气血的正常运行，导致鼻部出现相应症状，反映出情志与疾病的关联性。

三、中医治未病调治

过敏性鼻炎治未病调治的原则是益气固本，重在顾护卫气，增强肺气和脾阳，注意调

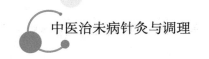

摄，减少诱发因素和过敏原，减少发作，达到自然痊愈的目的。

（一）精神调摄

培养豁达乐观的生活态度，不过度劳神，避免过度紧张，保持稳定平和的心态。

（二）起居调摄

注意保暖，不要劳汗当风，防止外邪侵袭，不可过度劳作，以免更伤正气。如明确过敏原后，可尽量避免接触。如断养猫狗，换掉地毯、羽绒被褥，减少室内尘土，室内通风，晾晒衣服，保持室内空气干燥，尽量避免各种花粉吸入，室内不养花。加强锻炼，增强体质，采用散步、慢跑、打太极拳、练体操等；冷水洗脸，增强机体对气候温差等变化的适应能力。

（三）饮食调治

避免接触或进食易引起过敏的食物，如鱼虾、海鲜等，常食用清淡易消化，富含 B 族维生素及维生素 C 的食物，如粳米、小米、山药、红薯、胡萝卜、香菇、豆腐、鸡肉、柑橘、燕麦、牡蛎、番茄、黄瓜、百合、银耳等。

（四）药物调治

1. 药膳

如参苓粥（人参、白茯苓、粳米、生姜）；山药薏仁茶（山药、薏苡仁）；生姜核桃茶（生姜、核桃仁）；山药枣泥糕（山药、大枣、糯米粉）；加味山药饼（山药、补骨脂、面粉、红糖）。

2. 中成药

常用中成药有苍耳子鼻炎胶囊、千柏鼻炎片、香菊胶囊、鼻炎灵片等。

药物调治以益气固表、宣通鼻窍为治则，分别采取清宣肺气、通利鼻窍，温补肾阳、化气利水，益气健脾、升阳通窍，温肺散寒、益气固表等治法。

（五）针灸调治

1. 体针

取迎香、印堂、风池、风府、合谷等为主穴，以上星、足三里、脾俞、肺俞等为配穴，每次主穴、配穴各选 1 ～ 2 穴，施以补法，留针 20 分钟。

2. 天灸疗法

三伏天、三九天用白芥子、细辛、甘遂、延胡索等药物，研细粉，用凡士林调成膏状，贴敷于大椎、风门、足三里、定喘、肺俞、脾俞等穴位。

3. 耳穴

选神门、内分泌、内鼻、肺、脾、肾等穴，以王不留行籽贴压以上穴位，两耳交替。

（六）按摩调治

通过按摩以疏通经络，使气血流通，驱邪外出，宣通鼻窍。

患者先将双手大鱼际摩擦至发热，再贴于鼻梁两侧，自鼻根至迎香穴反复摩擦至局部觉热感为度；或以两手中指于鼻梁两边按摩 20 ～ 30 次，早晚各 1 次；亦可用手掌心按摩面部及颈后、枕后皮肤，每次 10 ～ 15 分钟；或可于每晚睡觉前，按摩足底涌泉穴至发热，并辅以按摩两侧足三里、三阴交等。

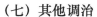

（七）其他调治

经鼻给药法可以直接作用于鼻窍。滴鼻法（选用芳香通窍的中药滴鼻剂滴鼻）；嗅法（如用白芷、川芎、细辛、辛夷花共研细末，置于瓶内，时时嗅之）；吹鼻法（碧云散或皂角细末吹鼻）；塞鼻法（细辛膏，棉裹塞鼻）。

四、护理干预

过敏性鼻炎患者常表现为反复发作，症状时轻时重，因此，护理工作对于缓解症状、促进康复和提高生活质量具有重要作用。护理主要包括以下 2 个方面。

（一）环境管理

1. 保持空气清洁

空气中的尘螨、灰尘等过敏原极易诱发疾病发作。定期清洁床上用品、窗帘、地毯等是关键举措，床上用品应每周至少更换清洗一次，用热水烫洗可有效杀灭尘螨；窗帘应定期拆洗，抖落灰尘；地毯则要经常吸尘，必要时进行专业清洗。通过这些细致的清洁工作，能极大减少尘螨和其他过敏原的积聚，降低患者接触过敏原的概率，从而有助于缓解症状。

2. 使用空气净化器

在过敏性鼻炎患者的护理中，使用空气净化器有着显著作用。尤其在花粉季节，外界空气中花粉浓度高，容易随着人们的呼吸进入鼻腔，引发过敏反应；或是在空气污染较严重的地区，空气中含有大量的有害颗粒、污染物等，都会刺激鼻腔黏膜。空气净化器能通过过滤、吸附等功能，去除空气中的花粉、灰尘、烟雾等过敏原及污染物，为患者营造相对洁净的空气环境，减轻鼻腔所受的外界刺激，预防鼻炎发作。

3. 保持室内湿度

过于干燥的空气会使鼻腔黏膜变得脆弱，纤毛运动能力下降，抵御外界刺激的能力减弱，从而更容易引发过敏症状。适当使用加湿器可调节湿度，以室内相对湿度维持在 40%～60% 为宜。使用时要注意定期清洁加湿器，防止滋生细菌等微生物。通过合理调节湿度，能保持鼻腔黏膜湿润，维持其正常生理功能，减少因空气干燥对鼻腔产生的刺激，利于病情稳定。

（二）急性发作期的护理

1. 缓解鼻塞

温盐水冲洗鼻腔在缓解过敏性鼻炎急性发作期鼻塞方面有着良好效果。其原理在于，温盐水能湿润鼻腔黏膜，稀释鼻腔内的分泌物，使其更易排出；同时，盐水的渗透压作用可减轻鼻腔黏膜的充血、水肿状态，改善鼻腔通气功能。具体操作时，可将适量无碘盐溶解于温开水中，调配成接近人体体温的生理盐水浓度，使用专用的鼻腔冲洗器，头稍前倾，将冲洗器喷头轻轻插入一侧鼻孔，缓慢冲洗，两侧鼻腔交替进行，以达到缓解鼻塞的目的。

2. 保持气道通畅

在患者过敏性鼻炎急性发作时，保持气道通畅极为关键，因为鼻塞严重时会阻碍呼吸，影响氧气的正常摄入，可能导致患者出现呼吸困难等不适。让患者的头部稍微抬高，可利用重力作用，利于鼻腔内分泌物引流，减轻鼻腔堵塞情况，确保气道通畅。一般可通过调整枕头高度，使头部抬高 15°～30°，同时要注意观察患者呼吸情况，若仍有呼吸不畅等

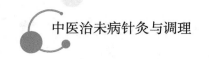

问题，应及时采取进一步措施加以改善。

3. 冷敷

当患者因过敏出现眼部肿胀时，冷敷是一种有效的缓解方法。冷敷能促使眼部血管收缩，减少局部血液渗出，从而减轻肿胀程度，同时还可缓解眼部的瘙痒、疼痛等不适。操作时，可选用干净的毛巾或纱布，浸泡在冷水中，拧至半干后轻轻敷在眼部肿胀部位，每次冷敷时间为 15 ～ 20 分钟，注意避免冷敷物温度过低冻伤皮肤，可根据肿胀情况，每隔一段时间重复进行冷敷操作，以帮助患者减轻症状。

第四节　慢性支气管炎

慢性支气管炎是呼吸系统常见的疾病，主要表现为长期的咳嗽、咳痰，尤其是在冬季或气候变化时症状加重。中医认为慢性支气管炎是由外感风寒、湿邪等因素引起，长期发展形成的气滞、痰湿、肺气虚弱等症状。中医治未病理念强调"未病先防"，通过早期干预、辨证施治来预防疾病的发生和发展。

一、病因病机

在中医理论中，慢性支气管炎的发生与多种因素密切相关，主要包括外邪侵袭、内因虚弱及生活习惯不当等。具体病因病机如下。

（一）外邪侵袭

外感风寒、风热、湿邪等外邪是慢性支气管炎的主要诱因。寒邪、湿邪通过外界环境或气候变化侵入体内，阻碍气机流畅，形成肺气不宣、痰湿内生的病理状态。尤其在气候寒冷的季节，寒冷湿气易侵入肺脏，导致肺气受阻，痰湿积聚，进而引发咳嗽、痰多等症状。

（二）肺气虚弱

肺是人体的"娇脏"，易受外邪侵扰。长期受到外邪侵袭后，肺脏的功能逐渐下降，气虚成为慢性支气管炎的内因之一。肺气虚弱导致气机不畅，无法有效排出体内的湿气、痰液，形成顽固性咳嗽、痰多等表现。

（三）脾虚生湿

脾虚是慢性支气管炎的一个重要因素，脾主运化水湿。脾虚不能有效运化水湿，导致湿邪内生，积聚在肺脏，形成痰湿。痰湿滞留于肺，阻碍气道通畅，形成咳嗽、痰多等症状。

（四）肾虚引发肺虚

肾藏精、主生长发育与生殖，而肺与肾相互关联，肾气不足常导致肺气虚弱。肾虚引起的肺虚常表现为呼吸急促、气短、久咳不愈等症状。

二、临床表现

慢性支气管炎的临床表现包括咳嗽、咳痰、气喘等症状，常因季节变化、气候湿寒或感冒等因素加重。中医通过症状和体征的观察，结合辨证施治进行分类治疗。具体表现如下。

（1）咳嗽、咳痰：是慢性支气管炎的主要症状。咳嗽持续且常伴有咳痰，痰多且黏稠，

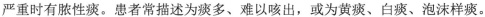

严重时有脓性痰。患者常描述为痰多、难以咳出，或为黄痰、白痰、泡沫样痰。

（2）喘息、气短：由于肺气虚弱，气机不畅，患者常感到呼吸急促、胸闷、气短，尤其是在运动或气候变化时症状加重。

（3）胸闷、胸痛：在病程较长的患者中，由于气滞血瘀或痰湿积聚，可能出现胸闷、胸痛的表现，尤其是晨起或夜间较为明显。

（4）其他症状：患者可能伴有乏力、体倦、纳呆等全身症状，甚至出现低热、盗汗等表现。

三、中医治未病调治

（一）未病先防

（1）加强营养，合理膳食。

（2）改善环境卫生，做好个人劳动保护。

（3）指导患者进行医疗体操活动与体能锻炼、耐寒锻炼。

（4）加强家庭氧疗。

（5）进行气功疗法与太极拳操练。

（6）消除患者的焦虑和抑郁，可用心理疏泄法，必要时应用抗焦虑药与抗抑郁药。

（7）厌恶疗法，适用于戒烟，将一根橡皮筋绑在手腕上，一想到抽烟时就用橡皮筋使劲弹自己，使自己感到疼痛，经过反复训练，使不良行为与不愉快体验建立条件反射，从而促使自己戒烟。

（8）主要是清除负面情绪，选择有效药物，改善呼吸，阻断恶性循环；此外对暗示性强的患者可采用暗示疗法与行为疗法。

（二）针灸治疗

针灸在慢性支气管炎的中医治未病干预中具有良好的疗效，具体治疗方法如下。

1. 选穴

常用的穴位包括肺俞、风门、合谷、足三里、俞府等。通过这些穴位的刺激，能够调节肺气、疏通经络、化痰止咳、益气养肺，达到缓解症状、促进身体康复的效果。

2. 针刺手法

对于不同的症状，采用不同的针刺手法。例如，对于肺气虚的患者，可以选择较为轻柔的针刺手法，长时间留针以达到温补气血的效果；对于痰湿阻滞的患者，则可以采用泻法，促进痰湿排出。

（三）中医治法

1. 外感

（1）风寒袭肺。

症状：咳声重浊，气急，喉痒，咯痰稀薄色白，常伴鼻塞、流清涕、头痛、肢体酸楚、恶寒发热、无汗等表证，舌苔薄白，脉浮或浮紧。

治法：疏风散寒，宣肺止咳。

方药：三拗汤合止嗽散。麻黄、荆芥、杏仁、紫菀、白前、百部、陈皮、桔梗、甘草。

感冒为临床常见病、多发病，对于年老体虚患者，若失于调护，往往发生传变或入里

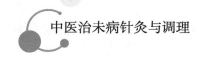

化热，病情加重。本证患者，初诊辨证为风寒邪气较盛之实证，病位在表、在肺。风寒束表，卫气被郁，则有寒热表象；风寒犯肺，肺不宣降，咳嗽、咳痰。

治疗应以治标实为先。组方用药多选轻宣之剂，遵从"治上焦如羽，非轻不举"的治疗思想。风寒袭表，邪正相争，故见发热，邪袭肺气失宣，则见咳嗽；咽为肺胃之门户，外邪侵袭，首先犯之，则见咽痛咽痒；舌淡苔白脉浮乃风寒外袭之征。故本病应属寒外袭之感冒。治当祛风散寒，宣肺解表。

冬季反复咳嗽多年，今又受寒复发，本虚与标实均有，但患者体瘦多热，痰热明显而正虚并不太突出，故治疗偏重治标。治标有三个要点：一是有表先解表；二是治咳要治因，尤其是肺中寒热必当清解；三是治咳需治痰。故首选三拗汤合止咳散加减。方中三拗汤出自《和齐同方》，由张仲景麻黄汤化裁而来，具有发散风寒、止咳平喘之功，对患者感外寒而发之病因有很强针对性。在治疗过程中或出现鼻窍不利时，兼发通鼻窍，肺寒突出时，兼以温肺止咳。针对病机变化，寒热共用，标本兼顾，内外同治，终使此顽固咳嗽得到控制。

（2）风热犯肺。

症状：咳嗽、咳痰不爽，痰黄或稠粘，喉燥咽痛，常伴恶风身热、头痛肢楚、鼻流黄涕、口渴等表热证，舌苔薄黄，脉浮数或浮滑。

治法：疏风清热，宣肺止咳。

方药：桑菊饮。桑叶、菊花、薄荷、桔梗、杏仁、甘草、连翘、芦根。

"风温为病。春月与冬季居多。"吴坤安谓："风天时晴暖，温风过暖，感其气者，即是风温之邪。"风温属阳邪燥热，燥热从金，热归阳明，光先犯肺胃。见身热阜咳嗽、烦渴等症。然本案初起并无咳嗽，症状为高热、口干。

（3）风燥伤肺。

症状：喉痒干咳，无痰或痰少而粘连成丝，咳痰不爽，或痰中带有血丝，咽喉干痛，唇鼻干燥，口干，常伴鼻塞、头痛、微寒、身热等表证，舌质红干而少津，苔薄白或薄黄，脉浮。

治法：疏风清肺，润燥止咳。

方药：桑杏汤。桑叶、豆豉、杏仁、象贝母、南沙参、梨皮、山栀。

本证系久咳伤肺，复感于燥邪，属正虚邪实之候。辨证风燥伤肺，故用桑杏汤加减治之。《素问·五脏生成篇》曰："诸气者，皆属于肺。"本方出自吴瑭《温病条辨》。原文所论为凉燥所引起的咳嗽。"燥伤本脏，头微痛，恶寒，咳嗽稀痰，鼻塞，嗌塞，脉弦，无汗，杏苏散主之。"又曰："汗后咳不止，去苏叶、羌活，加苏梗……热甚加黄芩。"

本病患者为秋燥咳嗽，故选用此方以宣肺润燥止咳。方中荆芥、薄荷解表，甘草、桔梗上开肺气，杏仁、前胡下降肺气，肺得宣发肃降，喉塞即可宣通，咳嗽亦可停止；用陈皮、半夏合酒黄芩清化热痰；脾为生痰之源，故用茯苓健脾利湿，以治痰源；再加入炙紫菀、白前、炙百部、炙桑皮等止咳化痰之品，使肺气得以宣降，黄疸可以祛除，咳嗽得以痊愈。

2. 内伤

（1）痰湿蕴肺。

症状：咳嗽反复发作，尤以晨起咳甚，咳声重浊，痰多，痰黏腻或稠厚成块，色白或带灰色，胸闷气憋，痰出则咳缓、憋闷减轻。常伴体倦，脘痞，腹胀，大便时溏，舌苔白

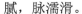

腻，脉濡滑。

治法：燥湿化痰，理气止咳。

方药：二陈汤合三子养亲汤。半夏、茯苓、陈皮、甘草、白芥子、苏子、莱菔子。

肺脾两脏关系密切，脾运化的强弱决定肺气盛衰，肺气不足亦与脾虚有关。慢性腹泻，素体脾虚，久而导致肺气不足，平素易见体倦乏力，少气懒言，反复咳嗽痰多，故采用培土生金法。本证采用二陈汤和三子养亲汤，有燥湿化痰、理气止咳的功效。痰饮宿疾，因病在肺，故而用麻杏宣肺；涤痰只用二陈汤，是其饮邪在肺，且郁久成痰，取二陈理气化痰，用风药疏在表之风兼透在里之风；清热药当轻用，恐其苦寒碍湿。

值得一提的是，从始至终只用一个麻杏二陈汤，所加之药亦为增强温化寒痰之品。可见，效不更方，有方有守，这是治疗慢性病的重要原则。

（2）痰热郁肺。

症状：咳嗽气息急促，或喉中有痰声，痰多稠黏或为黄痰，咳吐不爽，或痰有热腥味，或咳吐血痰，胸胁胀满，或咳引胸痛，面赤，或有身热，口干欲饮，舌苔薄黄腻，舌质红，脉滑数。

治法：清热肃肺，化痰止咳。

方药：清金化痰汤。黄芩、知母、山栀、桑白皮、茯苓、贝母、瓜蒌、桔梗、陈皮、甘草、麦冬。

从本证特点来看，清热肃肺、化痰止咳乃正治；但病程已久，顽痰胶结于肺，且肺阴已伤，故当剿抚兼施，益肺化痰软坚之品同用，徐徐图之。故本病当选用清金化痰方为主方进行加减。

（3）肝火犯肺。

症状：上气咳逆阵作，咳时面赤，常感痰滞咽喉，咯之难出，量少质粘，或痰如絮状，咳引胸胁胀痛，咽干口苦。症状可随情绪波动而增减。舌红或舌边尖红，舌苔薄黄少津，脉弦数。

治法：清肝泻火，化痰止咳。

方药：黛蛤散合黄芩泻白散。青黛、海蛤壳、黄芩、桑白皮、地骨皮、粳米、甘草。

方选黛蛤散疏肝泻肺，瓜蒌薤白半夏汤宽胸理气、止咳化痰，用麻黄、杏仁宣肺降逆以平喘，山栀子、黄连、陈皮、竹茹、地骨皮清热化痰，枳实、柴胡、郁金、川楝子疏肝理气。全方共奏疏肝泻肺、宽胸止咳、清热化痰之功。

咳嗽与情志相关时，根据咳嗽、咳痰特点，加之有两胁胀满症状，表现为木火刑金者，应从肝论治。透表达邪、清温泄热方药以挫病势，方可用清水豆卷、牛蒡、桑叶透邪解表，连翘、金银花、杭菊、黄芩、野荞麦根清热解毒，枳壳、瓜蒌皮畅中理气化湿，广郁金、钩藤平肝。夫医生必须知常达变，深思果断，毋失时机；若惟务按图索骥，因循坐误，又安能咎药石之无灵耶。

（4）肺阴亏耗。

症状：干咳，咳声短促，痰少粘白，或痰中带血丝，或声音逐渐嘶哑，口干咽燥，常伴有午后潮热，手足心热，夜寐盗汗，口干，舌质红少苔，或舌上少津，脉细数。

治法：滋阴润肺，化痰止咳。

方药：沙参麦冬汤。沙参、麦冬、玉竹、天花粉、桑叶、甘草、扁豆。

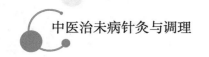

感冒后咳嗽反复发作，久咳肺虚，气阴耗伤，肺失宣降，故咳嗽反复难愈，常因劳累诱发；肺病日久，伤及脾土，脾虚运化失司，痰湿内生，上干于肺，故痰多，色白夹灰；痰湿久蕴化热，痰热内蕴则口干欲饮，苔黄脉细滑；大便易烂，为脾虚失运之象。证属肺虚痰热，气阴两伤。治宜养阴益气，清热化痰止咳。方用沙参麦冬汤意加太子参、百合滋养肺之气阴；清金化痰汤清肺化痰；加金荞麦根、海蛤粉、鱼腥草、半夏以助清热化痰之力。

治疗过程中体现标本并顾的思路。以肺之阴虚为本，兼及气虚，痰热壅肺为标，兼顾外感，标本合治，从而得以收效。

四、护理干预

在治疗慢性支气管炎时，护理工作同样至关重要。通过早期干预、日常护理及康复指导，能够帮助患者缓解症状，改善生活质量，防止疾病加重。护理措施包括患者教育、呼吸功能训练、生活方式干预等。

（一）呼吸功能训练

1. 深呼吸训练

肺活量的提高及呼吸效率的改善对于缓解气短症状起着关键作用。在深呼吸过程中，能使肺部充分地扩张与收缩，让更多的氧气进入肺泡，二氧化碳排出体外，从而优化气体交换功能。医护人员可指导患者在家中进行训练，每天多次，如每次训练持续 5～10 分钟，选择安静舒适的环境，通过慢而深的吸气、呼气动作反复练习，长期坚持有助于增强呼吸功能。

2. 腹式呼吸法

引导患者进行腹式呼吸是增强肺部通气能力、减轻呼吸困难的有效手段。正常呼吸时，人们多以胸式呼吸为主，而腹式呼吸着重依靠腹部肌肉的活动。当进行腹式呼吸时，膈肌上下移动幅度增大，肺部能获得更充分的扩张，吸入和呼出的气体量增多，通气功能得以强化。指导患者平躺在床上或坐在舒适的椅子上，放松全身，用鼻缓慢吸气，使腹部隆起，再用嘴缓慢呼气，腹部收缩，反复练习，可有效改善肺部通气状况。

3. 排痰训练

对于慢性支气管炎患者而言，定期进行有效的排痰训练不可或缺。由于疾病影响，患者气道内易产生痰液积聚，若不能及时排出，会加重气道阻塞，影响呼吸。指导患者掌握正确的咳痰方法很关键，如深吸气后屏气 3～5 秒，然后腹肌用力收缩，猛地咳出痰液。同时，告知合适的排痰体位，像侧卧、俯卧等不同姿势，借助重力作用帮助痰液引流，使痰液更易排出体外，保持气道通畅，利于病情缓解。

（二）生活方式干预

1. 避免诱因

指导患者避免各类呼吸道刺激物是预防慢性支气管炎加重的重要环节。烟草烟雾中含有的尼古丁、焦油等有害物质，粉尘及化学气体等，一旦吸入呼吸道，会刺激气道黏膜，引发炎症反应，加重咳嗽、咳痰等症状。所以要提醒患者尽量远离这些诱因，避免前往空气污染严重的环境，外出时可佩戴口罩，减少有害物质的吸入，保持呼吸道健康。

2. 保持室内空气湿润

使用加湿器来增加室内空气湿度对于慢性支气管炎患者尤为必要，尤其在冬季。冬季

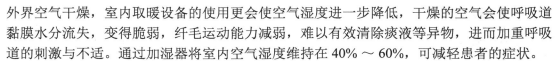

外界空气干燥，室内取暖设备的使用更会使空气湿度进一步降低，干燥的空气会使呼吸道黏膜水分流失，变得脆弱，纤毛运动能力减弱，难以有效清除痰液等异物，进而加重呼吸道的刺激与不适。通过加湿器将室内空气湿度维持在 40% ~ 60%，可减轻患者的症状。

3. 饮示指导

合理的饮食结构对慢性支气管炎患者的病情控制和身体恢复意义重大。建议患者增加富含维生素 C 和维生素 E 的食物摄入，如新鲜的橙子、猕猴桃、菠菜等，维生素 C 和维生素 E 具有抗氧化作用，能增强机体免疫力，帮助抵御病菌侵袭，减轻炎症反应。同时，要避免辛辣刺激性食物，因其易刺激气道，引发咳嗽加重；过冷、过热的食物也应少食，防止对气道产生不良刺激，影响病情稳定，保持健康的饮食有助于身体的整体调养。

第五节　支气管哮喘

支气管哮喘是一种常见的慢性呼吸道疾病，主要表现为呼吸急促、喘息、胸闷和咳嗽等症状，且通常伴有不同程度的气道高反应性和气道炎症。西医认为支气管哮喘是由多种因素引发的慢性炎症性疾病，通常涉及免疫系统、过敏反应及气道的高反应性。

中医对支气管哮喘的理解则更侧重于脏腑失调、气血不畅、风寒湿热等因素的相互作用，主张从整体上调理患者的体质，防止哮喘发作，改善患者的生活质量。中医治未病的理念不仅重视疾病的治疗，还强调通过早期干预、防病于未然来有效管理疾病。

一、病因病机

在中医的理论框架下，支气管哮喘的病因病机较为复杂，涉及外因和内因的共同作用。

（一）外因

（1）风寒：风寒外袭是引发哮喘的常见外因，尤其是在季节交替时节，寒气侵袭肺脏，导致气道收缩，引发喘息、咳嗽等症状。风寒的侵袭常导致肺气不宣、痰湿阻滞，从而加重气道的堵塞和喘息。

（2）风热：风热外感则会导致气道炎症反应加重，表现为咳痰黄稠、咽喉肿痛、发热等症状。风热之邪可以使气机不畅，引发哮喘。

（3）湿气：湿邪对脾胃的影响，易导致体内水湿滞留，湿气阻滞肺气，导致气喘、痰多等症状。

（二）内因

（1）肺虚：肺主气，肺气虚弱是哮喘的重要内因之一。肺虚常表现为气短、乏力、呼吸困难等，易受到外界风寒、风热的侵袭，从而导致哮喘的发作。

（2）脾虚：脾为后天之本，脾虚可导致气血生化不足，气血不充，痰湿内生，导致气道痰多，进而引发哮喘。

（3）肾虚：肾为先天之本，肾气不足时无法助推肺气，肾虚可导致喘息加重、呼吸困难，特别是在夜间更加明显。

（4）痰湿内生：中医认为痰湿是导致哮喘的根本因素之一，痰湿阻塞肺气，导致气喘。长时间的湿气、痰湿停滞在肺脏，容易诱发哮喘，甚至引发反复发作。

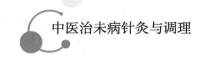

二、临床表现

支气管哮喘的临床症状多变，急性发作期的表现最为典型，但长期慢性病程的患者也可能出现一定的气喘和咳嗽症状。

（1）喘息：患者在发作时出现明显的喘息声音，呼气时尤为明显。由于气道受限，气流受阻，导致患者在呼气时产生喘息音。

（2）咳嗽：患者可能伴有干咳或咳痰。痰液可为清稀白痰，也可以是黄稠痰，常见于急性发作期。咳嗽常呈阵发性，且在夜间或清晨加重。

（3）胸闷：患者常感到胸部不适、压迫感或紧迫感。胸闷的症状与气道的狭窄及气体流动不畅相关。

（4）呼吸困难：由于气道炎症、痰湿阻滞或气道痉挛，导致气体交换困难，进而表现为呼吸急促、呼吸困难的症状。

（5）症状加重的诱因：支气管哮喘的症状通常受外部环境、季节变化、空气污染、感染、情绪波动等因素的诱发或加重。

三、中医治未病调治

遵循《丹溪心法》"未发以扶正气为主，既发以攻邪气为急"的原则，扶助正气，祛除伏痰宿邪，为支气管哮喘治未病调治之要务。

（一）情志调治

重视健康教育，使患者正确认识哮喘的病因及诱因、病理变化及并发症的危害性，消除患者紧张恐惧或麻痹心理，正确理解并配合调治。精神上减压、减负、放松工作，避免精神紧张、恼怒、忧思、郁闷等，尽可能避免情绪上的应激反应；保持情绪稳定、精神愉悦、乐观豁达的心理状态，对调治本病有益。

（二）起居调治

保持居住环境空气新鲜、流通，适应气候变化。特别是秋冬季节气温变化较大，是本病高发季节，应随时增减衣服，保暖御寒，防止外邪诱发。避免穿着鸭绒、动物皮毛和丝绵制成的衣裤，避免接触刺激性气体及各种过敏原，如汽油、油漆、煤气、杀虫剂、农药及花粉、灰尘等。宜戒烟、禁酒。

（三）饮食调治

饮食宜清淡，宜多食高蛋白、高热量食物，多食富含维生素A、维生素C及钙质食物。忌食生冷、肥甘厚味、辛辣等，以杜绝生痰之源；不宜进食水产品中的鲤鱼、鲢鱼、蛤蜊、带鱼、黄鱼、螃蟹、虾等；禽畜肉类中的狗肉、猪头肉、驴肉、鸡肉等；蔬菜中的茄子、芹菜、韭菜、笋；调味品中的椒、葱、蒜、甜酒酿等发物。忌食过咸，高盐饮食会增加支气管的反应性，从而增加支气管哮喘的发病率和死亡率。

哮喘缓解期的药膳疗法常以补益为主，补肺、补脾、补肾；一般不宜进食生冷、寒凉之品；哮喘合并感染时，因咯痰困难、口干、口苦等症状，不宜进食羊肉、麻雀、乳鸽之类燥热生痰的食物。

（四）药物调治

1. 药膳

选用药食同源的药物，制作药膳或直接服用，如生姜、罗汉果、杏仁、紫苏、百合、陈皮、青皮、佛手、白果、川贝母、茯苓、山药、核桃、人参、当归、黄芪、川芎、莲子、芡实、紫河车、淫羊藿等。可制作冬虫夏草炖鸡汤、当归生姜羊肉汤、罗汉果煲瘦肉汤、茯苓大枣粥、山萸肉粥、参苓粥等。急性期针对寒哮予干姜甘草汤（干姜5g，甘草10g，水煎去渣）代茶饮；针对热哮，可予五汁饮（鲜茅根30g，鲜竹叶心20g，鲜西瓜40g，鲜马蹄茎10g，鲜荷叶20g，煎汁去渣）代茶饮。

2. 药物治疗

常用中成药：①珠贝定喘丸，每次6粒，每天3次，可治疗各型哮喘引起的呼吸困难。②痰咳净，每次1匙，每天4～6次，对寒哮疗效较好。③河车大造丸，每次10g，每天3次，可用于治疗缓解期肾虚不足者。④蛤蚧定喘丸，每次1丸，每天2次，适用于虚喘。⑤参蛤麻杏膏，每天早晚各1匙，对支气管哮喘缓解期疗效较好。

药物调治，以发时治标、平时治本为哮喘治疗的基本原则。发病时攻邪治标，祛痰利气，寒痰宜温化宣肺，热痰宜清化肃肺，风痰宜祛风化痰，痰浊壅肺者宜化痰降气，正虚邪实者当攻补兼顾。未病时扶正治本，阳气虚者宜温补，阴虚者宜滋养，予补肺、健脾、益肾等法。

（五）针灸调治

1. 寒哮

取督脉、手太阴经、手阳明经的经穴，大椎、肺俞、合谷、列缺、风门为主穴，毫针刺用泻法，并可用灸法，达到解表散寒、宣肺定喘之功效。

2. 热哮

取手太阴、足阳明经穴为主，鱼际、定喘、尺泽、丰隆为主穴，毫针刺用泻法，达到清化痰热、宣肺定喘之功效。

3. 肺脾亏虚证哮病

取手太阴、足阳明经穴，以肺俞、太渊、中府、太白、足三里为主穴，毫针刺用补法，酌用灸法，以补肺定喘。

4. 肾虚证哮病

取足少阴经、任脉经穴，以肾俞、太溪、肺俞、膏肓、膻中、关元、脾俞、中脘为主穴，毫针刺用补法，酌用灸法，以补肾纳气定喘。可根据个人情况，选择练八段锦、打太极拳、练呼吸操、散步或慢跑等方法，坚持长期锻炼，增强体质，预防感冒，劳逸结合。

（六）其他调治

1. 穴位贴敷

三伏天、三九天用白芥子、甘遂、细辛、延胡索等药物，研成细粉，用凡士林或生姜汁调成膏状，贴敷于大椎、足三里、定喘、百劳、风门、肺俞、脾俞等穴位。一般3年为1个周期。

2. 穴位注射法

在双侧足三里穴位注射黄芪注射液，每侧穴位注射2mL，1周3次，6周为1个疗程，一般需要2～3个疗程。另有自血疗法防治本病，就是抽取患者自身的静脉血液，然后把

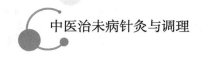

血液注射到穴位的一种治疗方法。

3. 穴位埋线法

三伏天穴位埋线，埋线穴位选膻中、大椎、定喘。夏季初伏、末伏时各埋 1 次。

4. 拔罐

患者取俯卧位，暴露背部，先用酒精棉球清洁周围皮肤，然后在督脉（脊柱）两侧背部均匀涂上凡士林膏，用闪火法拔罐。将罐扣在肺俞穴处，待皮肤充血，火罐吸住后，按住火罐由上至下、由内向外慢慢移动火罐，来回推 3 ～ 5 次，以使火罐所到之处皮肤充血为好，然后在肺俞穴处或哮鸣音最明显处留罐，并每隔 3 ～ 5 分钟将火罐慢慢移动，10 ～ 20 分钟后起罐。

四、护理干预

除中医治未病的调治外，支气管哮喘的护理同样至关重要，主要包括哮喘发作期和稳定期的护理。

（一）哮喘发作期护理

在哮喘发作期间，患者的呼吸急促、胸闷、气短等症状较为明显，护理重点是确保气道通畅，缓解患者的急性症状，避免并发症。

1. 吸氧管理

对于哮喘发作出现缺氧的患者，吸氧管理不容忽视。及时给予氧气治疗，能改善机体缺氧状态，缓解呼吸困难等症状。在吸氧过程中，应选用合适的吸氧装置，如鼻导管或面罩等，并依据患者病情调节氧流量。同时，持续监测氧饱和度（SpO_2），一般维持 SpO_2 在 94% ～ 98% 为宜，确保患者呼吸畅通，防止因缺氧导致的心肺等重要脏器功能损害。

2. 环境控制

环境控制对哮喘发作期患者意义重大，尽量避免患者接触过敏源或刺激物是关键所在。花粉、烟雾、粉尘等都可能诱发或加重哮喘症状，如春季花粉飘散时，患者应减少外出。发作期间，要保持室内空气清新，可通过开窗通风、使用空气净化器等方式实现。避免室内温度过度寒冷或炎热，为患者营造舒适的呼吸环境。

3. 体位管理

帮助患者保持半坐位或坐位，这种体位可使膈肌下降，胸腔容积相对增大，减少胸腔压力，利于肺部的扩张与气体交换，从而改善呼吸困难症状。护士可协助患者调整体位，在背后垫靠枕等增加舒适度，并时常观察患者体位保持情况，确保其能持续处于利于呼吸的姿势，减轻患者因呼吸不畅带来的痛苦，促进病情缓解。

（二）哮喘稳定期护理

在哮喘的稳定期，护理的重点是帮助患者控制病情，降低发作的风险，提高生活质量。

1. 药物管理

在哮喘稳定期，帮助患者养成规律使用控制药物的习惯尤为关键。例如，吸入类固醇、长效支气管扩张剂等药物，能从根本上控制气道炎症、维持气道通畅，预防哮喘发作。护士要指导患者按照医嘱定时、定量使用，如每天固定时间吸入，不可随意增减剂量。向患者解释规律用药对于稳定病情的重要性，让其明白只有长期坚持，才能有效降低发作风险，保障生活质量，提高患者用药依从性。

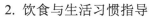

2. 饮食与生活习惯指导

给予患者合理的饮食与生活习惯指导，有助于控制哮喘病情。建议避免进食刺激性食物，如辛辣、过甜、过咸等食物，因其可能刺激呼吸道，引发咳嗽等症状。鼓励增加锻炼，如散步、游泳等有氧运动，可增强肺功能、提高机体免疫力。同时，提醒患者保持健康体重，避免肥胖加重心肺负担。合理安排作息，每晚保证充足的睡眠，让身体各器官充分休息，进一步增强免疫力，降低哮喘发作的可能性。

3. 吸入器使用指导

正确教授患者使用吸入器，是确保药物有效发挥作用、避免不良反应的关键环节。详细讲解吸入器的操作步骤，如使用前先摇匀药物，呼气后将吸嘴放入口中，深吸气同时按压药罐，屏气数秒后缓慢呼气等。指导患者定期清洁吸入器，防止药物残留影响效果。告知滥用药物可能导致的不良反应，如过量使用支气管扩张剂可能引起心悸等不适，让患者规范使用，提高药物治疗的安全性和有效性。

第六节　慢性阻塞性肺疾病

慢性阻塞性肺疾病（COPD）是一种以气流受限为特征的慢性肺部疾病，通常伴有慢性支气管炎和肺气肿。随着现代社会空气污染、吸烟、职业暴露等因素的增加，COPD 的发病率不断上升。COPD 不仅导致患者的肺功能逐渐丧失，还会引发一系列合并症，严重影响生活质量。中医治未病理念通过从病因病机、临床表现及调治方案等方面进行干预，能够有效缓解患者的症状，减缓病情进展，提高患者的生活质量。

一、病因病机

中医认为，COPD 的发生主要与肺脏的功能失调及外邪侵袭有关，病因包括外感邪气、脏腑虚弱、气血不足等因素。其病机的核心是肺气失宣、津液运化不畅及气滞血瘀，具体体现在以下 5 个方面。

（一）外邪侵袭

长时间暴露于有害气体（如烟雾、灰尘、化学物质等）中，会导致肺部受损，出现湿热、寒邪等外邪侵入，进而影响肺的功能，导致气道阻塞和呼吸困难。

（二）肺气虚弱

肺为"娇脏"，其功能容易受损，尤其是长期感染、刺激或过度劳累等因素，导致肺气虚弱。肺气虚则无法宣发清阳，导致呼吸困难、咳嗽、痰多等症状。

（三）脾虚湿滞

脾主运化，脾虚则水湿内生，痰湿阻肺，影响气道畅通，形成长期咳痰、气喘等表现。

（四）肾虚失纳

肾为"先天之本"，其功能与肺气的宣发密切相关。肾虚会导致津液不能滋养肺脏，造成气短、喘息等症状。

（五）气滞血瘀

慢性病程和反复发作的呼吸道感染容易导致气滞血瘀，气滞则进一步加重气流受阻，

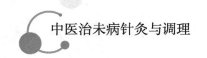

血瘀则导致肺部微循环障碍，影响肺部的自我修复和恢复。

二、临床表现

COPD 的临床表现通常具有慢性、反复性特点，症状持续且逐渐加重。根据中医的理论，COPD 常见的临床证型包括肺气虚、脾虚湿滞、风寒湿邪困肺等。具体症状表现如下。

（一）咳嗽与痰多

COPD 患者常表现为咳嗽、咳痰，痰液黏稠，呈白色或黄色。其根本原因是肺气虚弱，无法有效排出体内的痰湿。

（二）气短与喘息

气流受限使患者在活动后容易感到气短，甚至在安静状态下也可能出现呼吸困难。喘息症状加重时，可能表现为气促、胸闷等。

（三）胸痛与不适

气滞血瘀型患者常出现胸部不适或隐痛，尤其是在剧烈咳嗽或运动后加重。

（四）体倦与乏力

长期的肺功能损害使患者容易感到疲倦，尤其在病程较长时，患者体力下降较为显著，甚至可能伴有纳呆、消瘦等症状。

（五）反复急性加重

COPD 患者容易发生急性加重，表现为咳嗽加剧、痰量增加、呼吸急促等，急性期症状可影响患者的正常生活。

三、中医治未病调治

本病由咳喘日久发展而成，故预防和及时治疗咳喘等病证，是本病预防的关键。本病发病使肺系受累，反复感邪发作，日久必累及他脏，治未病调治以扶正祛邪为原则，从情志、起居、饮食、药物、针灸等方面进行。

（一）情志调治

重视健康教育，让患者正确认识疾病，了解本病的病因、病理变化及并发症的危害性，认清引起焦虑、抑郁等心理障碍的原因，通过松弛疗法缓解焦虑等情绪，如腹式呼吸、音乐疗法和系统脱敏等。

（二）起居调治

严格戒烟，注意保暖，预防感冒，保持健康、规律的生活方式。可进行低强度的有氧练习以增强体质和抗病能力，如步行、慢跑、走跑交替、练医疗体操、打太极拳等，运动时衣服要宽松，饱食后不宜运动。痰多者应尽量鼓励其将痰排出，咳而无力者可通过翻身拍背等以助痰排出，必要时吸痰，避免刺激或损伤咽部。以上运动和呼吸锻炼时，应开窗通风，保持室内空气洁净。

（三）饮食调治

饮食清淡，给予营养丰富、易消化吸收的食物，以熟软为要，如米粥、面条、面包、鲜奶等。进食要有规律，有节制，少食多餐，忌暴饮暴食，避免进食生冷、肥腻、寒凉、辛辣、燥热之品及腥膻发物。

（四）药物调治

1. 药膳

药膳以调理肺脾肾为主，旨在扶正固本，提高机体抗病能力。肺肾气虚者，可选人参、山药、冬虫夏草配合猪肉、猪脊髓、乌鸡，亦可服核桃炖燕窝；阳虚水泛者，可服灵芝羊肉汤、干姜白果猪肺汤。

2. 药物治疗

重在预防上呼吸道感染和慢阻肺急性发作，常用玉屏风颗粒。肺脾两虚者，可选香砂六君丸；肺肾气虚者，可选百令胶囊、河车大造丸、龟龄集；脾肾阳虚者，可选固本咳喘片、蛤蚧定喘丸、桂附理中丸、金匮肾气丸。症状明显者或急性发作时，可根据不同证型进行辨证治疗。

（五）针灸调治

1. 体针

取肺俞、定喘、膻中等穴，予以中等强度刺激，平补平泻，留针 30 分钟，每天 1 次。表寒里热者，加尺泽、合谷、大椎；痰热壅肺者，加尺泽、合谷、丰隆；痰湿阻肺者，加中脘、丰隆、脾俞、足三里；虚喘者，加膏肓、足三里、脾俞、肾俞、关元、气海。

2. 穴位敷贴

冬病夏治穴位敷贴法，可减轻慢阻肺稳定期的症状，改善免疫功能，减少急性发作次数。三伏天选用白芥子、细辛、甘遂、延胡索等药物，研细粉，用凡士林或生姜汁调成膏状，贴敷于大椎、风门、足三里、定喘、肺俞、脾俞、膏肓等穴位。一般连续进行 3 年。

3. 穴位注射

药物可选黄芪注射液、丹参注射液、喘可治注射液、复方当归注射液，常用穴位有定喘、肺俞、肾俞等。

4. 埋线疗法

将羊肠线埋入定喘、肺俞、肾俞、丰隆、足三里等穴位治疗 6 个月，能有效减少 COPD 急性加重次数，改善咳嗽、胸闷等症状。

（六）气功调治

呼吸训练有利于本病的康复。腹式呼吸能改善膈肌和腹肌的协调性，防止胸腹矛盾运动。缩唇呼吸可增加呼气口阻力，改善不良呼吸方式，减轻呼吸肌呼气时小气道陷闭，保证肺泡气顺利排出，改善气体交换。缩唇呼气训练结合腹式呼吸，则效果更佳。六字诀中"呬"字诀为齿音属肺，"呼"字诀为喉音属脾，"吹"字诀为唇音属肾，均可达到缩唇呼吸的要求，分别适用于咳嗽痰涎、胸膈烦躁，痰湿内生、大便溏泻，筋骨不利、腰膝酸软等相应表现。练八段锦、打太极拳等健身运动，对于改善肺功能、延缓慢阻肺进程有一定的作用。

（七）其他调治

1. 中药雾化疗法

中药雾化吸入疗法是把药液转变为微小的雾滴后，随着患者呼吸进入肺部，并可进入

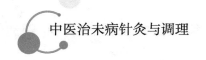

终末细支气管肺泡，可直接作用于肺部，有利于控制炎症。药物可选当归、桃仁、红花、川芎、浙贝母、炙麻黄、紫菀、款冬花、鱼腥草、苏子等。

2. 拔罐疗法

可选大椎、风门、双侧肺俞、脾俞、肾俞进行拔罐治疗。

四、护理干预

对于 COPD 患者，除了中医的治未病调治外，护理工作同样至关重要，能够帮助患者控制病情、改善生活质量，并减少急性加重的发生。以下是针对 COPD 患者的护理要点。

（一）氧疗管理

对于血氧饱和度较低的患者而言，长期低流量氧疗犹如一道"生命保障线"，其目的在于将血氧饱和度维持在 92% 以上，确保机体各器官能获得充足的氧气供应。

而选择合适的氧疗方式至关重要，如鼻导管吸氧操作简便、佩戴舒适；面罩吸氧适用于病情稍重或对氧流量需求较大的情况；便携式氧气机则方便患者日常活动使用。同时，要定期依据患者病情调整氧流量，这是因为长期使用高浓度氧气，会抑制呼吸中枢，致使二氧化碳排出受阻，进而引发 CO_2 潴留，加重病情，所以精准的氧流量调控必不可少。

（二）呼吸道管理

1. 咳痰与排痰

咳痰与排痰在 COPD 患者的呼吸道管理中有着重要地位。鼓励患者主动做深呼吸、咳嗽，这一过程能使气道内痰液松动，更易于排出体外。深呼吸可增加肺部通气量，咳嗽动作则借助胸腔压力变化，推动痰液向外移动。对于老年患者或体弱者，他们自身咳痰能力相对较弱，此时可辅助进行物理排痰，如通过胸部震动或拍打，按照一定的节奏和力度，从下往上、由外向内进行操作，借助外力促使痰液排出，从而保持气道通畅，减轻呼吸困难症状。

2. 吸入治疗

吸入治疗是改善 COPD 患者气道状况的重要手段。依据医生指示，合理使用吸入性支气管扩张剂、抗炎药物等，有着明确的治疗意义。吸入性支气管扩张剂能够松弛气道平滑肌，有效扩张支气管，降低气道阻力，改善通气功能；抗炎药物则可减轻气道的炎症反应，减少黏液分泌，抑制气道的高反应性。正确使用吸入装置进行给药，能使药物直达病变部位，迅速发挥作用，进而提高气道通畅程度，缓解患者的不适症状，延缓病情进展。

（三）体力活动与康复训练

1. 呼吸训练

指导 COPD 患者进行腹式呼吸训练，对增强肺活量、减轻呼吸困难有着积极效果。正常呼吸多以胸式呼吸为主，而腹式呼吸依靠膈肌的上下移动来扩大和缩小胸腔容积。训练时，患者需要放松全身，用鼻缓慢吸气，使腹部隆起，感受膈肌下降，再用嘴缓慢呼气，腹部收缩，膈肌上升。通过反复练习，能增加膈肌的活动度，提高肺部的通气功能，让每次呼吸都更有效，逐渐缓解患者因通气不足导致的呼吸困难，提高生活质量。

2. 耐力训练

耐力训练在改善 COPD 患者的身体状况方面起着重要作用。通过逐步增加步行、骑车等耐力训练项目，能够循序渐进地增强患者的体力及心肺功能。起初可从短距离步行开始，根据患者身体适应情况逐渐延长距离、加快速度；骑车训练可选择功率合适的健身车，调节好阻力和时间。这些耐力训练能促使心肺功能得到锻炼，提高机体对氧气的摄取和利用能力，改善气短症状，帮助患者增强身体的耐受性，更好地应对日常生活活动。

（四）营养管理

1. 膳食调整

在膳食调整方面，针对 COPD 患者有诸多需要注意的要点。应避免油腻食物，因为油腻食物不易消化，会加重胃肠负担，影响营养的吸收，不利于患者身体恢复。采取少食多餐的方式较为适宜，既能保证患者摄入足够的营养，又可减轻单次进食对胃肠造成的压力，使消化过程更顺畅。此外，增加富含纤维的食物，如粗粮、蔬菜等，有助于促进胃肠蠕动，改善消化功能，预防便秘等问题，全方位保障患者的营养摄入和消化吸收，助力身体康复。

2. 补充水分

帮助 COPD 患者维持充足的水分摄入是护理工作中不容忽视的环节。水分在维持体内黏液湿润方面起着关键作用，充足的黏液湿润度有助于痰液的稀释，使其更易于排出体外，从而保持气道通畅，减轻咳嗽、呼吸困难等症状。患者可通过多饮温开水、适量饮用清淡的汤品等方式补充水分，每天保证足够的摄入量，具体量可根据患者个体情况及气候等因素适当调整，确保身体处于良好的水化状态，为病情的稳定和康复创造有利条件。

第七章　消化系统常见病

第一节　慢性胃炎

慢性胃炎是消化系统常见病之一，表现为胃黏膜的慢性炎症反应，常伴有上腹部不适、嗳气、纳差、恶心等症状。慢性胃炎的发生与长期的饮食不规律、过度饮酒、精神压力、幽门螺杆菌感染等因素密切相关。中医认为，慢性胃炎的发生与脾胃虚弱、气滞血瘀、湿热内生等因素有关。在"治未病"理念下，采取辩证施治，针对病因进行综合调理，从而预防慢性胃炎的发生或缓解其症状。

一、病因病机

慢性胃炎发病的基础为脾胃虚弱，其发病关键在于寒邪、痰浊、瘀血、湿热等病理产物的形成。

（一）外邪客胃

胃脘上部以口与外界相通，口腔、咽喉部的邪气可直接入胃，或误服药物，邪气乘虚而入，均可引起胃腑受损。

（二）饮食不节

饮食不节，暴饮暴食，饮食停滞，致使胃气失和，或五味过极，辛辣无度，或恣食肥甘厚味，或长期饮烈性酒、浓茶、浓咖啡等刺激性物质，蕴湿生热，破坏胃黏膜，皆可导致慢性胃炎。故《素问·痹论》曰："饮食自倍，肠胃乃伤。"

（三）他脏传变

脾胃受纳运化，中焦气机升降，有赖于肝的疏泄，肝胆病变会出现木旺克土，或土虚木乘之变。肾阳不足，火不暖土，可致脾阳虚，而成脾肾阳虚，胃失温养之胃痛；若肾阴亏虚，肾水不能上济胃阴，可致胃阴虚，而成胃肾阴虚。

（四）情志所伤

忧思恼怒，情志不遂，肝失疏泄，肝郁气滞，横逆犯胃，以致胃气失和，胃气阻滞；肝郁日久，又可化火生热，邪热犯胃，导致肝胃郁热，胃络受损。

（五）脾胃虚弱

先天禀赋不足，或劳倦过度，或饮食所伤，或过服寒凉药物，或久病脾胃受损，或胃热火郁，灼伤胃阴，均可引起脾胃虚弱，脾胃运化功能失常。

本病的病位在胃，与肝脾胆肾有关。病因多由饮食、外邪、情志所致，常见饮食停滞、寒邪客胃、肝气犯胃、肝胃郁热等，表现为实证；久则由实转虚，如寒邪日久损伤脾阳，热邪日久耗伤胃阴，导致脾胃虚寒、胃阴不足等，为虚证。可形成虚实夹杂之证，如脾胃阳虚兼见里实寒，胃阴虚兼有实热，以及兼夹瘀、食积、气滞、痰饮等。

西医认为，慢性胃炎由多种因素造成，包括急性胃炎的演变，食物刺激，精神神经因素，药物、温度、放射线刺激，病原微生物（尤其是幽门螺杆菌感染），免疫因素、遗传因素及年龄，物理性、化学性及生物性有害刺激长期反复作用于易感人体等。此外，环境气候突变可能引起支配胃的神经功能紊乱，使胃液分泌和胃肠运动失调，从而引发本病。随着病变进展，可导致胃黏膜腺体发生不可逆的受损、萎缩，常伴有肠上皮化生、不典型增生等癌前病变，甚至癌变。

二、临床表现

部分慢性胃炎患者发病前有不同程度的消化不良表现，如上腹隐痛、食欲缺乏、饭后饱胀、反酸嘈杂等症状。发病后，上述症状常反复发作，伴有无规律性腹痛，疼痛经常出现在进食过程中或餐后。慢性萎缩性胃炎患者可有纳呆、贫血、消瘦等，个别患者伴胃溃疡，明显上腹痛，可见消化道出血症状，如黑便、呕血。中医一般分为以下几种基本证型：

（一）脾胃湿热证

胃脘胀痛，食后加重，痞闷灼热，嗳气嘈杂，口中黏腻或口臭；舌质红，苔黄厚腻，脉弦滑。

（二）肝胃气滞证

胃脘胀痛，饱闷不适，食后尤甚，痛无定处，攻撑连胁，不思饮食，遇情志不遂则加重，胁肋胀痛，嗳气频作，矢气则舒，大便不畅，时有腹痛欲便，便后痛减，或有恶心、呕吐、反酸；舌淡红，苔薄白，脉沉弦。

（三）气滞食积证

胃脘部不适或胀满，时有嗳气，偶有轻微疼痛，攻撑不定，纳差，多食则易引起食物不化，或呕吐酸腐；舌质淡红，苔厚腻，脉弦滑。

（四）气滞血瘀证

平素情志不舒，常情绪低落，易激动，善太息，脘腹胀满，疼痛不适，每遇情志不畅而胃脘部不适、刺痛，疼痛固定不移，按之明显，入夜痛甚，嗳气，心烦少寐，口渴而不欲饮；舌质暗有瘀点，脉细涩。

（五）寒热错杂证

胃脘闷胀或脘腹痞满，嘈杂不舒，似痛非痛，饭后饱胀，纳差，口苦口黏，大便不畅或时有干结；舌质淡红，舌苔厚腻，脉弦滑。

（六）胃热阴虚证

胃脘部不适，时有痞塞或微痛，有灼热感，似饥不欲食，口干不欲饮，五心烦热，纳差，形体消瘦，面色潮红，胃痞、胃痛常由热食或热性食物而诱发，排便不畅或秘结，舌质红，少苔或无苔，脉弦细数。

（七）脾胃虚寒证

平素四肢不温、怕冷，胃脘部不适或有微痛，喜热食，食冷则不舒或常因多食生冷而发病，疼痛喜用手按或热熨，得按或热熨则痛减，泛吐清涎，大便溏泻；舌质淡白、边有齿痕，苔白，脉迟缓或沉。

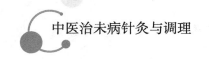

（八）气血亏虚证

身体虚弱，面色无华，唇色淡白，平素纳呆，动则气短乏力，头晕，心悸，常因过劳而诱发，胃痛隐隐，喜得揉按，空腹疼痛加重，进食可缓解；舌质淡，苔薄白，脉细弱。

慢性胃炎的未病状态往往先出现食后上腹部饱胀感，开始时按摩腹部或饭后散步可以消减和缓解，此后发作频率可能增加或不易缓解，有时可伴有轻微的嗳气、反酸、口苦、恶心、食欲下降、大便不爽等表现。现代临床研究发现，大多数慢性胃炎患者存在有幽门螺杆菌（Hp）感染，慢性胃炎与 Hp 感染呈正相关。临床上，对 Hp 感染者，即使无明显症状和不适，也可视为未病状态。

三、中医治未病调治

慢性胃炎的治未病调治，应以调理脾胃、调和气血为基本原则，重点从饮食节律和饮食结构进行分析，了解致病之由，从而可以有的放矢，防止病情进展或反复。情绪障碍对慢性胃炎的发病亦有影响，治未病调治中对患者的心理疏导是必不可少的。幽门螺杆菌相关性胃炎需进行根除 Hp 的治疗，消除炎症，降低癌变风险。此外，慢性胃炎的患者往往病史较长，病性寒热虚实错杂，以本虚标实为主。治未病时，应仔细辨别兼夹症状，做到及时预防，超前截断。

（一）情志调治

情志失调是慢性胃炎的重要致病因素。患者要正确认识疾病，了解本病的病因、病理变化及并发症的危害性；重视精神调摄，要愉悦情志，勿抑郁恼怒、忧思悲观，特别要树立信心，克服焦虑恐癌的心理，并注重身心调摄、养生保健以配合治疗。保持良好的精神状态有益于本病的治疗和康复。

（二）起居调治

患者要调整生活规律，按时作息，不熬夜，注意劳逸结合；平时要注意保暖，避免感受风寒；防止幽门螺杆菌交叉感染，尽量实行分餐制，注意餐具的彻底消毒等；避免接触有害物质。

（三）饮食调治

饮食应清淡，定时定量进食，避免暴饮暴食，拒绝对胃有刺激的辛辣、生冷、难以消化的食物及药物。多食高蛋白质及富含多种维生素的食物，如新鲜嫩叶蔬菜。当胃酸分泌过多时，可喝牛奶、进食馒头或面包等淀粉类食物以中和胃酸；对于胃酸缺乏的患者，可适当选择酸性食品及酸性水果，如山楂、橘子等，以刺激胃液的分泌，帮助消化。

少食含纤维多、不易消化、脂肪含量过高、亚硝酸盐含量较高的食物，如红烧肉、咸菜。发病时应进食易消化无刺激性的食物，如半流质或少渣饮食。合理饮食，对慢性胃炎的预防、发展、转归有很大的影响。同时，要治疗和预防口腔及咽喉部慢性感染等。

（四）药物调治

天然的药食同源之品具有较好的调补胃黏膜的作用，如石斛、芡实、茯苓、大枣、山药、人参、莲子、百合等，都是制作药膳的很好原料。常用的药膳方有芡实山药粥、茯苓薏仁羹、三七薏仁羹、益胃百合饮、白及三七蜜枣粥等。

另外，用海螵蛸、浙贝母等份研末口服，可治疗胃酸分泌过多；凤凰衣，烘干研末服用，可修复损伤的胃黏膜。对于症状比较明显的慢性胃炎患者，需要根据不同证候运用中医方药辨证论治。对伴有 Hp 感染者，原则上要进行中西医清除 Hp 治疗。

（五）针灸调治

1. 针刺

主穴包括气海、天枢、上脘、中脘、下脘、脾俞、内关、足三里、公孙。

脾胃虚寒者，配以神阙，加灸；胃阴亏虚者，加三阴交、太阴；肝气犯胃者，配以太冲、肝门；瘀血停胃者，可加血海、膈俞。每周施针 1 ～ 2 次。

2. 艾灸

取穴分 2 组，第 1 组为中脘、内关、梁门、气海、足三里，第 2 组为胃俞、脾俞、肾俞、公孙、内关。施灸的时间从三伏天第 1 天开始，每天 1 次，7 天为 1 个疗程，休息 3 天再进行下一个疗程。共灸治 3 个疗程，一般连续灸治 3 年。

（六）按摩调治

睡前可用拇指按压中脘、内关等穴，可用右手的掌心在腹部顺时针方向按摩数十圈，也可以从上腹部往下缓慢按摩。每天 1 ～ 3 次，每次 5 ～ 8 分钟。饭后也可摩腹以消食。

（七）动静调治

适度运动，增强体质，有利于病情的缓解，可采取散步、慢跑、打太极拳、骑车、做养生操等锻炼方式。长期打太极拳，可以促使慢性胃炎患者症状减轻，胃肠功能逐渐恢复正常。散步时，人体的器官都处于轻微颤动状态，配以有节奏的呼吸，可以使腹部肌肉前后收缩，横膈肌上下运动，起到按摩作用，促进胃肠蠕动，从而收到提高胃肠消化功能的效果。

四、护理干预

除中医的治未病干预外，慢性胃炎的护理也非常关键，目的是通过日常生活的调整和护理，帮助患者控制症状，减轻病情，避免病情的反复发作。

（一）饮食管理

1. 饮食规律

对于慢性胃炎患者而言，养成良好的饮食规律至关重要。每天按时进餐是保障胃部正常消化节律的基础，暴饮暴食、过饥过饱等不良饮食习惯都会打乱胃肠的消化进程。进食时选择温和的食物也很关键，过冷的食物易使胃黏膜血管收缩，过热的则可能烫伤黏膜，刺激性强的食物更会加重胃部负担与损伤，因此要极力避免，以此维护胃部健康，减轻病情。

2. 少食多餐

少食多餐对于慢性胃炎患者而言，是一种科学合理的饮食策略。患者每次进食量不宜过大，通过增加进食次数来满足身体对营养的需求。因为一次性大量进食会使胃部在短时间内承受较大的消化压力，容易出现消化不良、胃酸反流等问题，加重胃肠负担。而分多次进食，可让胃部更从容地进行消化工作，有助于维持胃肠功能的稳定，缓解病情。

（二）生活习惯

1. 保持良好的作息规律

保持规律的作息时间对于慢性胃炎患者有着不可忽视的重要性。人体的胃肠功能与作

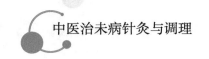

息规律相关，长期熬夜会影响作息规律，使胃肠功能紊乱，消化液分泌失调，影响胃部正常的消化与修复进程。而保证充足的睡眠，能让胃肠器官得到充分的休息，有助于维持其正常的生理功能，所以患者应尽量避免熬夜，养成良好的作息规律，促进身体的康复。

2. 戒烟、限酒

烟草和酒精对于慢性胃炎患者的胃部健康危害极大，二者均是刺激胃黏膜的"元凶"。烟草中的尼古丁等有害物质，会使胃黏膜血管收缩，减少胃部血液供应，影响胃黏膜的正常修复；酒精则可直接刺激胃黏膜，破坏其屏障功能，促使胃酸分泌增加，从而引发或加重胃部的疼痛、烧灼感、恶心等不适症状。因此，为了减轻胃部负担，缓解病情，患者务必避免吸烟和饮酒，守护胃部健康。

第二节 消化性溃疡

消化性溃疡（PU）是胃或十二指肠黏膜发生的缺损，常伴有不同程度的疼痛、消化不良等症状，是常见的消化系统疾病之一。西医认为，消化性溃疡的发生与胃酸分泌过多、幽门螺杆菌感染、非甾体抗炎药使用等因素有关。而在中医理论中，消化性溃疡的形成涉及脏腑失调、气血不畅、阴阳失衡等多种因素。中医治未病理念主张未病先防，已病防变，因此，通过早期辨识消化性溃疡的潜在危险因素、调整体质，能够有效预防其发生和发展。

一、病因病机

在中医理论中，消化性溃疡的病因病机较为复杂，通常涉及多个因素的交互作用。主要病因包括饮食不当、情志失调、体质虚弱等，病机包括脾胃气虚、肝气郁结、阴虚火旺等。

（一）饮食不当

在中医认知里，饮食因素对消化性溃疡的形成影响显著。若长期偏好食用辛辣、油腻、寒凉以及刺激性食物，又或者过度饮酒，这些不良饮食习惯会不断侵扰脾胃。辛辣之物易生热化火，耗伤胃阴；油腻之品有碍脾胃运化；寒凉食物则易伤阳气，阻碍气血运行。长此以往，脾胃功能受损，气血运行不畅，气滞血瘀渐生，消化功能紊乱，胃肠道环境失衡，最终促使溃疡形成，危害身体健康。

（二）情志失调

根据中医理论，"肝气犯胃"确为诸多消化性溃疡发病的根本所在。现代社会中，人们长期处于精神紧张、焦虑状态，压力过大且情绪频繁波动。这些不良情志因素易致使肝气郁结，肝主疏泄的功能失常，进而干扰胃气的正常运行，使胃肠道的气血流通受阻，功能出现紊乱。胃肠功能失调后，便容易滋生溃疡，给患者带来病痛。

（三）脾胃气虚

脾胃作为后天之本，在人体消化吸收过程中起着关键作用。当脾气虚弱、胃气不足时，脾胃无法有效地推动食物进行消化和吸收。食物在胃内不能及时运化，便会形成湿浊积滞，不仅影响脾胃的正常升降功能，还会导致胃酸分泌失调，过多胃酸易对胃黏膜产生侵蚀，胃黏膜一旦受损，防御功能下降，就容易诱发消化性溃疡，影响胃肠健康。

（四）肝胃不和

肝气郁结与胃气之间存在着紧密联系，二者相互影响，一旦肝气郁结，往往会导致胃气不畅，胃腑失和的状况出现。肝郁气滞会扰乱人体的气机升降，使胃酸分泌失去正常的调控，胃酸过多分泌后，不断侵蚀胃肠黏膜，致使黏膜的完整性遭到破坏，防御功能降低，长此以往，便极易引发溃疡，给患者带来胃痛、胃胀等不适症状。

（五）阴虚火旺

在特定情况下，如长期胃肠道病变或者长期服用药物（尤其是非甾体抗炎药），会对胃阴造成损害。胃阴受损后便会干涸，进而导致胃肠道出现虚火上炎的情况。此时，患者常会伴有胃痛、口干舌燥等症状，虚火不断灼伤胃黏膜，使其变得脆弱，免疫力下降，在这样的病理状态下，消化性溃疡也就容易发生，影响患者的正常生活。

二、临床表现

消化性溃疡的临床表现因个体差异及病程不同而有所不同，通常表现为上腹部疼痛、纳呆、恶心、呕吐等症状。

（一）上腹疼痛

上腹疼痛是消化性溃疡最为常见的临床表现。多数患者会在空腹时，或者餐后 1～2 小时出现这种疼痛症状，其疼痛性质多为隐痛或钝痛。症状较轻时，可能仅有轻微的不适感，容易被忽视；而情况严重时，疼痛则较为剧烈，给患者带来极大痛苦。之所以疼痛表现存在差异，是因为其与胃酸分泌情况及胃内食物的多少有着密切关联，胃酸刺激溃疡面，食物量影响胃部压力，进而影响疼痛的程度与性质。

（二）纳呆、恶心、呕吐

在消化性溃疡患者中，纳呆、恶心、呕吐这些症状常相伴出现。尤其当溃疡发展到较为严重的程度时，胃内酸性物质大量积聚，胃酸分泌失调，会不断刺激胃黏膜及胃部的神经感受器，破坏胃部正常的消化环境，从而容易引发食欲的丧失，同时还会使患者产生强烈的恶心感，严重时甚至会出现呕吐现象，极大地影响了患者的正常饮食与生活质量。

（三）消化不良

消化不良在消化性溃疡患者身上也较为常见，如食后饱胀、嗳气、反酸等症状时有发生。进食后，由于溃疡导致胃部的消化功能减弱，食物不能被充分消化和排空，就容易堆积在胃内，产生饱胀感。而且，胃部气体排出不畅，就会出现嗳气现象。此外，胃酸分泌异常，可能反流至食管等部位，进而产生反酸症状，尤其在食用辛辣、油腻食物后，这些症状往往会更加明显，加重患者的不适。

（四）烧心、反酸

部分消化性溃疡患者会出现烧心、反酸的症状，即胃酸反流现象。胃酸本应在胃内参与消化过程，然而当胃部的抗反流机制因溃疡受损，或食管下括约肌功能出现异常时，胃酸就会逆流而上，反流至食管，刺激食管黏膜，从而使患者感觉到胸骨后有明显的烧灼感，同时口腔内也会出现酸味，给患者带来不适，影响日常的生活与进食体验。

（五）黑便、呕血

当消化性溃疡病情严重时，有可能引发胃肠道出血这一较为危急的情况，其外在表现为黑色粪便或呕吐物带有血迹。溃疡若侵蚀到胃肠道的血管，导致血管破裂出血，血液在

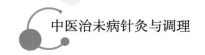

肠道内经过一系列化学反应后，排出体外时粪便就会呈现黑色；若出血量较大且出血速度较快，还可能出现呕血现象。一旦发现此类情况，务必及时就医，以免延误病情。

三、中医治未病调治

（一）辨证施治

1. 脾胃虚弱型消化性溃疡

（1）病因：脾胃虚弱是导致消化性溃疡的一个主要原因。脾胃为后天之本，主运化水谷，是消化吸收功能的核心。脾虚则运化失职，水湿内生，胃气不畅，食物滞留，导致胃酸分泌增多或胃黏膜受损，形成溃疡。这种情况通常伴随脾胃功能减弱，无法有效运化食物中的营养和水分，从而引发胃部的不适和溃疡。

（2）症状：脾胃虚弱型消化性溃疡患者常出现腹胀、乏力、纳呆等症状。胃脘部的胀痛感较为显著，尤其是在进食后加重。患者常伴有嗳气、便溏，且由于脾虚的影响，消化系统的其他功能也会出现异常，导致胃肠蠕动减缓，食物滞留。此外，脾虚导致气血不足，患者易感疲倦，舌苔较薄，脉象细弱。

（3）治疗方剂：针对脾胃虚弱型消化性溃疡，中医常选用四君子汤和补中益气汤。四君子汤中的人参、白术、茯苓和甘草，有助于健脾益气，增强脾胃的运化功能，从而缓解胃脘疼痛和胀气。补中益气汤则通过黄芪和当归等药物，进一步增强脾胃的气血支持，帮助改善脾胃虚弱所导致的消化不良和溃疡症状。

（4）治疗原则：健脾益胃，补气养血。通过调整脾胃的功能，增强消化能力，并通过补气养血促进胃黏膜的修复，减轻胃痛和不适。

2. 肝胃不和型消化性溃疡

（1）病因：肝气郁结是肝胃不和型消化性溃疡的主要病因。肝气郁结往往与情绪不畅、精神压力过大等因素相关。肝气郁结久而化火，火热侵扰胃脘，导致胃气不和，出现溃疡。中医认为，肝气的顺畅与胃气的调和密切相关，肝郁则必然影响胃的功能，导致胃部气机不顺，形成溃疡。

（2）症状：肝胃不和型消化性溃疡的患者常见胃脘胀痛，纳呆，伴有烦躁、口苦等症状。情绪波动较大，易感到焦虑、易怒，尤其是在情绪不稳定时，胃痛症状容易加重。嗳气、胸闷也是常见的伴随症状，患者的舌苔较薄，脉象弦数。由于肝气郁结，患者的消化系统往往表现为胃气滞涩，胃部不适感明显。

（3）治疗方剂：肝胃不和型的治疗常选用柴胡疏肝散和加味逍遥散。柴胡疏肝散通过柴胡、香附、青皮等药物疏肝解郁，调和肝胃，行气止痛。加味逍遥散则以疏肝理气为主，结合健脾益气的作用，进一步调整气血平衡，有助于缓解患者的胃脘不适和情绪波动。

（4）治疗原则：疏肝解郁，调和肝胃，行气止痛。通过调节肝气，改善气机不畅，促进胃气顺利流通，从而减轻溃疡症状，缓解情绪压力。

3. 阴虚火旺型消化性溃疡

（1）病因：阴虚火旺型消化性溃疡主要是由胃阴亏损导致。胃阴虚弱使胃气无法得到充分滋养，容易导致胃火上炎。阴虚火旺不仅损伤胃黏膜，还导致胃酸分泌过多，从而加重溃疡的症状。此类型的消化性溃疡患者常见胃痛加剧，尤其是夜间或空腹时。

（2）症状：胃痛是阴虚火旺型溃疡的主要症状之一，患者常感胃脘灼热、疼痛剧烈。口干、便秘、舌红少苔、易怒等也是常见的表现。由于胃阴不足，胃火上升，患者可能伴

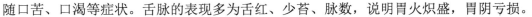

随口苦、口渴等症状。舌脉的表现多为舌红、少苔、脉数，说明胃火炽盛，胃阴亏损。

（3）治疗方剂：知柏地黄丸和百合固金汤是治疗阴虚火旺型溃疡的常用方剂。知柏地黄丸通过知母、黄柏、丹皮等药物滋阴清热，帮助平衡胃阴与胃火的对立状态。百合固金汤则具有滋阴清肺、润燥养胃的作用，适用于胃阴不足、火旺上炎的患者。

（4）治疗原则：滋阴清火，安抚胃气。通过滋阴降火，恢复胃黏膜的修复能力，缓解胃痛，减少胃酸分泌，促进溃疡愈合。

4. 气滞血瘀型消化性溃疡

（1）病因：气滞血瘀型消化性溃疡是长期胃气郁结、血液循环不畅的结果。肝郁、气滞导致胃气不畅，长期的胃气不和引发血瘀，形成胃部的瘀血，损伤胃黏膜，导致溃疡的形成。这种类型的患者通常由慢性压力或不良生活习惯引起。

（2）症状：胃脘部的隐痛或刺痛是气滞血瘀型溃疡的典型症状，疼痛的特点是间歇性、刺痛感较强。患者的舌质暗、脉涩，提示气血不畅。疼痛常伴有消化不良、纳呆等症状，胃部胀痛、反复疼痛是该型患者的主要困扰。

（3）治疗方剂：血府逐瘀汤和丹参饮是治疗气滞血瘀型溃疡的经典方剂。血府逐瘀汤通过活血化瘀、疏通经络，帮助改善胃脘部的血液循环，缓解瘀血造成的疼痛。丹参饮则通过丹参、红花等药物活血行气，有效缓解胃部不适。

（4）治疗原则：活血化瘀，理气止痛。通过改善血液循环，调节气机，消除胃脘部的血瘀和气滞，促进胃溃疡的愈合。

（二）中医治疗方法

1. 针灸治疗

针灸通过刺激特定的腧穴，如胃俞、中脘、足三里、大横等，调节脾胃气血，促进胃部的气血运行。针灸可以帮助缓解胃痛、胀气等不适症状，增强消化功能，调和肝胃气机，对于减轻胃部不适、改善溃疡症状具有积极作用。

2. 推拿与拔罐

推拿治疗通过对胃脘部、脾胃相关经络的按摩，促进血液循环、气血流通，舒缓胃部压力，改善胃痛、胀气等症状。拔罐则通过负压作用，改善胃部的血液循环，促进胃黏膜的修复，缓解疼痛。两者结合使用，有助于增强治疗效果。

（三）饮食调理

1. 食疗

对于消化性溃疡患者，食疗非常重要。中医提倡以温和、滋养的食物为主，如百合、莲子、山药、枸杞等，它们具有滋阴养胃的作用，有助于保护胃黏膜，缓解胃酸的刺激。患者应避免食用辛辣、油腻等刺激性强的食物，以免加重胃黏膜损伤。食物应选择易消化、温和的食材，以减轻胃的负担。

2. 餐次分配

建议将每天的饮食分为小餐，避免暴饮暴食。每餐应适量，过多的食物会增加胃的负担，导致胃酸分泌过多或胃黏膜的进一步损伤。分餐制有助于维持胃的正常功能，减少胃部压力，促进胃溃疡的愈合。

3. 避免禁忌食物

为了避免加重病情，消化性溃疡患者应避免摄入咖啡、酒精、辛辣食物、油炸食品等，

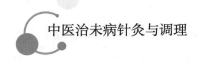

这些食物会刺激胃黏膜，引发胃酸过多，导致胃痛加重。此外，刺激性食物还可能导致胃气不畅，影响胃的正常运作。

四、护理干预

（一）疼痛管理

1. 药物管理

在消化性溃疡患者的疼痛管理中，严格按照医生的治疗计划进行药物管理至关重要。例如，按时为患者服用质子泵抑制剂这类抗酸药物，它能够有效抑制胃酸的分泌，从根源上减少胃酸对胃黏膜产生的刺激，缓解胃痛症状；若患者存在幽门螺杆菌感染，合理给予相应的抗生素进行规范治疗。同时，搭配胃黏膜保护剂，在胃黏膜表面形成一层保护膜，进一步阻挡胃酸等有害因素的侵袭，助力于减轻患者痛苦，促进溃疡愈合。

2. 物理疗法

适当运用温热敷或其他舒缓的物理疗法，对于缓解消化性溃疡患者的胃部不适有着积极作用。温热敷时，温热的刺激可以促使胃部的血液循环得到改善，有助于放松胃部的平滑肌，减轻胃部痉挛情况，进而缓解疼痛，同时还能在一定程度上促进胃肠蠕动，帮助胃部更好地消化食物，改善胃肠功能，提升患者的舒适度，辅助病情的恢复。

3. 情绪调节

消化性溃疡患者往往因疼痛而加重焦虑和压力，形成恶性循环，影响病情好转。护理人员在此过程中要充分发挥作用，通过主动与患者交流，耐心倾听他们的痛苦与担忧，给予真诚的安慰，让患者感受到关怀与支持。同时，引导患者进行适当的放松练习，如深呼吸，能够调节自主神经系统，放松身心，缓解焦虑情绪，减轻精神压力，打破不良循环，利于患者身体的康复。

（二）饮示指导与护理

1. 分餐制与少量多餐

对于消化性溃疡患者，推行分餐制并鼓励少量多餐的饮食方式意义重大。每天分餐多次进食，且控制每餐的进食量不过饱，这样能避免胃部一次性负担过重，让胃部可以有条不紊地进行消化工作。选择易消化的食物，如米粥，其质地柔软，容易被胃肠道消化吸收；蒸蛋富含优质蛋白，营养丰富且易于消化；汤类能补充水分和营养，还可滋润胃肠道。同时，避免过热过冷食物对胃部的刺激，维护胃部健康。

2. 避免刺激性食物

教育消化性溃疡患者避免食用刺激性食物是饮食护理的关键内容。辛辣食物会刺激胃黏膜，使其充血、水肿，加重炎症反应；油腻食物不易消化，易在胃内停留过久，影响胃部排空；酸性食物会增加胃酸分泌，进一步损伤胃黏膜；烟酒中的有害物质更是会破坏胃黏膜的屏障功能；生冷、硬物及过多咖啡因饮料同样会对胃部造成不良刺激。避免这些食物，有助于减轻胃部负担，利于溃疡的修复与康复。

3. 鼓励食用保护胃的食物

积极鼓励消化性溃疡患者食用（如莲子、山药、枸杞、百合、黄精、白米粥等）保护胃的食物很有必要。莲子具有养心安神、益肾涩精等功效，同时对脾胃也有滋养作用；山药健脾益胃，能增强脾胃的运化功能；枸杞滋补肝肾，有助于调节机体整体状态，间接保护胃部；百合润肺止咳、清心安神，也有益于胃阴的滋养；黄精补气养阴、健脾润肺，配合白米粥，可滋养胃阴，促进胃黏膜修复，维护胃部健康。

第三节　肠易激综合征

肠易激综合征（IBS）是一种常见的功能性肠道疾病，表现为腹痛、腹胀、便秘、腹泻等症状。虽然该病的病因并不明确，但现代医学认为可能与肠道运动功能紊乱、肠道微生物群失衡、心理因素等多方面因素有关。中医将肠易激综合征视为肠胃不和或脾胃虚弱，通过辨证施治调理患者的脏腑气血、阴阳等功能。

一、病因病机

肠易激综合征的病因主要有外邪入侵、饮食所伤、情志失调、气血不足、阳气虚弱等。

（一）外邪入侵

六淫外邪，伤于风寒，则寒凝气滞，导致脏腑经脉气机阻滞，不通则痛。若伤于暑热，外感湿热，或寒邪不解，郁久化热，热结于肠，腑气不通，气机阻滞，也可发为本病。《素问·六元正纪大论》曰："湿胜则濡泄。"内外水湿聚集肠道，则导致泄泻，大便不成形。反之，肠道失于润泽，水液分布不均匀，"燥胜则干"，则导致便秘，大便干结。

（二）饮食所伤

饮食不节，暴饮暴食，损伤脾胃，饮食停滞；恣食肥甘厚腻辛辣，酿生湿热，蕴蓄肠胃；误食馊腐，饮食不洁，或过食生冷，致寒湿内停等，均可损伤脾胃。

（三）情志失调

抑郁恼怒，肝失条达，气机不畅；或忧思伤脾，或肝郁克脾，肝脾不和，气机不利，均可引起脏腑经络气血瘀滞。若气滞日久，还可致血行不畅，形成气滞血瘀。

（四）气血不足

先天禀赋不足，或病后、产后及年老体衰，气血不足，气虚则大肠传导无力，血虚则津枯肠道失于润泽濡养，皆易引发肠易激综合征。

（五）阳气虚弱

素体阳气不足，或过服寒凉，损伤脾阳，或肾阳素虚，或久病伤及肾阳，均可致脏腑经络失养，阴寒内生，寒阻气滞而生本病。

综上所述，肠易激综合征的病因病机不外寒、热、虚、实、外感、内伤、情志等方面，其间常相互联系，相互影响，相因为病，或相兼为病，病变复杂。肠易激综合征的病位在肠，但与肝、脾、肾功能失调关系密切。发病原因或在脏腑，或在气在血，或在经脉，需视具体病情而定，所在不一。形成本病的基本病机是脏腑气机不利，经脉气血阻滞，脏腑经络失养。

西医学对肠易激综合征的病因和发病机制尚未明确，认为与胃肠动力异常、内脏敏感性升高、脑–肠轴调控异常、肠道微生态、炎症和精神心理等多种因素相关。患者以中青年人为主，发病年龄多见于 20～50 岁，女性较男性多见，有家族聚集倾向，常与其他胃肠道功能紊乱性疾病（如功能性消化不良）并存伴发。

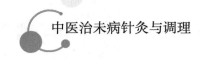

二、临床表现

肠易激综合征起病隐匿，通常在未发病时先兆症状不明显，也有部分患者可出现乏力、多汗、脉搏加快、血压升高等自主神经失调的表现。发病时主要症状表现为腹痛、腹泻、便秘，大便性状和（或）排便习惯改变。常见中医辨证分型表现如下。

（一）肝郁脾虚证

腹痛，腹泻，常发生于抑郁、恼怒、情绪紧张等肝气不舒之时，肠鸣，嗳气频作，胸胁胀闷不舒，泻后痛减，纳谷欠佳；苔薄，脉弦。

（二）寒热错杂证

腹痛，肠鸣，腹泻，大便黏腻不爽，或腹泻与便秘交替，烦闷不思饮食，口干；苔白或黄，脉紧或数。

（三）阴虚肠燥证

长期便秘，大便数天一行，硬结难解，腹部压痛，常伴头痛烦闷；舌红或绛，脉细弱或细数。

（四）气滞湿阻证

大便溏薄，泻后不爽，或干稀不匀，便秘与腹泻交替，腹部胀痛，泛恶纳少；苔白腻，脉濡或弦。

（五）脾胃虚弱证

饮食稍有不慎，稍进油腻或刺激性食物，即腹泻或完谷不化，食少纳差，腹部隐痛，面色少华，神疲乏力；舌淡，脉细弱。

肠易激综合征的未病状态，往往可见大便排便不规律，时而数天不行，时而一天数行，可见完谷不化，或大便干结，容易因为腹部受凉、食用偏寒或偏热的食物而诱导排便，情绪容易紧张，对外界的反应比较敏感，多愁善感，易生气、胸闷，容易疲乏，汗出；脉弦滑或弦细。

三、中医治未病调治

肠易激综合征的治未病调治原则，以恢复肝脾脏腑功能为主，节制饮食、调畅情志为辅，重视解除湿邪致泻、阴虚肠燥和气血不足等相关致病因素。本病多见气、血、痰、火、湿、食等病因相互兼夹，症状表现复杂，临证应仔细鉴别病性、病位，知其病因，方能防患于未然。

（一）情志调治

要重视健康教育，使患者正确认识疾病，了解本病的病因、病理变化及并发症的危害性，消除麻痹心理或紧张恐惧，正确理解并配合调治。精神上要减压、减负，减少工作和生活中的压力，尽量避免精神紧张，心情上的恼怒、忧思、郁闷等，以达到尽量避免情绪上的应激反应的目的。保持精神愉悦、情绪安定、乐观豁达的心理状态，对调治本病有益。

（二）起居调治

逐步调整生活规律，建立并实施健康且有规律的生活方式，做到起居有常，饮食定时

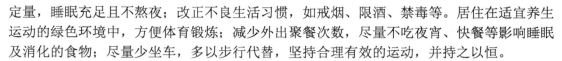

定量，睡眠充足且不熬夜；改正不良生活习惯，如戒烟、限酒、禁毒等。居住在适宜养生运动的绿色环境中，方便体育锻炼；减少外出聚餐次数，尽量不吃夜宵、快餐等影响睡眠及消化的食物；尽量少坐车，多以步行代替，坚持合理有效的运动，并持之以恒。

（三）饮食调治

避免易引起过敏的食物，避免过量的脂肪及刺激性食物，如咖啡、浓茶、酒精等，并减少易在消化中产生气体的食物（如奶制品、大豆、扁豆等）的摄取。少食多餐，宜食清淡易消化的健康饮食，如米汤、粥、藕粉等助胃气之品。少吃炒菜，多吃炖菜。高纤维素饮食（如麸糠、玉米、糙米等）可刺激肠道运动，对改善肠动力不足引起的便秘有明显效果。

（四）药物调治

日常调治以药食同源的中药为主，如山药、薏苡仁、茯苓、芡实等。常用的药膳方有凉拌车前草蒜苗、红薯蒸猪排、山药香菇鸡丝粥、银耳香菇鸡丝苈面等。肠易激综合征的药物调治以治疗主要症状及相关证候为主，对腹痛、腹泻、便秘等主要症状及相关状态或证候采取辨证施治。

（五）针灸调治

针灸可调节神经、内分泌功能，对肠易激综合征也有效。

1. 体针

取足三里、天枢、三阴交。脾胃虚弱者，加脾俞、章门；脾肾阳虚者，加肾俞、命门、关元，也可用灸法；脘痞者，加公孙；肝郁者，加肝俞、行间。便秘者，取穴大肠俞、天枢、支沟、丰隆。热秘者，加合谷、曲池；气滞者，加中脘、行间；阳虚者，加灸神阙、气海、关元。实证、热证用泻法，虚证、寒证用补法、灸法。

2. 耳针

耳穴取交感、神门、胃、大肠等，用短毫针针刺或用王不留行籽、白芥子贴压，或用耳穴治疗仪，两耳交替治疗。

（六）推拿调治

推拿也可作为肠易激综合征的一种调治方法，用一指禅推法揉摩足三里、天枢、神阙、大横、气海、关元、上巨虚、下巨虚、脾俞、大肠俞等穴。

（七）动静调治

通过运动可促进循环和代谢，改善心肺功能，缓解压力，使人心身愉悦。运动因人而异，方式可选慢跑、快慢交替步行、跳绳、骑自行车、游泳、跳韵律操等。但肠易激综合征严重的患者有时不适宜运动，而要采取安静休养，或采取室内运动、床上肢体运动等小强度运动。

（八）其他调治

1. 刮痧

刮痧选取胃俞、大肠俞、脾俞等背部腧穴，足三里、阳陵泉、阴陵泉等下肢部位的腧穴，天枢、气海等腹部腧穴。刮痧后，腹痛、腹泻、便秘症状均可减轻。

2. 拔罐

便秘者取大肠俞、小肠俞、足三里及阳性反应部位。方法：左腹、臀部、大腿后侧阳

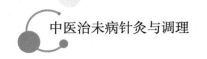

性反应部位拔火罐 10 ～ 15 分钟。腹泻者用口径 6cm 的中型火罐，于神阙包括两侧天枢穴处各拔一罐，隔 1 ～ 2 天 1 次，以 3 次为 1 个疗程。

3. 贴穴

用白术、白芍、蛇床子、延胡索 2 份，黄连、淫羊藿 1 份，所有中药制成的药粉每次 3g，加少量凡士林，填充于神阙，用胶布封贴，48 小时更换 1 次，1 个月为 1 个疗程。

四、护理干预

对于肠易激综合征患者，护理干预是提高患者生活质量、减少复发的关键一环。以下是肠易激综合征护理中的 4 个要点。

（一）症状监测与评估

对于肠易激综合征患者而言，护理人员定期开展症状监测与评估工作极为重要。细致观察并记录患者腹痛的发作时间、部位、疼痛性质，腹胀出现的时段及程度，还有便秘或腹泻各自的发生频率、大便性状等严重程度相关情况。依据这些全面且精准的评估结果，护理人员能够适时且针对性地调整护理方案，保障治疗措施契合患者当下状况，最大程度确保治疗能切实起效，助力患者缓解病情。

（二）心理支持

由于肠易激综合征和心理压力联系紧密，因此护理人员提供心理支持是不可或缺的护理环节。患者常因病情反复、不适症状困扰而滋生焦虑、抑郁等负面情绪，这些情绪又会反过来加重病情。护理人员可通过耐心倾听患者倾诉病痛与烦恼，给予真诚的鼓励，运用专业的心理疏导技巧，帮助患者排解压力，使其情绪得以舒缓，进而对改善肠道症状起到积极作用，提高患者的生活质量。

（三）饮食与生活方式指导

为肠易激综合征患者提供个性化的饮示指导意义重大，旨在助力其养成健康的饮食习惯，规避易引发症状的食物。告知患者定时定量进餐的重要性，让胃肠形成规律的消化节律，避免暴饮暴食打乱胃肠功能。如过度辛辣、刺激性食物，易刺激肠道，加重肠道应激反应，应严格避免。根据患者个体差异制定专属饮食方案，从饮食方面入手控制病情，减少症状发作，保障患者的肠道健康。

（四）运动与康复指导

建议肠易激综合征患者进行适量运动，这对促进肠胃蠕动、提升胃肠道功能有着积极影响，能有效减轻便秘和腹胀等不适症状。不同患者身体状况各异，运动方式需灵活调整。例如，散步这种较为舒缓的有氧运动，能温和地刺激肠道蠕动，而太极动作缓慢、柔和，可调节身体气血运行，增强体质的同时助力肠胃功能改善。合适的运动有助于患者康复，提高生活质量，减少疾病复发。

第四节　功能性便秘

功能性便秘是一种常见的消化系统疾病，通常表现为排便困难、排便次数减少、粪便干结或不完全排空感。此病虽然缺乏明确的器质性病因，但与饮食不规律、生活习惯、情

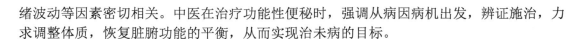

绪波动等因素密切相关。中医在治疗功能性便秘时，强调从病因病机出发，辨证施治，力求调整体质，恢复脏腑功能的平衡，从而实现治未病的目标。

一、病因病机

功能性便秘的发生多与饮食不节、情志失调、正气不足、感受外邪等因素有关。

（一）饮食不节

平素阳明热盛，或饮酒过多，过食辛辣肥甘厚味，导致肠胃积热，灼伤津液，失于濡润；或恣食生冷，致阴寒凝滞，胃肠传导失司，造成便秘。

（二）情志失调

忧愁思虑过度，每致气机瘀滞，不能宣达，脏腑通降失常，传导失职，糟粕内停，不得下行，而致便秘。

（三）正气不足

素体虚弱，或病后、产后及年老体虚之人，气血两虚，气虚则大肠传送无力，血虚则津枯肠道失润，甚则致阴阳俱虚，阴虚则肠道失荣，阳虚则肠道失温，皆可形成虚秘。

（四）感受外邪

外感寒邪，直中肠胃，寒凝胃肠，传导失常；或热病之后，余热留恋，肠胃燥热，耗伤津液，大肠失润，而致排便困难。

便秘的基本病机为大肠传导失常，但与肺、脾、胃、肝、肾等脏腑的功能失调有关。便秘总以虚实为纲，热秘、气秘、冷秘属实，阴阳气血不足的便秘属虚。而寒、热、虚、实之间，常又相互兼夹或相互转化，如热秘久延不愈，津液渐耗，损及肾阴，致阴津亏虚，肠失濡润，病情由实转虚；气机瘀滞，久而化火，则气滞与热结并存；气血不足者，多易受饮食所伤或情志刺激，则虚实相兼；阳虚阴寒凝结者，如温燥太过，津液被耗，或病久阳损及阴，则可见阴阳俱虚之证等。

西医认为，功能性便秘的病因并不十分明确，可能是受年龄、食物、精神心理等多因素的影响。如本病老年人发病率高，可能与进食量，老年性胃肠道功能下降（如肠管分泌消化液减少、肠管张力蠕动减弱）及参与排便肌肉张力低下有关。

二、临床表现

功能性便秘主要表现为排便周期延长而便意少，便次减少；粪质干结，排便艰难费力，排便艰涩不畅。患者有时左下腹有胀压感，常有里急后重、欲便不畅等症状。长期便秘者可出现轻度"毒血症"症状，如纳呆、口苦、精神萎靡、眩晕乏力、全身酸痛等。中医辨证分型表现为实秘和虚秘。

（一）实秘

1. 肠道积热证

大便干结，腹胀腹痛，口干口臭，面红心烦，或有身热，小便短赤；舌质红，苔黄或黄燥，脉滑数。

2. 气机瘀滞证

大便干结，或不甚干结，欲便不得出，腹中胀痛，嗳气频作，或便而不爽，肠鸣矢气，

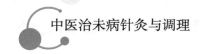

纳食减少，胸胁痞满；舌苔薄腻，脉弦。

3. 阴寒积滞证

大便艰涩，腹痛拘急，胀满拒按，胁下偏痛，手足不温，呃逆呕吐；舌苔白腻，脉弦紧。

（二）虚秘

1. 脾肺气虚证

大便并不干硬，虽有便意，但排便困难，用力努挣则汗出短气，便后乏力，面白神疲，肢倦懒言；舌淡苔白，脉弱。

2. 脾肾阳虚证

大便艰涩，排出困难，小便清长，面色白，四肢不温，喜热怕冷，腹中冷痛，或腰膝酸冷；舌淡苔白，脉沉迟。

3. 阴虚肠燥证

大便干结，状如羊屎，形体消瘦，口干少津，眩晕耳鸣，两颧红赤，心烦少眠，潮热盗汗，腰膝酸软；舌红少苔，脉细数。

4. 血液亏虚证

大便干结如栗，面色无华，眩晕目眩，心悸气短，健忘，口唇色淡；舌淡苔白，脉细。

功能性便秘的未病状态主要为便意减弱，便次减少；粪便质地较干燥，排便出现费力等。不同证型还可提前出现对应的症状，如气虚证便秘未病状态会同时出现轻微的神疲乏力、肢倦懒言等症状，阴虚证便秘未病状态会同时出现轻微的口干少津、心烦少眠等症状。

三、中医治未病调治

（一）情志调治

由于现代社会节奏加快，工作、学习、生活等任务繁重，正常的生活习惯不能保持；精神紧张，心理压力过大，易致忧思多虑或抑郁恼怒，肝郁脾滞，气机不调，肠腑传导失司，通降失常，糟粕内滞，而罹患便秘。因此，心理因素在功能性便秘发病、防治中起着重要作用。注意精神调摄，提高患者对本病的认识。

调整心理状态，加强对患者的心理疏导和治疗，勿忧思恼怒，保持心情舒畅，调节其心理承受能力，避免受一些大的负性生活事件的影响，建立长期防治的信心和符合实际的治疗期望值；保持乐观的精神状态，缓解紧张心态，全面促进身心健康，对防治便秘也至关重要。

（二）起居调治

重视健康教育，制定并实施有规律的生活起居制度，做到起居有节，睡眠充足，养成良好的生活习惯，早睡早起，无论有无便意，每天早晨均应定时如厕排便，养成定时排便的习惯。蹲便时集中注意力，不看手机、阅读书报等，否则蹲时过长，可导致直肠黏膜松弛，会阴下降，肛门疾病等，引发排便困难。

长期有意识地控制排便，导致排便反射减弱或丧失而引发便秘，无论工作、学习、乘车船、坐飞机、看电影，有便意时就去厕所排便，不要忍着不解，久之易形成便秘。同时，生活起居要有规律，合理安排工作和生活，劳逸结合，有利于改善胃肠功能。

（三）饮食调治

饮食调治功能性便秘至关重要。首先要养成合理的膳食结构，主要做到以下4个方面。

（1）多喝水。晨起饮足量的淡盐水或蜂蜜温水，能促进肠蠕动，温和清洗肠道，还有每天要有充分的饮水量，可起到软化粪便的作用，但不宜多饮茶或含咖啡的饮料，以防利尿过多。

（2）食物应粗细搭配。增加膳食中的纤维素含量，多吃富含粗纤维的粗粮、蔬菜（如芹菜、韭菜、菠菜、萝卜、莲藕）、水果（如香蕉、苹果、梨）等食物，粗纤维可增加粪便体积，提高粪便的含水量，促进肠内有益细菌的增殖，刺激肠壁，促进肠道蠕动。

（3）多食用富含植物油脂的食品，如黑芝麻、麻子仁、胡桃仁、松子仁、杏仁、葵花籽、蜂蜜等，有效润肠通便的作用；食用含双歧杆菌、乳酸杆菌、肠球菌等微生物的食品，如鲜酸奶、饮料等，可直接补充肠道有益菌群，改善、调节肠道微生态环境。

（4）改变不良的饮食习惯，不偏食或盲目节食，饮食宜清淡，避免过食辛辣厚味或寒凉生冷之品，戒烟戒酒，减少对胃肠道的损害。

此外，建立规律的饮食习惯也有助于减少便秘的发生。

（四）药物调治

1. 润肠养生散

用黑芝麻、胡桃仁、松子仁、杏仁、葵花籽、花生等，研细末，稍加白蜜冲服，对阴血不足之便秘颇有功效。

2. 红薯膳

红薯、芝麻、梨、香蕉等，可加工成各种药膳食品，如红薯芝麻饼，有滋阴润燥、补脾健胃的作用。

3. 芦荟羹

用芦荟、鲜梨汁、香蕉榨汁制羹作为饮料食用，可用于燥结便秘者。

4. 獐宝散

研末成散服用，有健脾开胃、促进消化的功效，对老年、儿童的功能性便秘有效。

5. 药粥

何首乌红枣粥、生地白蜜粳米粥、麻仁芦荟红薯粥、莲藕花生粥等，均可用于便秘患者。

6. 药茶

热结实秘用决明子、番泻叶等，虚秘则用黄芪、当归、麦冬、熟地黄、枸杞子、肉苁蓉等，泡水代茶，对功能性便秘的防治皆有效。

对运用药膳或其他非药物调治方法便秘或相关状态仍不能缓解或改善的患者，需要根据实秘、虚秘的不同证候，运用中医方药辨证施治。

（五）针灸调治

1. 体针

实证取天枢、支沟、曲池、内庭、足三里等穴，针用泻法；虚证取大肠俞、天枢、支沟、上巨虚、关元、气海等穴，针用补法。

2. 艾灸

可选足三里、神阙、大肠俞、脾俞、肾俞等。

3. 耳针

可取神门、交感、大肠、皮质下、交感等穴，用短毫针针刺或用王不留行籽或白芥子贴压。

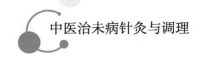

（六）推拿调治

推拿调治可采用按摩揉腹。仰卧在床上，全身放松，将两手手心叠放按于肚脐上，反复按揉；或从右到左沿结肠走向按摩。也可指压按摩相关穴位，如神阙、会阴、气海、关元、曲骨、长强等。

（七）动静调治

长期久坐少动，运动量不足，可致腹肌力量减弱，流向肠道的血液循环减少，肠道蠕动减弱。加强身体锻炼，特别是腹肌的锻炼，如散步、慢跑、体操、仰卧起坐、蹲立、跳绳、提肛运动等，可以加强腹肌、肛门括约肌的收缩力，促进胃肠蠕动和增加排便动力，预防功能性便秘的发生。

（八）娱乐调治

功能性便秘患者可通过部分娱乐活动，如音乐、歌咏、跳舞、游园等来放松心情，陶冶情操，以促进胃肠道运动。对便秘有利的娱乐活动，宜"稍动"，不宜"过静"。

（九）其他调治

1. 刮痧

在患者下脘部至耻骨联合部，用酒精消毒后，用刮痧板由上往下刮动，用力适度，反复至皮肤出现紫红色皮下出血点为度。

2. 熨敷

用食盐或用含有辛温走窜药物的中药如降香、细辛、藿香、佩兰等制成药袋，适量炒热，趁热敷熨腹部。

3. 拔罐

选择合适的罐口，选气海、关元、大肠俞、脾俞、肝俞、足三里等穴，采用火罐、药罐等，对解除便秘、腹胀等症状有一定的帮助。

4. 贴穴

（1）用藿香、佩兰、乌药、白芥子、麝香、生姜等中药制成的药饼，贴敷于气海、关元、大肠俞、内关、足三里等穴，达到温通经络、行气通便的功效。

（2）用芒硝、皂角（剂量为9∶1），研细末混匀，水调湿润，用纱布包裹敷神阙穴，能清热通便，主治热结便秘；醋炒葱白适量至极热，用布包熨肚脐部，凉后再炒再熨，能温散寒结、温运通便，主治阴寒积滞及阳虚便秘。

四、护理干预

（一）评估便秘症状

护理人员肩负着定期评估患者便秘症状的重要职责。需细致且全面地记录排便频率，是数天一次还是更久未排便；粪便的性状，是干结如羊粪状还是偏硬等；还有便秘的严重程度，是轻度排便费力还是重度需借助外力等关键信息。这对于长期便秘的患者尤为重要，因为他们更易出现肠梗阻、便血这类并发症，唯有精准评估，才能及时察觉病情变化，采取有效应对举措。

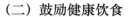

（二）鼓励健康饮食

1. 增加膳食纤维摄入

建议便秘患者增加膳食纤维的摄入意义重大。例如，全麦食品富含丰富的膳食纤维，能够吸收肠道内的水分，使粪便体积增大、质地变软，更易于排出体外；蔬菜中的膳食纤维可促进肠道蠕动，推动粪便前行；水果不仅含有纤维，还具备多种维生素等营养成分，协同助力肠道功能改善。增加此类食物的摄取，能有效改善便秘状况，维护肠道健康。

2. 保证充足水分

鼓励患者保证充足的水分摄入对缓解便秘不可或缺。每天摄入 1500～2000mL 的水分，能让肠道始终保持湿润状态，就如同为肠道内的"运输通道"添加了润滑剂。水分有助于溶解食物残渣，使大便不会过于干结，更利于其在肠道中顺利移动，从而减轻排便时的困难程度，从根本上对便秘问题起到改善作用，提升患者的肠道舒适度与整体生活质量。

3. 合理膳食结构

在膳食结构方面，引导患者合理安排饮食很关键。应避免食用辛辣、油腻和过于精细的食物，辛辣食物易刺激肠道，加重肠道燥热；油腻食物不易消化，易在肠道内滞留；精细食物纤维含量少，不利于肠道蠕动。而适量食用香蕉，其富含的果胶能促进肠道蠕动；杏仁中的油脂可润滑肠道；蜂蜜有润肠通便之效。合理搭配饮食，有助于改善便秘，促进肠道正常排泄。

（三）建立良好的排便习惯

1. 固定排便时间

鼓励患者养成每天定时排便的习惯益处颇多，尤其是清晨起床后，经过一夜的胃肠蠕动，肠道内已积攒了一定的粪便，此时是排便的好时机；饭后半小时同样适宜，进食刺激胃肠反射，更易产生便意。通过固定排便时间，能逐渐培养起规律的排便反射，让肠道形成按时排空的生物钟，久而久之，有助于改善便秘状况，使排便变得更加顺畅自然，提高患者的生活舒适度。

2. 保持放松心态

帮助患者保持放松的心态对于正常排便至关重要。如今，很多人因工作压力大、生活烦恼多，容易陷入情绪紧张状态，而这种紧张情绪会干扰神经对肠道的正常调节，抑制肠道蠕动，影响排便过程。引导患者通过冥想、练瑜伽等有效的放松方法，舒缓身心压力，让神经系统恢复平稳，保障肠道能在良好的状态下进行蠕动和排便，减少便秘的发生概率，提升肠道健康水平。

第五节 小儿腹泻

小儿腹泻是儿童时期常见的消化系统疾病之一，尤其是在夏秋季节尤为高发。腹泻不仅影响小儿的正常生活和生长发育，严重时还可引发脱水、电解质紊乱等危及生命的并发症。中医治未病理论强调在疾病发生之前进行防治，通过早期调理和干预，减少小儿腹泻的发生或减轻其病程。

一、病因病机

小儿腹泻发生的原因，以感受外邪、内伤饮食、脾胃虚弱、脾肾阳虚为多见。

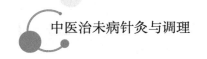

（一）感受外邪

小儿脏腑娇嫩，肌肤薄弱，冷暖不知自调，易受外邪侵袭而发病。外感风、寒、暑、热等邪气常与湿邪相合而致泻。由于时令气候不同，长夏多湿，故本病以夏秋季节多见；风寒致泻四季均有。病原可由病毒、细菌、寄生虫、真菌等引起；肠道外感染、滥用抗生素所致的肠道菌群紊乱也可导致小儿腹泻。

（二）饮食所伤

小儿脾常不足，饮食不知自节，若调护失宜，喂养不当，饮食失节或不洁，过食生冷瓜果或难于消化的食物，皆会损伤脾胃，发生腹泻。此外，哺乳期，因乳母饮食不节，也可能导致小儿腹泻。

（三）脾胃虚弱

先天禀赋不足，或饮食、他脏疾病伤脾，导致脾胃虚弱，脾虚运化失职，胃弱腐熟无力，清浊相干并走大肠，而成脾虚泄泻。亦有暴泻实证，失治误治，迁延不愈，或风寒、湿热外邪使脾胃损伤，转成脾虚泄泻。

（四）脾肾阳虚

先天禀赋不足或过寒伤阳，使阳气不足，温煦失职，阴寒内盛，水谷不化，并走肠间，而成脾肾阳虚泄泻。

由于小儿稚阳未充，稚阴未长，患腹泻后较成人更易于损阴伤阳发生变证。重症腹泻，因泻下太过，易于伤阴耗气，出现气阴两伤，甚至阴伤及阳，导致阴竭阳脱的危重变证。若久泻不止，脾气虚弱，肝木失养，变为慢惊风；脾虚失运，生化乏源，气血不足无以荣养脏腑肌肤，久则可致疳证。

西医认为，小儿腹泻可由感染和非感染两大因素引起，感染性腹泻的主要病原为细菌与病毒。引起腹泻的细菌最多见的是大肠埃希菌；病毒最多见的是轮状病毒，一般将由轮状病毒引起的腹泻称为儿童夏季腹泻。在我国儿童腹泻是小儿常见病，若治疗不及时有可能会发展为肝炎、肾衰竭或肠套叠等疾病，甚至危及生命。

二、临床表现

（一）大便稀薄或水样

小儿腹泻时，大便出现稀薄或呈水样的状态是较为典型的表现。其大便质地相较于正常时明显变稀，往往如稀糊状，严重者则似水样，可呈喷射状排出。颜色多偏黄，这与肠道内消化及代谢情况相关，且会伴随一股特殊的臭气，此乃因肠道内食物消化不完全，有害菌群滋生等因素所致，通过观察大便的这些性状特点，可为判断腹泻病因及病情程度提供依据。

（二）腹痛、腹胀

在小儿腹泻的诸多症状中，腹痛、腹胀现象较为常见。部分孩子腹痛症状较为明显，常表现为哭闹不止，小手捂着肚子，这多是由于肠道受到刺激，平滑肌痉挛所引发。同时，腹胀情况也时有发生，尤其是当脾胃不和，脾胃的运化功能失调，或是遭受寒湿之邪侵袭时，这种表现更为突出，腹部会明显隆起，轻拍时有鼓音，孩子也会因不适而显得格外烦躁。

（三）发热、乏力

倘若小儿腹泻伴有外邪侵袭，如风热、暑湿等情况时，发热、乏力等症状便容易出现。低热较为常见，体温一般在 37.5 ～ 38℃，同时孩子会表现得烦躁不安，精神状态欠佳，浑身乏力，不愿活动。这是由于外邪入侵人体后，正气与之抗争，正邪交争于体内，扰乱了人体正常的气血运行及脏腑功能，从而引发一系列全身性的不适反应。

（四）便次增多、排便不畅

腹泻期间，小儿排便次数会明显增多，通常每天可超过 3 次，较严重的患儿甚至可达十余次。而且，有些小儿在腹泻后还会出现便意持续的情况，总感觉有排便的需求，却又难以顺畅排出，甚至伴随便秘表现，这是因为腹泻可能导致肠道功能紊乱，肠道的正常蠕动节律被打乱，水分代谢也出现异常，使排便过程变得复杂且不畅。

中医通过望、闻、问、切四诊合参，综合分析小儿的腹泻情况，进一步明确辨证分型，制定合适的治疗方案。

三、中医治未病调治

小儿腹泻的治未病调治，应重视提升脾肾阳气运化水湿的功能，谨慎调节饮食结构，通过非药物疗法增强脾胃功能。

（一）情志调治

对患儿的情志调治，要从患儿家长入手。要重视健康教育，使家长正确认识疾病，了解本病的病因、病理变化及并发症的危害性。家长对患儿的照顾应耐心、细致，但不要过分敏感，矫枉过正。

（二）起居调治

小儿虽不能穿得过多，但一定要注意小儿腹部的保暖。"局部保暖"对预防孩子夏季腹泻至关重要，家长可以选择用小毯子或是给孩子穿上一件小肚兜加盖在腹部。春季天气变化较大，则更应注意小儿腹部的保暖，尤其是夜晚睡觉时，更应注重腹部保暖，避免腹部受寒。需适当给孩子增添衣物，避免因身体着凉而受寒，否则也会导致腹部受凉，从而会引起小儿腹泻。

（三）饮食调治

饮食调理对于小儿腹泻的调治非常重要。平时要注意饮食卫生，不吃不干净的食物，不吃刺激性较强的食物，吃水果前应该将水果清洗干净，不要让孩子吃隔夜的食物，放置时间长的食物内含有多种细菌和毒素，容易导致小儿腹泻。成年人和小儿的餐具应分开，不要共用。发病时停止进食高脂肪和难以消化的食物，以减轻胃肠负担。针对不同喂养方式的患儿，应注意以下3个方面。

（1）母乳喂养的患儿继续喂养，对哺乳次数及时间无须调整。若小儿腹泻与乳母饮食不节有关，建议母亲要相对清淡饮食，避免肥甘厚味及刺激性食物。

（2）人工喂养的患儿可将牛奶适当稀释，2 ～ 3 天后逐渐恢复正常。6 个月以上小儿可用平常已习惯的饮食，如粥、面片、蔬菜等，可适当减量。

（3）伴频繁呕吐或严重腹胀的患儿暂禁食，待病情稳定后再恢复喂养。

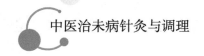

（四）药物调治

伤食者可用炒山楂 15g，红糖适量，鲜胡萝卜 2 个切成小块。水煎服，每天 1 剂，分数次服用，连服 2 ~ 3 天。外感寒邪者可用藿香 5g，豆蔻 6g，生姜 2 片，水煎沸后 10 分钟，取汁代茶饮，或加红糖调味服。

湿热型用高粱米、白糖各适量，高粱米放锅内爆炒后，取 6g 与生薏米 30g、白头翁 15g 同煎取汁，加白糖调服。每天 1 剂，分 2 ~ 3 次服用，连服数天。

脾虚可用炒米 50g，茯苓 12g，党参 6g，大枣 3 枚，红糖适量，加水煮粥服食，每天 1 剂，分次服用，连服 2 ~ 3 天。相关药物用量还需要根据患儿年龄、体重、状态等情况作适当增减。如果患儿还在哺乳期，可由母亲服用上述食疗。如果腹泻症状明显，可按中医辨证运用方药治疗。

（五）针灸调治

（1）体针：针刺可取足三里、中脘、天枢、脾俞、内庭、气海、曲池等穴，实证用泻法，虚证用补法；灸法可取足三里、中脘、神阙等穴，用于脾气亏虚、脾肾阳虚腹泻。

（2）耳针：取脾、肾、胃、交感神经、三焦等耳穴，用王不留行籽或白芥子贴压。每 3 天换耳穴 1 次，两耳交替进行。

（3）艾灸：取足三里、中脘、神阙、天枢、脾俞、大肠俞等穴，施隔姜灸或艾条温和灸。一般小儿腹泻 2 ~ 3 次治疗，即可痊愈。腹泻严重时，配合西医、中药处理。

（六）推拿调治

1. 推拿

揉外劳宫，清板门，清大肠，摩腹，揉足三里，用于乳食内积证。推三关，摩腹，揉脐，灸龟尾，用于风寒束表证。推天河水，推上三关，揉小天心，揉内、外劳宫，清大肠，用于肠道湿热证。补脾经，补大肠经，揉足三里，摩腹，推上七节骨，用于脾气亏虚证。

2. 捏脊

患儿俯卧，医生（或家长）以两手拇指、示指顶住病儿的皮肤，自长强（尾骨部）沿脊柱两侧至大椎（平肩处）提拿皮肉，中间不要脱手，连捏 3 ~ 5 遍，每天 1 次。或沿脊柱两旁，由下而上连续地挟提肌肤，边捏边向前推进，自尾骶部开始，一直捏到项枕部为止（一般捏到大椎，也可延至风府）。重复 3 ~ 5 遍后，再按揉肾俞穴 2 ~ 3 次。一般每天或隔天捏脊 1 次，6 次为 1 个疗程。慢性疾病在 1 个疗程后可休息 1 周，再进行下一疗程。

（七）熏浴调治

药浴熏蒸可促进体内有害物质的排出，也可作为小儿腹泻的调治方法。取车前子 30g，苍术 15g，藿香 15g，茯苓 30g，黄连 15g，黄柏 12g，紫苏 10g，煎水 20 分钟，泡足及洗浴，有利湿清热健脾作用。使用药浴一定要注意水温，以免烫伤。患儿过小，皮肤有外伤者不宜采用熏浴法。

（八）其他调治

（1）按穴：重按揉长强、大椎，每天 1 次，连续 3 天为 1 个疗程。

（2）贴穴：取五倍子、小茴香、肉桂、丁香、胡椒、吴茱萸、木香各等份，焙干研末，每天 1 ~ 2g，调敷脐部，每天 1 次，用于小儿寒湿泻。取肉桂、苍术各等份，共研细末，用温水调成糊状，敷于神阙周围，每天换药 1 次，用于小儿脾虚泻。

（3）敷贴：胡椒 12g，艾叶 30g，透骨草 80g，鸡蛋清适量。将上药捣烂，用鸡蛋清调拌，敷于足心。

（4）洗足：白扁豆 100g、葛根 50g、车前草 150g。上药加水煎煮 20 ～ 30 分钟，将药液倒入盆内，稍温时，浸泡足部 30 ～ 60 分钟，药液温度保持在 30℃左右，冷则加热。每天 1 剂，每天浸洗 2 ～ 3 次。

四、护理干预

（一）补液与电解质平衡

1. 口服补液

腹泻过程中，小儿身体会大量丢失水分和电解质，口服补液成为关键护理措施。口服补液盐溶液能有效补充流失的成分，维持机体正常运转。家长在此过程中需密切留意小儿尿量，若尿量明显减少，提示水分补充不足；同时观察皮肤弹性，若皮肤捏起后恢复缓慢，也意味着可能脱水。依据这些表现，及时让小儿适量饮用补液盐溶液，确保补充足够水分，预防脱水情况加重。

2. 静脉补液

针对重症腹泻或已伴有脱水症状的儿童，静脉补液显得尤为重要。由于病情较重，仅靠口服补液难以快速纠正水、电解质紊乱状况。通过静脉途径，可精准地补充葡萄糖，为机体提供能量，同时补充钠离子、钾离子等关键电解质，使其在体内的浓度尽快恢复正常水平，保障细胞正常的生理功能，改善患儿身体状态，助力其尽快从腹泻导致的脱水及电解质紊乱中恢复过来。

（二）饮食管理

1. 清淡饮食

在小儿腹泻护理里，饮食管理不容忽视，初期宜选择清淡饮食，如稀粥，熬煮后的米粒软糯，易于消化吸收，能为虚弱的胃肠减轻负担；米汤富含碳水化合物，且营养成分易被利用，可补充能量；胡萝卜泥含有丰富的维生素与膳食纤维，在补充营养同时，还能一定程度上调节肠道功能。避免进食油腻、辛辣、生冷等刺激性食物，防止进一步刺激胃肠。

2. 少量多餐

考虑到小儿胃肠功能尚弱，腹泻时消化能力更受影响，采用少量多餐的进食方式较为适宜。每次给予适量食物，既不会让胃肠因一次性负担过重而难以消化，又能保证机体获取一定营养。分多次进食，可使胃肠有足够时间对食物进行消化和吸收，避免因过饱导致胃肠不适，甚至引发呕吐等情况，有助于维持胃肠正常的消化节律，促进身体在腹泻期间的恢复，保障小儿的健康成长。

（三）保持良好的肛周护理

1. 保持肛周清洁干燥

小儿腹泻时，肛周护理极为重要，因频繁排便易对肛周产生刺激，导致皮肤红肿、破损等问题。每次排便后，应务必及时清洁肛周，用温水轻柔冲洗，可有效去除粪便残留及有害菌，随后用柔软毛巾轻轻擦干，保持肛周皮肤干爽。要避免使用含酒精或其他刺激性成分的湿巾，以防进一步损伤肛周娇嫩皮肤，为其营造良好的恢复环境，减轻腹泻给肛周

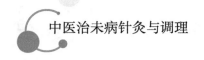

带来的不良影响。

2. 预防肛周皮肤损伤

若发现肛周皮肤出现红肿现象，需采取相应措施预防皮肤破损。可适当涂抹如氧化锌霜这类温和的护肤霜，氧化锌具有收敛、保护皮肤的作用，能在肛周皮肤表面形成一层保护膜，减少粪便等对皮肤的摩擦与刺激，缓解红肿症状，增强皮肤的抵抗力，维持肛周皮肤的完整性，避免因皮肤破损引发感染等更严重的问题，保障小儿肛周皮肤的健康状态。

第六节　非酒精性脂肪性肝病

非酒精性脂肪性肝病（NAFLD）是一种与过量饮酒无关的肝脂肪沉积性疾病，近年来随着生活方式的改变，特别是饮食结构的改变与肥胖症的增加，NAFLD 的发病率逐年上升。NAFLD 的病因病机复杂，既与代谢综合征密切相关，又与不良的生活习惯（如过度饮食、缺乏运动等）有关。中医治未病的理论和方法，尤其在早期识别和干预非酒精性脂肪性肝病方面，具有重要的实践意义。

一、病因病机

《难经》对肥气的描述与本病有关，即"肝之积，名曰肥气"。本病的病因多为内伤因素，有禀赋不足、过食肥甘、劳逸失度、情志失调、久病体虚等。

（一）体质偏盛

素体食旺痰盛、肥胖之人，脾失健运，水谷不能运化成精微而反为痰浊，阻滞中焦气机，痰浊阻滞于肝，出现胁痛、胁下积块等病变。

（二）过食肥甘

明代李梴《医学入门》云："善食厚味者生痰。"过食肥甘厚味、辛辣刺激之品，损伤脾胃，致脾胃运化失常，湿浊内生，酝酿成痰，蕴而化热，阻滞气机，气滞血行不畅，导致气血、痰湿、热毒相互搏结，发于胁下则为本病。

（三）过逸少劳

《温热经纬》云："过逸则脾滞，脾气滞而少健运，则饮停湿聚矣。"长期喜卧好坐，过度安逸，则气血运行不畅，瘀阻于内；或致脾胃呆滞，运化失司，浊气不化，成为膏脂痰浊，结聚于肝胆而发病。

（四）郁怒伤肝

肝主疏泄，使气机条畅，促进脾胃的运化。肝失疏泄，则气机受阻，影响气血、津液的正常运行及脾胃的运化功能。《金匮翼·积聚统论》云："气滞成积也。凡忧思郁怒，久不得解者，多成此疾。"故抑郁、忧思导致肝气郁而不畅，或怒而不发，失于疏泄，气机失和则水饮内停，凝而成痰成脂，最终积于肝络发为本病。

（五）肾精亏虚

临床上，NAFLD 好发于中老年人，与其肾中精气渐虚有关。《素问·阴阳应象大论》言："年四十，而阴气自半也。"中老年人肾精、肾气亏虚，火不温土则脾失健运，散精之职失司，水谷精微不归正化，水不涵木则肝体失养，疏泄不及，气机不畅，津液代谢失司，液积、脂凝，聚集于肝则成脂肪肝。

本病的中医病机以肝体失用、脾肾亏虚为主。肝体阴而用阳，肝主疏泄是其主要的生理功能，有助于脾胃正常运化水谷精微及排泄体内代谢物。在病理情况下，肝体受损，肝用失常，则无法疏泄条达，使痰浊、瘀血等病理产物不能及时代谢并排出体外，最终蕴结于肝络发为本病。脾肾亏虚者，脾虚运化无力，肾虚气化不利，而致水湿停聚，痰浊内蕴，郁久生热化瘀，而致痰、热、瘀、浊、湿纠结，蕴结于肝络发为本病。

二、临床表现

中医对于非酒精性脂肪性肝病的临床表现，通常根据不同的证型来分析。常见的症状和体征包括以下4个方面。

（一）腹部胀痛

腹部胀痛是非酒精性脂肪性肝病常见的症状之一。由于体内湿气滞留，脾胃的运化功能遭到破坏，水谷精微难以正常输布，导致腹部常出现胀满不适，尤其在进食后，脾胃负担加重，这种胀痛感会更为明显。此外，肝气郁结时，气机不畅，还常表现为胸胁满闷，隐隐作痛等症状，肝气在体内受阻，无法顺畅流通，进而引发了这些部位的不适。

（二）黄疸、面色晦暗

当脂肪过度沉积于肝时，极有可能致使肝功能损伤，进而引发黄疸或面色晦暗发黄等表现，这无疑反映了肝内部的病理变化。肝功能受损后，胆红素代谢出现异常，胆红素在体内积聚，便会导致皮肤、巩膜等部位发黄，呈现出黄疸之象。同时，气血运行也会因肝病变受到影响，使面色失去红润光泽，变得晦暗。这些外在表现皆是肝健康出现问题的警示信号。

（三）体重增加，腹部肥胖

非酒精性脂肪性肝病患者常出现体重增加且腹部肥胖的情况，多因湿热下注，脾胃功能失调所致。湿热之邪蕴结于体内，影响脾胃对水谷精微的运化和代谢，使多余的精微物质不能及时排出体外，转而化为脂膏堆积于体内，尤其容易积聚在腹部，形成典型的"苹果型"肥胖。这种肥胖不仅影响体态美观，更对身体健康造成诸多潜在威胁，需引起重视。

（四）舌苔、脉象

在中医诊断中，非酒精性脂肪性肝病患者常见舌质偏红，舌苔偏黄腻或白腻，脉象滑数的表现。舌质偏红提示体内有热象；舌苔黄腻往往象征着湿热之邪蕴结，而白腻苔则多表明湿邪较重；脉象滑数，"滑"主痰湿、食积等实邪，"数"则表示有热。综合来看，这些舌象与脉象特征都提示着体内湿热或湿邪积聚的病理状态，为中医辨证论治提供了重要依据。

三、中医治未病调治

本病的发生与患者平素过食肥甘、过逸少劳、郁怒伤肝等因素密切相关。非酒精性脂肪肝，究其实质是能量代谢的失衡，故治未病的重点是从控制饮食和加强运动两方面入手，不仅能够减少发病概率，而且能够逆转病程。通过健康教育倡导良好的生活习惯，纠正不良生活方式，结合"节气养生"调护方法强化患者自我管理，因人而异地积极采取非药物

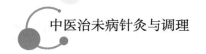

疗法，从而使脂肪消于无形，使体型恢复正常，使肝体涵养、肝气条达。

（一）动静调治

《黄帝内经》云："阳化气，阴成形。"阳气正常运转，则阴气不易凝结成痰浊，产生多余的脂肪。"动以养形"，四肢为诸阳之末，运动是最好的调动阳气的方法，是防治NAFLD 的有效手段。依据不同的体质情况，合理安排体育运动，以主动方式消耗体能，促进脂肪代谢，同时也需要注意避免因消耗过大而造成的弊端。

体育运动尤其适用于肥胖性脂肪肝患者。中等量有氧运动和（或）阻抗训练均可降低肝脂肪含量。可每天坚持中等量有氧运动 30 分钟，每周 5 次；或每天高强度有氧运动 20分钟，每周 3 次，同时做 8 ～ 10 组阻抗训练，每周 2 次。适量运动，可以提升正气，防治外邪侵袭人体，达到"治未病"的目的。

（二）饮食调治

控制饮食，调整膳食结构，合理分配三餐，建立高蛋白、高维生素、高纤维素及低脂、低糖的食谱，多吃蔬菜、水果，常饮淡茶。同时，也要限制能量摄入，忌肥腻、辛辣、甘甜等高热量饮食。肥胖者还要适当控制体重，减少腰围，避免不良的生活习惯，如不吃早餐、常吃夜宵等，以减少肝脂肪沉积。

（三）起居调治

减少体重和腰围是预防和治疗本病及其并发症最为重要的治疗措施。对于超重、肥胖，以及近期体重增加和隐性肥胖的 NAFLD 患者，建议通过健康饮食和加强锻炼的生活方式纠正不良行为。应改掉长期久坐、不喜运动锻炼的坏习惯，避免熬夜加班，保持充足的睡眠时间，养成良好的生活作息习惯。

（四）情志调治

保持心情舒畅，情绪稳定。长期的不良情绪，如抑郁、忧思、暴怒等，都容易损伤肝脾的正常功能而导致发病。因此，在感到自身受到不良情绪影响时，应主动纾解负面情绪，可向亲近的人倾诉个人感受，积极解决情绪带来的困扰；或转移注意力，如外出旅行、培养多种兴趣爱好等，移情以调志，往往比服药更加对症。

（五）药物调治

单味中药治疗 NAFLD 被证实确有其效。可适当选用具有疏肝解郁、健脾益气、消食和胃及活血化瘀散结等功效的单味中药，如丹参、山楂、决明子、柴胡、郁金、虎杖、大黄、荷叶、白术、党参等。还可辨证使用当飞利肝宁胶囊、化滞柔肝颗粒、血脂康胶囊等中成药。

中医治未病注重分证论治。湿浊内停证，宜升清化浊、燥湿消积；肝郁脾虚证，宜疏肝健脾；湿热蕴结证，宜清利湿热；痰瘀互结证，宜化痰散结、活血化瘀；脾肾两虚证，宜双补脾肾、温阳化湿。

（六）针灸调治

1. 体针

取丰隆、足三里、三阴交、阳陵泉、内关、肝俞、关元、合谷、肾俞等穴，以 1.5 寸毫针刺入。穴位加减及补泻手法遵循证型变化和个体化治疗的原则。每次留针 30 分钟，

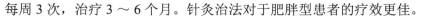

每周 3 次，治疗 3～6 个月。针灸治法对于肥胖型患者的疗效更佳。

2. 穴位埋线

膈俞、肝俞、足三里、阳陵泉、丰隆选取长 0.5cm 的羊肠线，中脘、气海选取长 1cm 的羊肠线，用一次性针头和针芯将羊肠线垂直或斜向植入穴位。

四、护理干预

（一）饮食护理

1. 合理膳食

在非酒精性脂肪性肝病的护理中，饮食护理至关重要。应严格避免高脂肪、高糖分食物的摄入，如油炸食品、糕点等，因其易加重肝脂肪代谢负担，促使病情发展。提倡低脂、低糖、低盐饮食，多吃富含膳食纤维的食物，如全谷物、蔬菜等，利于肠道蠕动，减少脂肪吸收。合理膳食有助于调节机体代谢，改善肝功能，是控制病情的基础环节。

2. 分餐制

实行一日三餐定时、定量的分餐制对患者意义重大。定时进餐可使胃肠形成规律的消化节律，定量则避免过饱，防止摄入热量过多，利于体重控制。每餐适量增加优质蛋白质，如鱼类富含不饱和脂肪酸，豆制品含植物蛋白，搭配新鲜水果蔬菜，补充维生素、矿物质，既能满足身体营养需求，又有助于改善肝的营养状况，促进肝功能恢复，助力于疾病康复。

（二）情志护理

1. 舒缓压力

情志护理是非酒精性脂肪性肝病护理的重要方面，帮助患者舒缓压力不容忽视。长期过度焦虑或抑郁等不良情绪会影响神经内分泌系统，加重肝负担，不利于病情好转。护理人员要引导患者学会有效的压力管理方法，如通过深呼吸放松、合理宣泄等方式缓解紧张情绪。同时，提供专业的心理疏导，帮助患者正视疾病，减轻心理负担，以积极心态面对生活与治疗，促进身体康复。

2. 培养兴趣

鼓励患者培养兴趣爱好在情志护理中有着积极意义。读书可让人沉浸于知识的海洋，转移对疾病的注意力；绘画能发挥创造力，抒发内心情感；音乐具有舒缓情绪、调节心理的作用。参与这些活动能帮助患者放松心情，使其从疾病带来的压力中解脱出来，保持乐观积极的心态，这种良好的心理状态有助于改善机体的整体功能，增强身体免疫力，利于肝疾病的治疗与恢复。

（三）定期检查

1. 肝功能检查

定期进行肝功能、超声等检查对于非酒精性脂肪性肝病患者来说是必不可少。通过肝功能检查，能直接了解肝的代谢、合成、解毒等功能是否正常，查看谷丙转氨酶、谷草转氨酶等指标有无异常变化；超声检查则可以清晰观察肝的形态、大小及脂肪沉积情况，判断病情进展程度。及时掌握这些信息，有助于医生调整治疗方案，精准干预，保障患者肝健康。

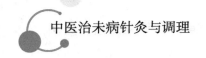

2. 血糖和血脂监测

密切关注患者的血糖和血脂水平也是护理干预的关键环节。非酒精性脂肪性肝病常与糖尿病、高血脂等代谢异常问题并存，定期监测血糖可及时发现血糖波动，预防糖尿病的发生及控制病情；监测血脂能了解血液中胆固醇、甘油三酯等指标情况。若出现异常，可尽早采取措施进行干预，调整饮食、加强运动或给予药物治疗，避免代谢紊乱加重肝损害，促进整体健康状况的改善。

第八章　神经系统常见病

第一节　脑卒中

脑卒中，是指由脑血管破裂或堵塞导致脑部缺血或出血，从而引起的脑功能障碍。根据中医理论，脑卒中属于"中风"范畴，通常由气血失调、阴阳失衡引发。脑卒中的发生不仅与急性发作相关，更与长期的体质虚弱、气血不畅等因素密切相关。中风为内科常见急症之一。其起病急骤，变化迅速，证见多端，如自然界风性之善行数变，故前人以此类比，名曰"中风"。对于脑卒中的治疗及预防，历代医家均极为重视。通过长期医疗实践积累，逐步形成了中医学对脑卒中独特的医疗优势。

一、病因病机

中医学认为，脑卒中的发生不外乎内因与外因两个方面。主要因素在于患者平素气血亏虚，心、肝、肾三脏阴阳失调，兼之忧思恼怒，或饮酒饱食，或房事劳累，或外邪侵袭等因素，以致气血运行受阻，经脉痹阻，失于濡养；或阴亏于下，肝阳暴涨，阳化风动，血随气逆，夹痰夹火，横窜经络，蒙闭清窍而猝然昏仆，不省人事，伴有口眼歪斜，半身不遂，言语謇涩或失语；或不经昏仆，仅以僻不遂为主要症状的一种病证。

（一）内因

内因在脑卒中发病中起主要作用，已为临床实践所反复证实。

（1）情志失调：情志即七情，是指喜、怒、忧、思、悲、恐、惊七种情志变化。情志是机体对外界事物的不同反映，在正常情况下，不会使人致病。只有长期情志变化刺激，使人体气机紊乱，脏腑阴阳气血失调才会导致脑卒中的发病。七情中，又惟忧思郁怒为最甚。至于悲恐惊吓、精神紧张或情志异常波动，常为脑卒中诱发因素。

（2）劳累过度：脑卒中也可因操劳过度，形神失养，以致阴血暗耗，虚阳化风扰动为患。再则纵欲伤精亦是水亏于下，火旺于上，为发病之因。脑卒中的发病率随着年龄增长而增加，这和人过中年以后，机体日趋衰弱，阴血日趋亏耗不无关系。

（二）外因

外因在脑卒中发病过程中亦有不容忽视的作用。有时甚至成为脑卒中发病的主要因素。外因主要包括以下 2 个方面。

（1）饮食不节：过食肥甘醇酒，伤及脾胃，脾失健运，聚湿生痰，痰郁化热，引起肝风，夹痰上扰，可致脑卒中。

（2）气候变化：脑卒中一年四季均可发生，但与季节气候变化有很大关系。入冬骤然变冷，寒邪入侵，可影响血液循环，因此为容易发病的季节。

二、临床表现

中医对脑卒中的临床表现具有独特的辨证体系。根据脑卒中的不同病机，可以表现为

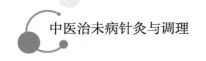

不同的临床症状。常见的症状包括以下5个方面。

（1）偏瘫、半身不遂：常见于脑卒中的经典表现，患者通常表现为一侧肢体无力或瘫痪，口眼歪斜。此症状常因风痰阻络、气血不足等病机所致。

（2）言语不清、语言障碍：脑卒中患者常出现语言不流利、发音困难或无法言语的症状。这多与脑部气血不足、气滞血瘀等相关。

（3）头痛、眩晕：中风发作前或发作时，患者常感到剧烈的头痛和眩晕，尤其是风火上扰、肝阳上亢引发的头痛。中风后的头痛也多与脑部血流不畅有关。

（4）意识障碍：部分脑卒中患者在发作时会伴有意识障碍，如昏迷、神志不清等。中医认为，这多由气血失调、脏腑功能衰弱所引起。

（5）呕吐、吞咽困难：脑卒中患者常见呕吐、吞咽困难等症状，尤其是病情较重时。中医认为，这是气机不畅、痰浊阻滞、脾胃功能受损的表现。

三、中医治未病的调治

（一）预防

（1）适当运动可以促进心血管机能，改善周身和脑部血液循环。应根据年龄和体质选择适当的运动方法，如散步、慢跑、健身操、太极拳等。最低目标每周3次，每天活动30分钟。推荐对脑卒中患者评估危险因素，根据患者的身体情况适当进行锻炼测评，指导运动处方。

（2）生活起居有节，工作、学习、休息都要妥善安排，避免忙乱，保持身体功能状态相应稳定。

（3）保持精神愉快、心理平衡。如果情绪紧张、激动、烦躁、暴怒、抑郁等，会使血管痉挛，血压、血脂升高，促进动脉粥样硬化，引发脑血管疾病，应注意节制。

（4）清淡饮食，要少吃动物脂肪和高胆固醇食物，以低盐、适量动物蛋白、丰富无机盐和多维生素C的食物为主，并选择多种谷物，少吃含蔗糖的主食。动物蛋白摄入量不宜过低，以保证机体足够的热量，并有助于降低血清脂质含量。多食用新鲜蔬菜、豆制品和水果，以补充钾离子、镁离子等保护心脏的电解质。

（5）定期到医院检查血压、血脂、血糖、胆固醇、心电图等，及时治疗其他疾病，如心脏病、糖尿病、脉管炎等。注意脑血管疾病前期症状，如肢体麻木、乏力、眩晕、视物突然模糊或讲话舌根发硬、语言不清等征象。一旦发现，应立即就医，以便及时有效地预防脑血管疾病的发生。

（6）酗酒者应禁止过量饮酒，制定戒酒计划，采用逐步戒酒的方法，小量摄入，白酒每天不超过50g。

（7）控制体重。

（8）吸烟是男性和女性缺血性卒中的独立危险因素，戒烟可以减少50%的卒中危险。

（9）控制好血压、血糖。

（10）高脂血症和动脉粥样硬化是脑卒中发生的主要危险因素，预防动脉粥样硬化发生或者阻止其进展，都可以降低脑卒中发生率。

（二）中医治疗

中医对脑卒中的治疗具有独特的理论和特色，积累了丰富的医疗实践经验。治法遵循辨证施治的原则，抓住风、火、痰、瘀、虚等病机要点，形成了一整套独特的治疗法则。

1. 开窍固脱法

开窍固脱法适用于脑卒中急性期的中脏腑患者，因脑卒中入脏腑主要表现为突然昏仆，不省人事，半身不遂的特点，病情危重，该法为急救法则。中风中脏腑者，以昏仆、神志不清为特点，有闭证和脱证之分。闭证属邪闭于内的实证，乃风火痰瘀病邪亢盛，气机郁闭于内，清窍蒙闭，故急宜开窍祛邪。脱证属阳气暴脱的虚证，乃五脏元气衰微欲脱的险证，常由闭证转化而来，急宜回阳固脱。根据病人邪实之属性，临床常用以下具体治法：

（1）清热息风，开窍醒脑：主要用于风火上扰清窍之中脏腑者。病机为肝阳暴涨，阳升而风动，血随气逆而上涌，蒙闭清窍。

1）症状：突发不省人事，神志恍惚或昏愦，呼之不应，半身不遂，面赤身热，肢体强痉拘急，躁扰不宁，舌质红绛，苔黄腻而干，脉弦滑数。

2）治法：清热息风，开窍醒脑。

3）方药：羚羊角汤合安宫牛黄丸化裁。

（2）温阳化痰，开窍醒脑：主要用于痰湿蒙闭清窍之中脏腑者。病机为肝风夹痰湿之邪上壅清窍，而成内闭之证。

1）症状：突发不省人事，神志昏愦，半身不遂，面白唇暗，四肢不温，痰涎壅盛，舌苔白腻，脉象沉滑或缓。

2）治法：温阳化痰，开窍醒神。

3）方药：涤痰汤合苏合香丸化裁。

若不能口服则鼻饲或煎液保留灌肠。

（3）益气回阳，固脱醒脑：主要用于元气败脱，心神散乱之中脏腑者。病机为正气虚脱，五脏之气衰弱欲绝，阴阳离决之象。

1）症状：突然昏仆，不省人事，肢体软瘫，汗出如油，四肢厥冷，目合口张，二便自遗，舌痿，脉微欲绝或细弱。

2）治法：益气回阳，固脱醒脑。

3）方药：参附汤化裁。

急煎频服，也可单用人参30g急煎服。

2. 活血通络法

活血通络法主要用于瘀血内阻之脑卒中实证。此法临床上常可单独应用，不论是脑卒中急性期还是恢复期，若有其他兼证，常可将此法寓于他法之中，是脑卒中治疗的基本法则。各种原因使瘀血内停、脉络闭塞导致瘀血证均可应用。其临床常用法如下。

（1）益气活血通络：方药为补阳还五汤化裁。

（2）活血通络法：方药为桃红四物汤化裁。

此法临床上可单独使用，也常寓于其他治疗方法之中。

3. 滋阴息风法

滋阴息风法主要用于脑卒中先兆期或中风急性期。其病机为素体阴虚，水不涵木，因情志或劳累导致肝阳暴涨，阳亢化风，肝风内动所致阴虚阳亢、风阳上扰之中经络或中风先兆者。

1）症状：突发半身不遂，口角㖞斜，肢体抽动或跳动，肢体麻木不仁，耳鸣目眩，

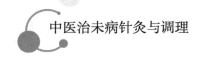

中医治未病针灸与调理

少眠多梦，腰膝酸软，舌质红或暗红，脉弦细数。

2）治法：滋阴息风。

3）方药：镇肝息风汤或羚角钩藤汤化裁。

4. 平肝潜阳法

平肝潜阳法主要用于脑卒中先兆期和中风急性期。其病机主要为平素肝火旺盛，复因情志所伤，肝阳暴亢，风火相扇，气血上涌之肝阳上亢、风火上扰之脑卒中中经络或中风先兆。

1）症状：半身不遂，语言謇涩，口眼歪斜，眩晕，头痛，面红目赤，口苦咽干，心烦易怒，尿赤便干，舌质红或红绛，舌苔薄黄，脉弦有力。

2）治法：平肝潜阳。

3）方药：天麻钩藤饮化裁。

5. 化痰通络法

化痰通络法主要适用于脑卒中急性期的中风实证。痰浊与瘀血均为实邪，又为病理产物。痰浊阻络乃中风发病的重要原因之一，其痰的产生与脑卒中的发生有至关重要的联系。

根据临床痰浊的性质，常分为以下3类。

（1）燥湿化痰法：方药为半夏白术天麻汤化裁。

（2）清热化痰法：方药为加味温胆汤化裁。

（3）通腑化痰法：方药为复方承气汤或化痰通腑饮化裁。

6. 滋补肝肾法

滋补肝肾法主要用于脑卒中后遗症期和脑血管疾病等患者。通过滋补肝肾，填精补髓，补脑益智来改善脑卒中患者的后遗症恢复及生活质量。方药为地黄饮子或左归丸化裁。

（三）日常调理

对患者常见的后遗症，从精神情志、饮食起居、功能锻炼等方面，结合中医辨证施护，进行日常调理。

（1）气虚血滞，脉络瘀阻者在生活起居上应注意患侧肢体保暖，防止冻伤和外伤，采取舒适的功能位置，帮助患者按摩肢体关节部位，促进血液循环。针刺曲池、合谷、足三里等穴，隔天1次。对尿失禁的患者，可针刺关元、气海、太溪等穴。饮食应营养丰富，易消化，多食高热量、高蛋白、低脂肪的食物。

（2）肝阳上亢，脉络瘀阻者应密切关注血压变化，根据病情，每天测量2～4次血压。避免情绪刺激，禁烟酒，忌食肥甘厚味及辛辣动风之品，宜食清淡降火之物。针刺曲池、合谷、外关、阳陵泉、太冲、解溪等穴。肢体局部可用当归活络酒擦浴。

（3）风痰阻络者应慎起居，避风寒，忌食甘肥厚腻生痰之品，宜食清淡、化痰之品，药宜温服。针刺风池、丰隆、金津、玉液等穴。

（4）积极治疗原发病，预防各种并发症，避免不良的精神因素刺激，预防并发症，如呼吸道感染、泌尿系统感染、压疮、便秘等。

（5）早期进行功能康复训练。

四、护理干预

脑卒中的护理干预目标是帮助患者恢复最大限度的功能，减少并发症，并提高生活质量。

（一）急性期护理

1. 生命体征监测

密切留意患者的血压、心率、呼吸及体温等指标意义重大，尤其是高血压患者，血压波动过大极易加重病情，引发再次脑卒中或其他严重并发症。护理人员需定时精准测量，一旦发现血压异常升高或降低，应依据医嘱及时采取科学合理的降压或稳压措施，如调整降压药物剂量等，确保患者生命体征平稳，为后续治疗创造有利条件。

2. 呼吸道管理

急性期脑卒中患者往往存在意识障碍、呕吐等情况，这使气道堵塞或误吸的风险显著增加。意识障碍会导致患者吞咽反射减弱或消失，呕吐物容易反流进入气道；而呕吐物若不能及时清理，极易阻塞呼吸道，影响正常呼吸，甚至危及生命。护理人员此时要时刻保持警惕，及时协助患者调整体位，清除口腔异物，必要时果断进行气管插管或吸痰操作，全力保障呼吸道的通畅，维持正常的呼吸功能。

3. 预防压疮

鉴于部分脑卒中急性期患者需长时间卧床，身体局部长时间受压，血液循环不畅，压疮发生的风险颇高。护理人员要定时为患者翻身，一般每 2 小时 1 次为宜，可有效避免局部皮肤长时间受压缺血。同时，合理使用气垫床或防压疮床垫，这类床垫能通过均匀分散压力，减轻身体突出部位如骶尾部、足跟等所受的压力，从而降低压疮发生率，保护患者皮肤完整性，减轻患者痛苦，促进整体病情的稳定。

（二）恢复期护理

1. 肢体功能康复

恢复期的肢体功能康复是帮助脑卒中患者重获生活自理能力的关键环节。协助患者开展被动和主动运动训练意义重大，被动运动由护理人员或家属帮助患者活动肢体，能预防关节僵硬；主动运动则鼓励患者自主进行简单动作，激发肌力。借助物理治疗，如电刺激促进肌肉收缩，运动疗法中的关节活动度训练等，逐步恢复肢体活动能力，有效防止肌肉萎缩和关节挛缩，提升患者生活质量。

2. 言语康复

当患者出现语言障碍，如失语症、构音障碍等情况时，言语康复训练必不可少。对于失语症患者，要着重训练语言理解和表达能力，通过展示图片、实物等引导患者识别并说出名称，锻炼其理解和表达逻辑。针对构音障碍患者，则侧重于发音功能训练，从简单的音节开始，逐渐过渡到词语、短句，帮助患者纠正发音方法，强化口腔肌肉控制能力，以恢复正常言语交流功能，增强其回归社会的信心。

3. 生活自理能力训练

在帮助脑卒中患者恢复日常生活自理能力方面，需循序渐进地开展训练。从进食这一基本生活技能入手，教导患者正确使用餐具、控制进食速度；穿衣训练时，指导患者区分衣物正反、先后顺序、掌握穿衣技巧；洗漱方面，协助患者练习刷牙、洗脸等动作。同时，根据患者恢复情况提供必要的辅助器具，如步态训练器辅助行走、助行器增加行走稳定性，助力患者逐步实现生活自理，提高生活独立性和尊严感。

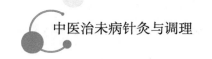

第二节　阿尔茨海默病

阿尔茨海默病（AD）是一种常见的神经退行性疾病，主要表现为逐渐加重的记忆丧失、认知障碍、人格变化和行为异常，最终严重影响患者的生活质量，给患者及其家庭带来沉重的负担。阿尔茨海默病的病因至今未完全明确，但认为由多因素交织，包括遗传因素、环境因素、生活方式等。而其中，中医理论体系为我们提供了独特的视角，通过整体观念、辨证施治进行预防和干预。

一、病因病机

中医认为，阿尔茨海默病的病因复杂，可从肾精不足、痰湿阻滞、气血虚弱等多个角度进行分析。

（一）肾精不足

中医理论中，肾精是生命的基础，肾精充盈可生髓，髓为脑之本。肾精充盈、脑髓充足，脑力才能旺盛、记忆力清晰。随着年龄的增长，肾精逐渐亏损，髓海的滋养不足，脑功能逐渐衰退。肾精不足在阿尔茨海默病、记忆力减退等病症中较为常见，表现为精神不振、记忆力减退、思维迟缓等症状。

（二）痰湿阻滞

痰湿是中医理论中的病理产物，痰湿内阻，阻滞气机，形成痰浊。痰湿阻滞脑络，影响神志清明，逐渐形成认知障碍。中医认为，脾主运化，脾虚导致水湿不化，湿气聚集在体内形成痰，痰湿困扰脑络，常出现思维迟钝、语言不流利、注意力不集中等症状。

（三）心肾不交

中医认为，"心主神明，肾藏精"，心与肾是相互依存、互为表里的关系。心火过旺、肾精不足，导致心肾不交，脑功能因此衰退。患者往往表现为睡眠障碍、记忆力下降、焦虑、烦躁、精神不集中等症状。肾精不足无法滋养心脏，进而影响脑力，表现为神志不清、记忆丧失等问题。

（四）气血两虚

气血不足是导致脑部缺乏充足滋养的重要病因。中医认为，脑为"髓之海"，需要足够的气血才能保持其正常的认知功能。气血虚弱会导致脑血流不足，脑细胞缺氧，从而引起眩晕、记忆力下降、注意力难以集中等症状。气血虚弱的人常感到疲乏无力，情绪不稳定，心悸失眠。

二、临床表现

阿尔茨海默病的临床症状逐渐加重，主要表现为以下5个方面。

（一）记忆力减退

阿尔茨海默病初期，最为显著的症状便是记忆力减退，尤其以短期记忆丧失为突出表现。患者常难以记住刚发生的事，如刚放下的物品转眼就忘了放在何处，会不断重复提问同一个问题，或反复进行毫无意义的一件事，仿佛记忆被定格在了某个瞬间。随着病情逐步加重，这种记忆缺失越来越严重，熟悉的面孔开始变得模糊，日常的生活事务也渐渐遗

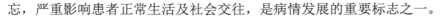

忘，严重影响患者正常生活及社会交往，是病情发展的重要标志之一。

（二）认知功能障碍

认知功能障碍在阿尔茨海默病患者中较为常见，涵盖多个方面。注意力难以集中，在进行简单活动时也容易被外界因素干扰，导致任务中断。理解能力出现明显下滑，对于稍复杂些的话语、指示都难以领会其含义。决策更是变得困难重重，面对生活中的小事都犹豫不决。同时，语言表达也不再清晰流畅，思维变得迟缓，做事效率低下，这些认知方面的改变，使患者在日常生活及社交互动中面临阻碍，生活质量不断下降。

（三）情绪变化

情绪变化是阿尔茨海默病不容忽视的临床表现之一。患者的情绪多变，波动幅度较大，时常毫无缘由地变得激动，一点小事就能引发强烈的情绪反应。焦虑、抑郁情绪也频繁出现，常莫名地情绪低落，对周围的一切都提不起兴趣。而且会对熟悉的环境产生困惑，内心充满害怕，稍不如意就容易发怒。这种不稳定的情绪状态，不仅影响患者自身的身心健康，也给照顾者带来极大的挑战，加重了家庭及社会的负担。

（四）行为异常

行为异常在阿尔茨海默病患者身上表现得较为突出，他们可能会出现不认识亲人的情况，即便面对朝夕相处的家人，眼神中也满是陌生。熟悉的生活环境仿佛变成了迷宫，常迷失方向，不知身处何地。更为严重的是，部分患者还会出现暴力行为，给身边的人带来安全隐患，并且渐渐失去自我照顾的能力，生活起居都需要他人全程协助，这一系列行为异常严重扰乱了正常的生活秩序，凸显出病情的严重性。

（五）失语、失用、失认

随着阿尔茨海默病病情的持续发展，失语、失用、失认等情况会逐渐显现出来。失语表现为语言表达和理解能力进一步恶化，从最初的表达不清发展到难以说出完整的句子，甚至最后完全丧失语言功能。失用体现为患者面对日常物品，如筷子、梳子等，却不知道如何正确使用它们去完成相应动作。失认则是熟悉的面孔、常见的物体在他们眼中变得陌生，无法识别，最终患者只能完全依赖他人照顾，生活彻底失去自理能力，病情已达到较为严重程度。

三、中医治未病调治

阿尔茨海默病的中医治未病主要通过以下 5 个方面进行干预，达到延缓病情进展、改善症状、预防疾病发生的目的。

（一）补气养血，健脾益脑

气血是维持脑功能的基本物质基础，补气养血有助于改善脑部血液循环，增强记忆力。中医可以通过"补气养血"的方法来治疗阿尔茨海默病的早期表现。

归脾汤、八珍汤等方剂常用于补气养血、健脾益脑。归脾汤中，人参大补元气，黄芪补气升阳，二者协同增强人体正气；当归养血活血，使气血相互滋生；白术健脾益气，助力脾胃运化水谷精微，化为气血。这些药材相互配伍，既能补充气血，又可增强脾胃运化能力，让气血生化有源，源源不断地为脑部输送营养，改善脑部营养供给状况，对早期病

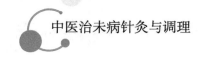

症起到积极治疗作用。

（二）滋阴补肾，养脑安神

由于肝肾阴虚是导致阿尔茨海默病的常见病机，滋阴补肾是防治阿尔茨海默病的重要手段。肾藏精，精生脑，肾水充足则能够滋养心神，延缓衰老过程。

1. 常用方剂

如六味地黄丸、杞菊地黄丸等方剂有着显著的滋阴补肾、养脑安神作用。六味地黄丸以熟地黄滋阴补肾为君药，山茱萸补肝肾，山药补脾益阴，三药相配，肝脾肾三阴并补；泽泻利湿泄浊，牡丹皮清泄相火，茯苓淡渗脾湿，三药为佐使，泻湿浊而降相火。杞菊地黄丸在此基础上加入枸杞子、菊花，增强滋养肝肾明目之功。它们适用于肝肾阴虚型患者，可改善脑功能，缓解相关症状，在防治中发挥重要作用。

2. 代表药材

枸杞子味甘性平，归肝、肾经，能滋补肝肾，益精明目，富含多种营养成分，可提高机体抗氧化能力，为脑内神经细胞提供营养支持，延缓脑功能衰退；何首乌制用可补肝肾、益精血，其含有的卵磷脂等成分对脑细胞有滋养作用，能改善脑代谢；熟地黄能滋阴补血、益精填髓，补充肾中阴精，使脑髓得以充养，从而提升脑功能，对于因肝肾阴虚所致的病症有很好的调理效果。

（三）化痰祛湿，通络活血

痰湿内阻是影响脑部功能的重要原因之一，因此化痰祛湿、通络活血对阿尔茨海默病的预防与治疗具有重要作用。通过疏通经络、改善脑部供血，能够改善脑部的代谢和认知功能。

1. 常用方剂

温胆汤、二陈汤等方剂在化痰祛湿、理气通络方面功效显著。温胆汤中半夏燥湿化痰、降逆和胃，竹茹清热化痰、除烦止呕，二者配伍，一温一凉，化痰和胃；陈皮理气健脾、燥湿化痰，枳实破气消积、化痰除痞，茯苓健脾渗湿，甘草调和诸药。二陈汤以半夏、陈皮为君药，燥湿化痰，理气和中，茯苓健脾渗湿，甘草调和药性。它们通过调理脏腑气机，化痰祛湿，疏通脑部经络，改善脑部功能状态。

2. 代表药材

半夏辛温有毒，归脾、胃、肺经，其燥湿化痰之力强，能消除阻碍经络的痰湿之邪，恢复气道通畅；陈皮辛苦温，理气健脾、燥湿化痰，可调节脾胃气机，使痰湿无从内生，且有助于已生痰湿的运化；茯苓味甘淡平，利水渗湿、健脾宁心，既能祛除体内湿气，又可通过健脾增强运化水湿的能力，从源头上减少痰湿生成，三药合用，有效化痰祛湿，为脑部经络疏通创造良好条件，利于脑功能改善。

（四）心肾相交，安神定志

中医认为，心肾相交对于维护大脑的功能至关重要。通过调和心肾、安神定志，可以提高认知能力，改善睡眠质量，缓解焦虑等症状。

1. 常用方剂

交泰丸、天王补心丹等方剂在安神定志、改善睡眠及缓解因神志不清导致的症状方面作用明显。交泰丸中黄连清心降火，肉桂引火归元，二者配伍，交通心肾，使心火不亢，肾水不寒，恢复心肾的正常协调关系，改善睡眠及神志问题。天王补心丹重用生地黄滋阴养血，天冬、麦冬等滋阴清热，柏子仁、酸枣仁等养心安神，诸药合用，可滋养心肾之阴，安神定志，缓解焦虑、失眠等症状，利于脑功能的恢复。

2. 代表药材

枸杞子滋补肝肾，通过补肝肾之阴来调节心肾之间的阴阳平衡，使水火既济，有助于安神定志；龙眼肉甘温，归心、脾经，能补益心脾、养血安神，为滋养心神的良药，可改善因心脾两虚等导致的失眠、健忘等症状；柏子仁味甘性平，归心、肾、大肠经，养心安神、润肠通便，可安定神志，缓解焦虑情绪，对心肾不交所致的心神不宁有很好的调理作用，进而维护大脑的正常功能。

（五）针灸治疗

针灸作为中医治未病的重要手段，通过刺激特定的穴位，可以调节经络气血，促进脑部功能恢复。常用的针灸穴位有：

1. 百会

百会位于头顶正中线与两耳尖连线的交点处，是督脉的重要穴位。督脉为"阳脉之海"，总督一身之阳气，而百会穴犹如阳气汇聚的顶点。针刺百会，可振奋阳气，推动气血上行，改善脑部的供血和气血流通。阳气充足则脑窍得通，气血顺畅能濡养脑髓，有助于提高认知能力，增强记忆力，对于因气血不畅、脑髓失养导致的阿尔茨海默病相关症状有很好的改善作用，是调节脑部功能的关键穴位之一。

2. 风池

风池属足少阳胆经，是临床常用的保健要穴。它位于颈部后方，枕骨之下，与风府穴相平。风池所处位置与脑部经络联系紧密，针刺风池能够舒畅经络，打开通往脑部的气血通道。其可调节胆经气血，胆经与诸多经络相互交汇，气血得以在经络间顺畅传导，进而帮助改善脑部的血液循环。良好的血液循环能为脑部提供充足的养分，维持脑功能正常，缓解因脑部供血不足引发的各种不适症状。

3. 合谷

合谷位于手背，第二掌骨桡侧的中点处，为手阳明大肠经的原穴。虽其并不直接作用于脑部，但依据经络理论，大肠经与肺经相表里，肺主气，气能调节全身的生理功能与情志活动。针刺合谷可调节全身气机，使气血运行平稳，进而发挥镇静、安神的作用，能有效缓解焦虑和紧张情绪。当患者情绪稳定时，对大脑功能的恢复也有积极影响，可减少因情绪因素导致的认知功能波动，利于病情的稳定与改善。

4. 足三里

足三里位于小腿外侧，犊鼻下 3 寸，是足阳明胃经的合穴，也是人体的保健要穴。脾胃为后天之本，气血生化之源，针刺足三里能够调理脾胃功能，促进脾胃运化水谷精微，使其更好地转化为气血。气血充足则体力得以增强，身体得到滋养，同时也为脑部提供了充足的物质基础，补充气血，维持脑功能的正常运转。它从整体上改善身体的健康状况，对阿尔茨海默病的防治起到辅助作用，提高患者的生活质量。

四、护理干预

除中医治未病的调治措施外，阿尔茨海默病的护理同样至关重要。对于已经患有阿尔

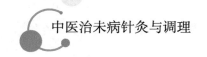

茨海默病的患者,护理的目的是减缓病情进展,改善生活质量,减少患者和家属的心理负担。

(一) 环境照护

1. 创建安全的居住环境

在阿尔茨海默病患者的护理中,创建安全的居住环境极为关键。鉴于患者存在认知障碍,对周围环境的辨识度和应对能力下降,容易迷失方向或遭遇意外。因此,无论是家庭还是专业护理机构,都要细致排查并消除潜在危险,收起锐器、妥善安置电器等危险物品,以防患者受伤。同时,在家中合理放置导航标识,清晰标注房间、常用物品位置等,辅助患者更好地熟悉环境,减少因认知不足引发的安全隐患,保障患者生活安全。

2. 安静、舒适的休息环境

为阿尔茨海默病患者营造安静、舒适的休息环境意义重大。这类患者对外部刺激较为敏感,噪声或过度繁杂的环境易使其情绪波动、精神紧张,进而影响休息质量。保证足够的安静时间,可选择在卧室铺设隔音材料、安装厚窗帘等减少外界干扰。同时,保持室内温度适宜、床铺柔软舒适,打造一个利于放松身心、恢复精力的空间,促进身心健康。

(二) 日常生活护理

1. 饮食护理

针对阿尔茨海默病患者的饮食护理需精心安排。要依据患者的体质特点及疾病所处的进展阶段来合理搭配食物,确保提供容易消化且营养丰富的膳食,如富含蛋白质的鸡蛋、鱼肉,富含维生素的新鲜果蔬等,满足身体所需营养。同时,保证充足的水分摄入,维持机体正常代谢。对于存在吞咽困难的患者,软食或流食更为适宜,如米糊、蔬菜汤等,可降低吞咽风险,防止呛噎,保障饮食安全与营养供给。

2. 个人卫生护理

帮助阿尔茨海默病患者维持个人卫生是日常护理的重要部分。定期为患者洗浴,不仅能清洁皮肤,还可促进血液循环、让患者感觉清爽舒适;及时修剪指甲,避免指甲过长抓伤自己或他人。在护理过程中,要格外注意动作轻柔,保护患者皮肤完整性,保持皮肤清洁干爽,尤其对于长期卧床部位,要加强护理,防止压疮等皮肤问题出现,提高患者的生活舒适度,维护身体健康。

3. 行为指导与训练

根据阿尔茨海默病患者的认知状况开展行为指导与训练很有必要。鉴于患者认知能力逐渐衰退,生活技能易受影响,可通过反复提示、耐心示范等方式进行引导。例如,吃饭时,逐步教导患者如何正确使用餐具、控制进食速度;穿衣时,细致示范衣物的穿脱顺序等。通过长期、规律的训练,尽可能帮助患者保持部分生活技能,提升其生活自理能力,增强自信心,改善生活质量。

(三) 认知与心理护理

1. 认知训练

认知训练对于延缓阿尔茨海默病患者的认知衰退起着积极作用。通过设计简单的记忆训练,如让患者回忆当天发生的事、重复电话号码等;进行语言练习,鼓励患者描述日常所见所闻;开展拼图等益智活动,刺激大脑的不同功能区域。日常对话也是很好的训练方式,引导患者回忆家庭成员或朋友的名字、过往趣事等,强化记忆链接。这些训练有助于

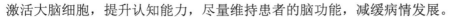

激活大脑细胞，提升认知能力，尽量维持患者的脑功能，减缓病情发展。

2. 情绪支持

阿尔茨海默病患者常伴有情绪波动、焦虑、抑郁等症状，所以情绪支持不可或缺。护理人员要密切留意患者的情绪变化，因其认知障碍可能导致内心的不安与困惑，更易引发情绪问题。当发现患者情绪异常时，及时给予安抚和支持，通过耐心的交流、温暖的陪伴，倾听他们的心声，让患者感受到关怀与尊重，帮助建立信任关系，缓解情绪困扰，使患者保持相对稳定的情绪状态，对病情控制和生活质量提升都有着重要意义。

第三节　帕金森病

帕金森病（PD）是一种常见的神经系统退行性疾病，主要表现为运动障碍，包括震颤、肌肉僵硬、运动迟缓和姿势不稳等症状。中医学在对帕金森病的治疗中，注重辨证施治，认为其发病与脏腑失调、气血亏虚、阴阳失衡等因素密切相关。通过"治未病"的理念，强调早期干预、调理体质，减缓病程进展，提高生活质量。

一、病因病机

帕金森病的发生在中医理论中通常与"肾精不足""气血亏虚"及"风痰阻络"密切相关。具体病机可分为以下 4 个方面。

（一）肾精不足

中医认为，肾为先天之本，藏精主生长、发育和生殖，肾精不足则为多种疾病的根本病机。肾精亏损直接影响大脑功能，导致脑髓失养，进而导致帕金森病的发生。帕金森病通常出现在年老体虚、先天不足或长期劳损、精神过度消耗等情况下，这些因素均可导致肾精亏损。

1. 肾精亏损的病理机制

肾精是大脑、脊髓、骨髓的根本物质，肾精的充盈与否直接关系到脑髓的滋养和大脑神经功能的维持。当肾精不足时，髓海失养，脑功能逐渐衰退。肾精不足使脑部的神经细胞活动减弱，神经传导受到影响，从而引发帕金森病的症状，如震颤、运动迟缓等。

2. 临床表现

肾精亏虚的帕金森病患者常表现为头晕目眩，肢体无力，步态蹒跚，面部表情呆滞，语言低沉，记忆力减退等症状。这些表现都与肾精不足导致的脑髓失养、神经衰退密切相关。此外，肾精不足往往还伴有腰膝酸软、耳鸣等症状。

（二）气血亏虚

气血亏虚是帕金森病的又一重要病机。气血亏虚会导致脑髓失养、神经系统功能衰退。中医学认为，气为血之帅，气虚则血行不畅，血虚则无法滋养脏腑，脑髓因此得不到充足的滋养，最终导致神经功能障碍。

1. 气虚导致脑失养

气虚的患者由于气的推动作用减弱，血液运行受阻，导致脑髓的气血供应不足。气血亏虚导致的脑失养会影响神经的正常活动，从而表现出运动迟缓、肢体无力、步态不稳等症状。气虚无法推动血液的运行，导致脑部缺乏滋养，神经功能逐渐下降。

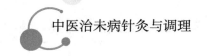
2. 血虚影响脏腑功能

血虚不仅影响大脑的养分供给，还会影响脏腑的正常运作。中医认为，气血亏虚容易导致脏腑失调，患者常表现为面色萎黄，言语低微，动作笨拙等。气血亏虚状态下，神经、肌肉和骨骼等系统的协调性逐渐丧失，导致患者的行动能力受限。

（三）风痰阻络

风为百病之始，痰湿是体内代谢产物之一。风痰阻络是帕金森病的另一个病理因素。当风、痰、湿三者结合，风痰交织，就会形成风痰阻络，导致神经系统功能紊乱，表现为震颤、肌肉僵硬、步态不稳等症状。

1. 风的作用与痰湿的结合

风被视为引起病变的"外邪"，能够导致经络不通、气血不畅。痰湿是体内过多代谢产物的积聚，风痰内阻，使气血流通受阻，直接影响脑部及四肢的神经功能，最终导致震颤和肌肉僵硬等运动障碍。风痰交织时，痰湿堵塞经络，气血运行受阻，进而形成风痰阻络的病机。

2. 临床表现

风痰阻络型帕金森病患者表现为震颤、肌肉硬化、肢体麻木等典型症状。尤其是上肢和下肢的震颤较为明显，患者的运动受到显著限制。由于风和痰湿交织，症状往往呈现出不稳定性，患者可能在某些时段出现症状加重或突然的症状缓解。

（四）阴阳失衡

阴阳失衡是中医学中的一个基本理论，是指人体内的阴阳两种对立但又统一的力量失去平衡。帕金森病常伴随着阴阳失衡，尤其是肾阴不足、肝阳上亢，导致神经系统的协调功能受损，表现为运动障碍。

1. 肾阴不足与肝阳上亢

肾阴不足是指肾的阴液不足，导致身体无法维持正常的生理功能，尤其是在神经系统方面，肾阴虚不能滋养大脑，导致神经的协调性受到影响。肝阳上亢则是由于肝阴不足，导致肝阳过度亢奋，产生火热症状，进一步加剧了神经系统的失调，形成运动功能障碍。

2. 临床表现

阴阳失衡的帕金森病患者通常会表现为头晕目眩、盗汗、失眠、易怒等症状。这些症状是阴阳失衡的典型表现，尤其是阴虚火旺的状态加剧了病情的进展，导致患者神经系统功能进一步衰退。同时，情绪波动较大，患者容易出现易怒、焦虑等心理症状。

二、临床表现

（一）静止性震颤

静止性震颤作为帕金森病的典型症状之一，多发生于手部、下肢及面部等部位。这种震颤呈现出不自主且持续性的震动特点，具有明显的发作规律，即在安静状态下表现得更为显著。例如，患者处于休息、放松，如静坐或静卧时，手部会不受控制地出现类似搓丸样的抖动，下肢也可能轻微颤动，面部肌肉也会有节律地抖动，给患者的正常生活及形象带来不良影响，严重干扰其日常活动与社交交往。

（二）运动迟缓

运动迟缓在帕金森病患者身上表现得较为突出，致使其整个生活节奏都被打乱。患者

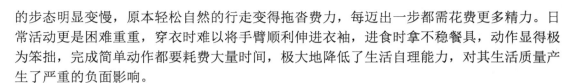

的步态明显变慢，原本轻松自然的行走变得拖沓费力，每迈出一步都需花费更多精力。日常活动更是困难重重，穿衣时难以将手臂顺利伸进衣袖，进食时拿不稳餐具，动作显得极为笨拙，完成简单动作都要耗费大量时间，极大地降低了生活自理能力，对其生活质量产生了严重的负面影响。

（三）肌肉僵硬

肌肉僵硬这一症状在帕金森病患者的四肢、脖部、躯干等多处部位均可出现。它使身体各部位的运动范围受到极大限制，四肢活动起来不再灵活自如，脖部转动困难，躯干扭转也变得吃力。同时，肌肉僵硬还常伴随着明显的疼痛，这种疼痛或为酸痛，或为牵拉痛，进一步加重了患者的痛苦，影响其身体舒适度及正常活动，增加了生活的不便与困扰。

（四）姿势不稳

姿势不稳是帕金森病患者面临的一个重要问题，严重威胁着他们的行走安全。患者站立时，身体平衡感极差，随时都会倾倒，即便在平坦的地面上也难以保持稳定。行走时，步态不稳，步伐变得短促细碎，且双手摆动幅度大幅减少，失去了正常行走时自然协调的姿态。这种情况极易导致摔倒，一旦摔倒可能引发骨折等严重后果。

（五）表情呆滞

帕金森病患者常呈现表情呆滞的状态，面部仿佛被定格，失去了应有的生动性。其目光显得呆滞无神，对外界的反应缺乏相应的面部表情变化，原本丰富的喜怒哀乐难以通过面部展现出来。言语也随之减少，与人交流时，面部不能配合话语做出相应的表情回应，给人一种冷漠、疏离的感觉，不仅影响患者的社交互动，还对其心理健康造成不良影响，使其更易陷入消极情绪之中。

（六）其他症状

除上述典型症状外，帕金森病还伴有其他症状。便秘问题较为常见，肠道蠕动功能减弱，排便变得困难且不规律；尿频现象也时有发生，给患者的生活带来诸多不便。此外，失眠困扰着许多患者，夜晚难以入睡或睡眠质量低下，导致白天精神萎靡。同时，抑郁情绪也常出现，患者情绪低落、兴趣缺乏，对生活失去信心，这些症状共同影响着患者的生活质量与身心健康。

三、中医治未病调治

中医治未病的关键在于早期干预、调整体质，增强机体的自愈能力，从而延缓疾病的进程。对于帕金森病的中医治未病干预，主要从以下 4 个方面入手。

（一）补肾精、填髓海

帕金森病的根本病机与肾精亏损密切相关，因此补肾养精、填髓海是治疗的核心之一。

1. 六味地黄丸

六味地黄丸作为传统滋阴补肾的经典方剂，适用于肾精不足、髓海虚损的患者。其主要成分包括熟地黄、山茱萸、泽泻、牡丹皮等，能够有效滋养肾阴，补充肾精。对于帕金森病患者，六味地黄丸通过滋阴补肾，能够调节体内阴阳失衡，增强肾精的储备，从而改善大脑功能和神经系统的健康，减缓病情的进展。

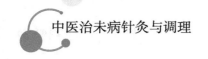

2. 左归丸

左归丸在治疗肾阴虚方面具有重要的临床作用，尤其适合肾阴不足的患者。通过滋阴补肾，左归丸有助于改善肾精不足引起的症状，如头晕目眩、四肢无力、步态不稳等。在帕金森病的治未病干预中，左归丸能有效填补髓海，维持大脑和神经的正常功能。

3. 针灸调治

在针灸治疗方面，肾俞、命门、百会等穴位具有温补肾阳、滋补肾精的作用。通过刺激这些关键穴位，可以有效改善肾精亏损的症状，促进肾精的生长和脑髓的滋养，帮助恢复神经的正常功能，减轻帕金森病的相关症状。

（二）益气养血

气血不足是帕金森病的常见表现，改善气血的生成与流通，能够有效缓解患者的疲劳、虚弱和运动迟缓等症状。

1. 人参

人参是传统的补气药物，具有显著的益气补虚作用，能够恢复体力，增强免疫力。在帕金森病的中医治疗中，人参不仅能够提高气的生成，还能通过增强气血的运行，改善脑部的供血供氧情况，缓解由于气血不足引起的症状，如面色苍白、肢体迟缓等。

2. 黄芪

黄芪是常用于益气养血的药物，具有提高免疫力、调节气血流通的作用。其主要成分能够增强脾胃的功能，促进气血的生成。对于帕金森病患者，黄芪可以通过调节气血流通，改善全身气血供应，有助于增强体力，减轻运动迟缓的症状，并有一定的抗衰老作用。

3. 针灸调治

通过针灸足三里、气海等穴位，能够调理脾胃，增强气血生化功能。通过这些穴位的刺激，气血能够更有效地流通和生成，从而改善体力、增强运动能力。气血充盈后，患者的运动迟缓、四肢无力等症状得到了有效缓解，神经系统的功能得以改善。

（三）疏风化痰

风痰阻络是帕金森病常见的病理因素，通过疏风化痰、通络活血，可以有效缓解震颤、肌肉僵硬等症状。

1. 半夏与白术

半夏和白术都是具有化痰止咳、化湿消肿作用的经典中药。半夏能够祛痰止咳，消除体内湿气，缓解因痰湿滞留而引起的身体不适。白术则有助于健脾益气、化湿通络。对于帕金森病的患者，这两种药物结合使用，可以有效疏通体内的痰湿，促进气血运行，减轻肌肉僵硬、震颤等症状。

2. 柴胡与防风

柴胡和防风则主要具有疏风解表、通络止痛的作用。柴胡通过疏解风邪、调和气机，有助于缓解因风痰阻络引发的震颤、肢体麻木等症状。防风则主要用于解表祛风，通络止痛，在疏风化痰的过程中起到重要作用。通过这些药物的调理，患者的震颤、肌肉僵硬等症状能够得到有效缓解。

3. 针灸调治

在针灸治疗中，常用风池、合谷、肩井等穴位，这些穴位的刺激能够帮助疏通经络，祛风化痰，促进气血的流通。通过针灸的调理，患者的震颤、肌肉僵硬等症状逐渐得到改善，并能有效缓解因风痰阻络导致的神经功能障碍。

（四）调和阴阳

阴阳失衡是帕金森病的常见病机，尤其是肾阴不足、肝阳上亢，治疗时要注重调和阴阳，平衡体内的气血阴阳。

1. 知柏地黄丸

知柏地黄丸具有滋阴降火的作用，主要适用于肾阴不足、肝火旺盛的患者。该方剂通过滋阴清热，能够有效平衡体内的阴阳，减少肝阳上亢引发的症状，如眩晕、耳鸣、盗汗等，帮助缓解因阴阳失衡而加重的帕金森病症状。

2. 天王补心丹

天王补心丹有养阴清火、安神定志的功效。其主要成分通过滋阴降火，帮助缓解患者的焦虑、易怒等情绪波动。对于帕金森病的患者，天王补心丹能够调整体内阴阳的平衡，减轻由于阴虚火旺引起的神经系统问题，改善睡眠质量、情绪稳定等症状。

3. 针灸调治

在针灸治疗中，常用太冲、肝俞、三阴交等穴位来调整阴阳平衡。通过针灸调理这些特定穴位，可以帮助调节肝肾功能，平衡阴阳，促进气血流通，最终改善帕金森病患者的神经功能，减缓症状进展。

四、护理干预

（一）日常生活护理

1. 运动护理

在帕金森病患者的护理中，运动护理起着关键作用。鼓励患者进行适量运动意义重大，如散步等较为缓和的有氧运动，能促进血液循环，使肢体得到适度锻炼，保持灵活性；而太极动作舒缓且注重身体的协调性，有助于增强肌肉力量，改善患者的运动功能。通过持之以恒的运动锻炼，可在一定程度上延缓病情进展，提高患者的生活自理能力及生活质量。

2. 安全护理

鉴于帕金森病患者易出现运动障碍及平衡方面的问题，安全护理不容忽视。护理人员要全方位打造安全的生活环境，如将家中的杂物清理干净，避免通道有障碍物；在卫生间、走廊等容易滑倒的区域安装扶手；确保室内光线充足，让患者能清晰视物，减少因行动不便或视物模糊而跌倒等意外情况的发生，保障患者的人身安全，减轻患者及其家属的心理负担。

3. 饮食护理

合理的饮食护理对于帕金森病患者至关重要。要依据患者的咀嚼、吞咽能力来精心安排饮食，注重食物的易吞咽性，选择质地柔软、易于咀嚼和消化的食物。例如，将肉类做成肉末、蔬菜煮得软烂等。避免提供过硬的食物，以防患者在吞咽过程中发生窒息危险，保障进食安全，同时保证营养均衡摄入，满足患者身体恢复及维持正常生理功能的营养需求。

（二）药物管理

1. 药物提醒

帕金森病患者大多需长期依靠药物治疗，因此协助患者按时按量服药是护理工作的重

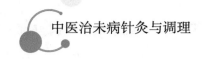

要内容。护理人员可通过制定详细的服药时间表，设置闹钟提醒等方式，帮助患者养成规律的服药习惯，确保药物治疗的连续性。按时服药能使药物在体内维持相对稳定的血药浓度，充分发挥药效，对于控制病情发展、缓解症状起着关键作用，进而提升患者的生活质量和治疗效果。

2. 药物不良反应监测

对帕金森病患者用药后的反应进行密切监测，尤其是药物不良反应方面，极为关键。在服药期间，患者可能会出现恶心，影响胃肠道功能，导致纳呆；便秘问题加重，给生活带来不便；嗜睡现象，影响日常活动等不良反应。护理人员需定期观察这些情况，细致记录并及时反馈给医生，以便医生根据实际情况调整用药方案，最大程度减轻不良反应对患者的不良影响，保障患者用药安全与治疗效果。

第四节　癫痫

癫痫是由脑神经元异常放电引起的慢性疾病，临床上表现为反复的惊厥、意识障碍及行为异常。癫痫的病因复杂，临床表现多样，且治疗过程漫长。中医将癫痫归属于"痫症""癫病"范畴，认为癫痫的发生多与脏腑功能失调、气血不足、痰湿内生、风邪扰乱等因素有关。在中医治未病的框架下，癫痫的早期防治和调理至关重要。

一、病因病机

中医认为，癫痫的发病原因与内外因素的交互作用有关。其病机复杂，常涉及风、火、痰、血、气等多方面的失调。

（一）风邪致病

风邪是癫痫的主要致病因素之一。中医认为"风为百病之长"，风邪具有擅长上扰脑部、迅速变化的特点。风邪与脏腑失调、气血不畅相关，常可引起癫痫的发作。风邪入脑，扰乱气血，阻滞经脉，导致神志异常、痰火内扰、神志不清。

（二）痰火内生

痰火内生是癫痫的另一重要病机。中医认为，痰火内生会导致阴阳失调、气血不畅。痰湿停滞、火气上炎，火乘风动，扰乱神志，出现抽搐、昏迷等症状。痰火内生往往与饮食不节、脾胃虚弱等因素相关，长期积累导致气血不足，痰湿内生，从而引发癫痫。

（三）脏腑失调

癫痫的病因还与脏腑失调密切相关。中医认为，癫痫的发生多与肝、脾、肾、心等脏腑功能失调有关。肝主疏泄，肝气郁结、火旺可扰乱脑神经，导致癫痫发作；脾胃虚弱，痰湿生成，阻滞气机，可能引发癫痫；肾虚则会导致脑海不足，阴阳失衡，从而诱发癫痫。

（四）气血不足

气血亏虚也是癫痫的病因之一。气血亏虚无法养育五脏，导致脏腑功能失调，气血运行不畅，进而导致脑部气血失调，产生癫痫发作。常见的气血不足类型包括脾气虚、心血虚、肝血虚等。

二、临床表现

癫痫的临床表现主要包括反复发作的惊厥症状，以及意识障碍、行为异常等。根据中

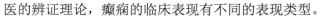

医的辨证理论，癫痫的临床表现有不同的表现类型。

（1）抽搐发作：癫痫的典型症状是反复的抽搐、昏迷、意识丧失等。发作时，患者全身肌肉强直、僵硬，继而出现阵发性抽搐。中医认为，这种抽搐多由风火痰湿阻滞经脉，气血失调所致。

（2）意识障碍：癫痫发作常伴有意识丧失，患者可能突然失去知觉，甚至出现自伤或跌倒。中医认为，这是由于气血不足、脏腑功能失调，特别是心肝失调，导致神志不清、气血亏虚。

（3）行为异常：癫痫患者在发作间期可能出现焦虑、抑郁、记忆力减退等精神症状，这与中医的"痰火扰心"或"气血虚弱"密切相关。部分患者在发作前会有眩晕、恶心、烦躁等先兆症状，也是脏腑失调的表现。

（4）发作频率与间歇期：癫痫的发作频率与个体的病情、治疗情况等因素有关。部分患者可能长时间无发作，其他患者则可能经历频繁的癫痫发作。中医认为，发作频繁者通常与内火旺盛、痰湿重积、脏腑气血亏虚有关。

三、中医治未病调治

（一）未病先防

1. 心理预防

（1）简易精神疗法：对患者进行耐心的解释工作，解除其精神负担与精神上的自卑感，树立战胜疾病的坚强信心。

（2）行为指导法：患者应有规律的生活制度与良好的饮食习惯，避免过饱、过劳、便秘、睡眠不足和情感冲动，食物以清淡为宜，烟和酒要戒除。应鼓励患者从事合适的社会工作或脑力、体力劳动，以利于疾病与精神的康复，但危险性的工作和活动应予以避免，如驾车、游泳。

（3）自我训练法：依次训练标准六公式。

（4）生物反馈法：主要采用α节律反馈、SMR反馈与MV反馈，其中α节律反馈更常用。

2. 运动预防

进行以太极拳、八段锦、五禽戏为主的体育运动，旨在调和阴阳。

（二）中药治疗

1. 发作期

（1）风痰上扰：

1）症状：病发前多有眩晕、头痛而胀、胸闷乏力、喜伸欠等先兆症状，或无明显症状，旋即仆倒，不省人事，面色潮红、紫红，继之转为青紫或苍白，口唇发绀，牙关紧闭，两目上视，项背强直，四肢抽搐，口吐涎沫，或喉中痰鸣，或发怪叫，甚则大小便失禁。移时苏醒，除感疲乏、头痛外，一如常人，舌质红，苔多白腻或黄腻，脉弦数或弦滑。

2）治法：急以开窍醒神，继以泻热涤痰息风。

3）方药：定痫丸。竹沥、贝母、胆南星、半夏、茯苓、橘皮、生姜、天麻、全蝎、僵蚕、麦冬、丹参、茯神。

风、痰是癫痫发病的主要机理。风主动摇故抽搐，痰蒙清窍而神昏，治疗上常豁痰开

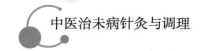

窍，息风止痉为常法，但癫痫的发作又常与火热炽盛有关。《医学正传》曰："癫痫之痰，因火动所作。"火热可灼液为痰，风火相搏，则扰乱神明，造成该病的发作。故要加入清心泻火通实之药。

（2）痰浊阻窍：

1）症状：发作则面色晦暗青灰而黄，手足清冷，双眼半开半合，昏愦，偃卧，拘急或抽搐时作，口吐涎沫，一般口不啼叫或声音微小。也有部分患者呆木无知，不闻不见，不动不语；或动作中断，手中物件落地；或头突然向前倾下，又迅速抬起；或二目上吊数秒乃至数分钟即可恢复，病发后对上述症状全然无知，多一天频作十数次或数十次。醒后周身疲乏或如常人，舌质淡，苔白腻，脉多沉细或沉迟。

2）治法：急以开窍醒神，继以温化痰涎。

3）方药：五生饮加减。生南星、生半夏、生白附子、半夏、川乌、黑豆合二陈汤健脾除痰。诸药共奏温化除痰定痫之功。

本证属痰涎壅盛。其病因主要是由先天、后天两方面因素所致。先天因素是由胎气受损，禀赋不足，脏气虚衰而致；后天主要因饮食、情志因素或产时损伤，致痰湿内阻、瘀血阻络等，使气机升降失司，痰随气动上扰于脑，痰瘀闭阻清窍而发癫痫。此病痰瘀闭阻清窍为其病机关键，故治法当以祛痰开窍、息风定痫为主，取其急则治其标原则。

2. 休止期

（1）痰火扰神：

1）症状：急躁易怒，心烦失眠，咳痰不爽，口苦咽干，便秘溲黄。病发后，症情加重，甚则彻夜难眠，目赤，舌红，苔黄腻，脉多沉弦滑而数。

2）治法：清泻肝火，化痰宁神。

3）方药：当归龙荟丸。龙胆草、青黛、芦荟、大黄、黄连、黄芩、黄柏、栀子、当归、茯苓、姜半夏、橘红。

风、痰是癫痫发病的主要机理。痰蒙清窍而神昏，清热豁痰开窍，息风止痉为常法。《医学正传》载："癫痫之痰，因火动所作"，火热可灼液为痰，风火相搏则扰乱神明。

（2）心脾两虚：

1）症状：反复发作不愈，神疲乏力，面色苍白，体瘦，纳呆，大便溏薄，舌质淡苔白腻，脉沉细。

2）治法：补益心脾为主。

3）方药：六君子汤合温胆汤。

方以六君健脾化痰而益心；温胆汤治胆以通心神；加人参、枣仁、黄连以润养心神兼清心火而安魂魄。历代医家认为，本病之病因或为脾胃虚弱，或为脾虚湿盛，或为心脾两虚。治疗上温阳、健脾、祛湿、化痰为总的治疗大法，又因心为君主之宫，神明出焉，肝为罢极之本，故调理心肝也十分重要。本患者体态丰腴，患病多牟，舌胖苔腻，属痰湿之体，治疗用运脾祛湿、清心涤痰之法，使痰湿得化，清阳得升，卫气得以行于阳而多寐好转。

（3）肝肾阴虚：

1）症状：痫病频作，神情恍惚，面色晦暗，头晕目眩，两目干涩，耳轮焦枯不泽，健忘失眠，腰膝酸软，大便干燥，舌红苔薄黄，脉沉细而数。

2）治法：滋养肝肾为主。

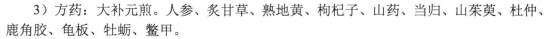

3）方药：大补元煎。人参、炙甘草、熟地黄、枸杞子、山药、当归、山茱萸、杜仲、鹿角胶、龟板、牡蛎、鳖甲。

大补元煎乃《景岳全书》卷五十，其益气养血，滋补肝肾，用于肝肾不足、气血两亏、精神疲惫、心悸健忘、眩晕目眩、四肢酸软之症。本证患者多见痰热火盛之象，究其本，因年高肝肾不足，阴虚风动，风痰风火相引，走窜经络，痰迷心窍，故见胡言乱语，毁物骂人，甚至神志不清；阴虚风动，牵动四肢，而有抽搐，两目上视。苔厚腻，但脉却濡细。从脉象中也可窥视此病人乃虚实夹杂，本虚标实，上盛下虚。全案补肝肾，平肝风，益心血，养心神，清痰热，泻肝火，始终贯穿，最终使患者情绪稳定、癫痫少发。

（三）针灸调理

针灸是中医治疗癫痫的重要方法，通过针刺特定的腧穴，调理气血，安抚神志，达到防止癫痫发作的目的。

1. 常用腧穴

（1）百会：位于头顶正中线与两耳尖连线的交点处，在中医理论中意义重大。它属于督脉穴位，督脉为"阳脉之海"，总督一身之阳气。针刺百会穴，能够起到安神定志的作用，可使患者心神安定，减少烦躁、惊恐等不良情绪。同时，此穴还能有效改善脑部的血液循环，促使气血充足地灌注脑部，增强脑部功能，为预防癫痫发作筑牢根基。

（2）风池：处于颈部后方，枕骨之下，是足少阳胆经上的重要穴位。其功效涵盖疏风清热与调节经络两方面。从疏风清热来讲，能驱散外风、清解内风之热邪，避免风邪化热扰动心神；在调节经络层面，可使经络气血运行顺畅，维持人体内外气血的平衡，进而防止肝风内动。因为癫痫发作常与肝风内扰有关，风池穴通过发挥上述作用，预防癫痫发作。

（3）内关：位于前臂掌侧，腕横纹上2寸，属手厥阴心包经。心包经与人体情志调节密切相关，内关穴通过调节气机，使气的升降出入有序。当人体气机通畅时，情绪也能得以舒缓，焦虑、紧张等易诱发癫痫发作的不良情绪会减少。并且，它对心功能也有一定调节作用，从整体上维持机体的气血平和，从而降低癫痫发作的频率。

（4）足三里：在小腿外侧，犊鼻下3寸，为足阳明胃经的合穴，是人体的保健大穴。脾胃为后天之本，气血生化之源，针刺足三里，可起到补气健脾的作用，促使脾胃运化功能良好，将水谷精微化生为气血，补充人体正气，增强体力。正气充足则机体抵御外邪能力增强，免疫力得以提高，为预防癫痫发作提供有力的身体保障。

（5）神门：位于腕部，腕掌侧横纹尺侧端，尺侧腕屈肌腱的桡侧凹陷处，归属于手少阴心经。心主神明，神门穴有着安神定志的重要功效，通过针刺刺激，能平衡心神，使心神安宁，避免因心神失养或扰动而引发的焦虑、失眠等情况。尤其对于癫痫患者，良好的睡眠和稳定的情绪十分关键，神门穴可帮助缓解焦虑，改善睡眠质量，辅助防治癫痫。

2. 针灸操作方法

每次治疗时，需依据患者具体症状谨慎选取与之相关的腧穴进行针刺操作。针刺过程中，秉持以轻刺激为主的原则。这是由于癫痫患者体质及病情的特殊性，过深或过强的刺激可能引发患者身体不适，甚至有可能诱发癫痫发作。保持适度刺激，既能发挥穴位调节气血、安抚神志的作用，又能确保患者处于舒适状态。针刺持续时间一般控制在20～30分钟，不过也要根据患者在针刺过程中的具体反应，如是否耐受、有无异常感觉等，灵活、适当调整时长，以达到最佳的治疗效果且保障患者安全。

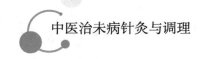

（四）推拿疗法

推拿疗法通过手法的作用，帮助患者疏通经络，调节气血，放松身体，从而达到减轻癫痫症状的效果。

（1）捏脊法：通过沿脊柱捏拿，可以帮助调节脏腑功能，增强免疫力，预防癫痫发作。

（2）揉天枢、足三里：有助于增强脾胃气机，改善全身的气血循环，减少发作的可能性。

（3）点压百会、风池、内关：疏通经络，平衡肝功能，避免肝风内动引起癫痫。

四、护理干预

除中医治未病干预外，癫痫患者的护理也至关重要，尤其是对于老年人和儿童群体，良好的护理可以有效提高治疗效果和生活质量。

（一）发作时护理

1. 保持镇静

在癫痫患者发作的紧急时刻，护理人员保持镇静起着关键作用。癫痫发作往往较为突然且症状明显，容易让周围人陷入慌乱，但护理人员需迅速稳住心态，冷静应对。要第一时间协助患者平稳躺下，选择安全且平坦的地方，如地面铺有柔软垫子之处，防止患者因失去意识或身体抽搐而不慎摔伤，为后续的急救护理创造有利条件，保障患者基本安全。

2. 保持呼吸道通畅

癫痫发作时，患者很可能出现呕吐或口腔分泌物增多的情况，所以保持呼吸道通畅极为重要。将患者头部侧向一侧是关键操作，这样能利用重力作用，使呕吐物或口水自然流出，避免其反流堵塞气道，引发窒息危险。护理人员需时刻留意，必要时可轻轻清理口腔异物，但动作要轻柔，防止损伤患者口腔黏膜，确保气道始终保持畅通，维持患者正常的呼吸功能。

3. 避免强行按压

癫痫发作时，患者四肢会出现强直性或阵挛性抽搐，这时切不可用力按住患者的四肢。因为强行按压不仅无法阻止抽搐，反而可能因外力过大，致使患者肌肉拉伤、骨折等。肌肉在抽搐时力量较大，强行对抗易超出其正常承受范围；骨骼也可能在不当外力下发生折断。因此，护理人员只需做好周边防护，避免患者受伤即可，等待发作自然停止，保障患者身体免受不必要的损伤。

4. 观察发作时间

仔细观察并记录癫痫发作的持续时间和表现，对后续的治疗评估意义重大。护理人员需准确记下发作开始与结束的时间节点，同时留意发作过程中的具体症状，如抽搐的部位、频率、幅度，是否伴有牙关紧闭、眼球上翻等情况。这些详细信息能为医生全面了解患者病情提供关键依据，有助于判断当前治疗方案的有效性，进而依据观察结果对治疗进行合理调整，提高治疗的精准性和效果。

（二）日常护理

1. 监测药物治疗

对于癫痫患者而言，长期服用抗癫痫药物是控制病情的重要手段，因而护理人员对药物治疗情况的监测至关重要。要严格按照医嘱督促患者按时按量服药，制定详细的服药时间表，避免漏服、误服情况发生。同时，密切留意药物可能产生的不良反应，如部分药物可能导致皮疹、头晕、肝功能异常等。定期检查患者身体状况，记录相关反应，及时反馈给医生，以便调整用药剂量或更换药物，确保药物治疗的安全性和有效性。

2. 定期复查

癫痫患者定期进行复查是优化治疗方案的必要环节。复查项目包含脑电图、影像学检查（如头颅 CT、MRI 等），脑电图能够反映大脑神经元的电活动情况，帮助医生判断癫痫发作的起源及脑功能状态；影像学检查则可清晰呈现脑部结构，排查是否存在器质性病变。通过定期对比这些检查结果，医生能精准掌握病情变化，及时发现潜在问题，据此对治疗方案做出相应调整，更好地控制癫痫发作，提高患者的生活质量。

第五节　动脉硬化

动脉硬化是指动脉血管壁内脂质、纤维组织及钙质沉积，导致血管壁增厚、弹性下降、管腔狭窄或阻塞的一种疾病。随着现代生活方式的改变和老龄化进程的推进，动脉硬化已成为老年人群中的一种常见病和慢性病。动脉硬化的发生不仅增加了心脑血管疾病的风险，而且对个体的健康造成长期威胁。

中医治疗动脉硬化，尤其在治未病方面，强调早期预防、体质调理与脏腑功能的改善。通过辨证施治，结合中药、针灸、食疗及生活方式调整，可以有效减缓动脉硬化的发展，降低患病风险。

一、病因病机

中医认为，动脉硬化的发生主要与"气血失调、脏腑功能失常、痰湿阻滞"有关。具体病因可归纳为以下 5 点。

（一）气血不足

在中医理论体系里，气血于人体至关重要。气血不足涵盖气虚、血虚及气滞血瘀等情况，当出现此类状况时，脉管的供养难以顺畅进行。气虚则无力推动血液运行，血虚使脉管失于濡润，气滞血瘀更是让血流变得缓慢且血液黏稠度上升。如此一来，血管内脂质、纤维物质等便易沉积，日积月累，逐渐形成动脉硬化，严重影响血管健康。

（二）脾虚生湿

脾胃在人体的水湿运化过程中起着关键作用，一旦脾虚，运化水湿的功能就会失常。水湿无法正常代谢，便会在体内积聚，进而湿浊内生，形成痰湿。痰湿停滞在血脉之中，致使血管壁不断增厚、变硬。尤其对于那些本身脾胃功能失调、湿气长期滞留的患者而言，还极易合并高脂血症，二者相互影响，进一步增加了动脉硬化发生的风险，危害血管功能。

（三）肝郁气滞

情志因素与人体健康息息相关，长期情志不舒会使肝气郁结，导致气机不畅。气为血之帅，气机受阻则血液流通也会受到影响，变得缓慢不畅，进而使血液黏稠度增加，为动脉硬化的发生埋下隐患。而且肝郁还可能化火，火性炎上且易伤阴液，阴液受损后，动脉壁失去濡养，便可能加速动脉壁的损害，使病情更加严重。

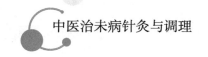

（四）肾虚

肾作为先天之本，在维持人体正常生理功能方面起着根基性作用。肾气亏虚、肾精不足时，人体阴阳气血的平衡被打破，会引发阳虚、气虚或阴虚等多种病理状态，而这些情况往往伴随着高血压、尿酸升高等健康问题，进一步扰乱人体的内环境，增加了血管的负担，使动脉硬化的风险显著上升，对心血管系统的健康构成威胁。

（五）血瘀

人体的气血运行应保持通畅无阻，一旦出现气血失调，血液流通就会不畅，进而导致血液黏滞性增加，形成血瘀这一病理状态。瘀血就如同河道中的障碍物，阻碍着血管的正常通行，使原本顺畅的血流变得滞涩。在此情况下，脂肪、钙盐等物质便容易沉积在血管壁上，久而久之，便促使了动脉硬化的形成，影响血管的正常结构与功能，危害身体健康。

二、临床表现

动脉硬化的临床症状通常与病程长短及硬化程度有关，早期可能无明显症状，但随着病情的加重，患者可能出现以下表现。

（一）眩晕头痛

在动脉硬化的病程发展中，当其影响到脑部供血时，便会引发一系列症状。因血管出现硬化改变，管腔逐渐狭窄，使流向大脑的血液量减少，进而造成脑供血不足。患者常会感觉眩晕，头痛症状也较为常见，或为隐痛，或为胀痛，同时还伴有记忆力下降，对近期发生的事容易遗忘，反应也变得迟钝。这些症状对患者的日常生活及认知功能都产生了明显的影响。

（二）高血压

动脉硬化会致使血管的弹性明显降低，原本富有弹性、能够随血流压力适度伸缩的血管壁变得僵硬。如此一来，血液在血管中流动时所面临的阻力就会增大，心脏需要更大的力量来推动血液循环，长此以往，患者便常出现持续性高血压症状。血压持续处于较高水平，又会进一步加重血管的负担，形成恶性循环，增加心脑血管疾病发生的风险，严重威胁患者的身体健康。

（三）心绞痛、胸痛

冠状动脉作为为心脏供血的重要血管，一旦发生硬化，其管腔会变得狭窄甚至堵塞，心脏的血液供应就会受到严重影响。当心脏处于缺血状态时，心肌细胞得不到充足的氧气和营养物质，便会引发心绞痛，严重时可导致心肌梗死。患者会明显感觉到胸部疼痛，疼痛性质多样，如压榨性疼痛、闷痛等，同时伴有气短，感觉呼吸急促费力，以及心悸，自觉心跳异常，给患者带来极大的痛苦和健康风险。

（四）肢体麻木、冷感

动脉硬化若累及下肢或上肢的血管，会使其血液循环产生障碍。血管壁的硬化改变导致管腔变窄，血液难以顺畅地流至肢体末端，使肢体得不到充足的血液灌注。因此，患者便会出现肢体麻木的感觉，仿佛有无数的蚂蚁在皮肤上爬行，肢体还会时常感觉冰凉，即使处于温暖环境也难以缓解，并且伴有无力感，影响肢体正常的活动功能，降低了患者的生活质量。

（五）心悸、气短

由于动脉硬化引起心脏供血不足，心脏为了维持正常的泵血功能，不得不加倍努力工作，从而增加了心脏的负担。心脏长期处于这种高负荷运转的状态下，容易出现心悸的症状，患者能明显感觉到自己的心跳异常，或过快、或过强、或不规则。同时，气短现象也较为突出，稍微活动一下或者情绪稍有波动，就会感觉呼吸急促、气不够用，给患者的日常生活带来不便，也提示着心功能受到了影响。

（六）体力下降

因动脉硬化致使血液循环受限，全身各组织器官得不到充足的血液供应，如庄稼得不到充足的水分灌溉，能量和氧气供应不足。患者在进行日常活动时，很容易就感到疲劳、乏力，哪怕是简单的行走、爬楼梯等，都会觉得力不从心。活动耐力也随之下降，原本可以轻松完成的活动量，现在稍做一点就难以坚持，严重影响了患者的生活自理能力和生活质量。

三、中医治未病调治

治疗动脉硬化时，要通过辨证确定患者的体质和病情特点，采取有针对性的中医治疗方法。

（一）辨证论治

1. 气滞血瘀型

（1）方剂：血府逐瘀汤、桃红四物汤。

（2）药物组成：血府逐瘀汤主要由当归、川芎、赤芍、桃仁、红花等组成，桃红四物汤则包含当归、川芎、赤芍、桃仁等药材。

（3）功效：气滞血瘀型的动脉硬化表现为气血流动不畅，血液在血管内积聚，导致血管壁沉积物的形成。该类型动脉硬化常伴有头痛、胸闷、肢体麻木等症状。使用上述方剂的主要目的是活血化瘀，疏通经络，促进血液循环，改善血流的通畅性。通过活血化瘀作用，减少血液的黏稠度，降低血管壁沉积的风险，从而达到缓解血管硬化的目的。此类方剂能有效改善微循环，增强血管壁的修复能力，有助于血管弹性的恢复，进而预防动脉硬化的进一步发展。

2. 阴虚血热型

（1）方剂：知柏地黄丸、六味地黄丸、龙胆泻肝汤。

（2）药物组成：知柏地黄丸由熟地黄、枸杞子、知母、黄柏等组成；六味地黄丸则包含熟地黄、山茱萸、枸杞子、牡丹皮、泽泻、茯苓；龙胆泻肝汤包括龙胆草、黄柏、栀子、柴胡、当归等。

（3）功效：阴虚血热型的动脉硬化常表现为动脉内膜增厚、血管弹性降低及血管炎症反应。中医认为，阴虚导致体内的虚火上升，虚火侵犯血管内壁，引起血管壁的损伤和炎症反应，进而促进动脉硬化的发生。此类治疗方剂具有滋阴降火、清热凉血的作用，能够有效平衡体内的阴阳失调，改善血管壁的健康，增强血管的弹性，抑制血管内壁的炎症反应，防止动脉硬化的恶化。通过调节阴阳失衡，改善血液的流动性，从而减缓血管的硬

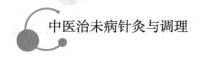

化过程。

3. 脾虚湿滞型

（1）方剂：四君子汤、参苓白术散。

（2）药物组成：四君子汤由党参、白术、茯苓、甘草组成；参苓白术散则是四君子汤基础上加入了山药、莲子、薏苡仁等。

（3）功效：脾虚湿滞型动脉硬化的主要表现为脾气虚弱、湿气内生，湿浊在体内积聚，影响血液循环。中医认为脾虚导致气血生化无力，湿气堆积，容易使血液黏稠，阻碍血管的正常运作，从而加重动脉硬化的症状。四君子汤通过健脾益气，祛湿化痰的作用，能够有效增强脾胃的运化功能，促进水湿代谢，减轻血液黏稠度，改善微循环，有效缓解动脉硬化的症状。此外，参苓白术散通过调和脾胃、增强免疫力，能够减少血管的湿浊积聚，进一步提高血管的通畅度和弹性。

通过使用上述方剂，结合个体化的治疗方案，可以改善血液的黏稠度、促进血管的弹性增强，达到预防和治疗动脉硬化的效果。

（二）针灸疗法

针灸是中医治未病中的重要方法之一，能够通过调节气血、疏通经络、促进血液循环来治疗动脉硬化。具体的针灸治疗方法和常用的腧穴如下。

1. 百会

百会是一个非常重要的腧穴，位于头顶的正中心。它可以疏通经络，活血化瘀，调节气血循环。在动脉硬化的治疗中，百会具有促进血流的作用，可以帮助改善脑部及全身的微循环，缓解因动脉硬化导致的头晕、记忆力减退等症状。通过刺激百会，能够提高身体的气血流动性，增强血管的弹性，预防动脉硬化的进一步加重。

2. 合谷

合谷位于手背部，是大肠经的一个重要腧穴。通过刺激合谷，可以清热解毒，活血化瘀，有助于缓解动脉硬化引发的头痛、面部麻木等症状。合谷具有调节全身气血循环的作用，能够促进血液的流动，缓解因血瘀导致的局部血流不畅的现象。

3. 足三里

足三里是胃经的一个重要腧穴，通过针刺足三里，不仅能调理胃肠功能，增强脾胃的运化能力，还能够促进全身的血液循环。通过刺激足三里，可以增强血液的流动性，改善血液的质量，预防动脉硬化的进一步发展。

4. 肾俞、命门

肾俞和命门为肾经的重要腧穴，能够滋阴补肾，调节内分泌功能，增强肾排毒能力，避免湿浊淤积在血管内壁。通过刺激这两个腧穴，能够有效调节体内的水液代谢，减轻血液黏稠度，改善血管弹性，延缓动脉硬化的进程。

通过选择适当的穴位，采用平补平泻的针法，能够有效地改善气血流动，促进血管的健康，预防动脉硬化的恶化。

（三）推拿与按摩疗法

推拿与按摩是中医治疗中常用的手法之一，能够通过手法刺激经络、活血化瘀、舒缓紧张，改善动脉硬化引发的相关症状。常用的推拿与按摩手法包括以下3种。

1. 推法

推法是一种大面积的推按手法，通过在背部、腹部及四肢的推按，能够促进气血的流

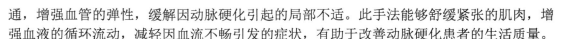

通，增强血管的弹性，缓解因动脉硬化引起的局部不适。此手法能够舒缓紧张的肌肉，增强血液的循环流动，减轻因血流不畅引发的症状，有助于改善动脉硬化患者的生活质量。

2. 揉法

揉法是指以掌根或手指揉按某一特定部位，常用于肩部、颈部等区域。通过揉按这些部位，可以疏通经络，改善血液流动，缓解血瘀引起的疼痛和不适。尤其在动脉硬化患者中，揉法能够有效改善血液循环，促进血管内的气血流畅，减轻血管壁的沉积，缓解症状。

3. 捏法

捏法是指捏拿特定的腧穴，通过施加适当的压力，激发气血流动，疏通血管，缓解因血瘀引起的血流不畅。常用的穴位如肩井、膏肓等，通过捏拿这些部位，可以有效调理气血，缓解因动脉硬化导致的相关疼痛，提高血液的流动性。

通过结合推拿、按摩与针灸的治疗方法，可以综合调理气血、疏通经络，缓解动脉硬化带来的不适症状，促进血液循环，提高患者的生活质量。

四、护理干预

除中医治疗外，护理对动脉硬化患者同样至关重要。综合护理可以有效地改善患者的生活质量、控制病情进展，减少并发症的发生。

（一）健康教育与生活方式指导

1. 饮食管理

在动脉硬化患者的护理中，饮食管理是关键环节。高脂肪、高胆固醇、高盐食物会加重血管负担，促使脂质沉积、血压升高等，不利于病情控制，所以要指导患者严格避免。建议选择低盐、低脂、高纤维饮食，像多吃新鲜蔬菜、水果及全谷物等。同时，鼓励增加富含维生素C、维生素E、硒等抗氧化物质食物的摄入，它们能对抗自由基，保护血管内皮，增强血管弹性，助力维护血管健康，延缓病情发展。

2. 戒烟限酒

吸烟和过量饮酒作为动脉硬化的重要危险因素，不容忽视。烟草中的尼古丁等有害物质会损伤血管内皮，加速动脉硬化进程；酒精过量摄入易影响脂质代谢，升高血压，增加心血管疾病风险。护理人员应积极向患者开展戒烟、限酒教育，讲解其危害，提供科学的戒烟限酒方法，如借助戒烟辅助工具、逐步减少饮酒量等，帮助患者克服困难，保护血管，改善病情。

（二）运动与康复训练

1. 有氧运动

适量的有氧运动对动脉硬化患者益处颇多。如散步、慢跑、游泳等有氧运动，能有效增强心肺功能，使心脏泵血更有力，肺部换气更充分，从而改善全身血液循环。而且运动还可促进机体对脂质的代谢，降低血脂水平，减少脂质在血管壁的沉积。建议每次运动保持30分钟左右，每周至少进行3～5次，长期坚持，对控制病情、提升健康水平有着积极作用。

2. 康复指导

对于有严重动脉硬化病史的患者，个性化康复方案必不可少。要依据患者的具体身体状况、病情严重程度等制定合适的运动计划，适量增加运动强度，以进一步改善心血管功

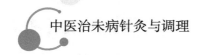

能、提高身体耐力。但需注意避免剧烈运动，因为剧烈运动可能导致血压急剧波动、心脏负荷过重等风险。在康复训练过程中，要密切关注患者身体反应，适时调整方案，确保运动安全。

（三）监测与早期干预

1. 血压监测

高血压是动脉硬化的重要危险因素之一，二者相互影响、互为因果。血压过高会对血管壁造成持续冲击，加速血管内皮损伤，促使动脉硬化不断进展。因此，定期监测血压意义重大，患者可在家中使用血压计自行测量，或定期到医院测量，确保血压控制在正常范围内。医护人员要根据血压监测结果及时调整治疗方案，有效控制血压，对于预防动脉硬化进一步加重、减少心脑血管并发症发生至关重要。

2. 血糖与血脂监测

定期监测血糖、血脂水平对于动脉硬化患者同样关键，尤其是低密度脂蛋白（LDL）和总胆固醇，它们的异常升高与动脉硬化的发生、发展密切相关。高血糖状态易损伤血管内皮，血脂异常会导致脂质在血管壁沉积，加重血管硬化程度。通过定期检测，能及时发现指标异常，医护人员便可据此及时调整治疗策略，如调整用药、强化生活方式干预等，避免动脉硬化病情恶化，保障患者身体健康。

第六节　脊髓压迫

脊髓压迫是指由于外力、肿瘤、骨折、椎间盘突出等原因，导致脊髓受到压迫或损伤，引起一系列神经功能异常的症状。它是神经系统常见的疾病之一，通常表现为肢体麻木、无力、运动障碍等。中医在治未病的理念下，强调通过调理脏腑功能、疏通经络、调和气血、平衡阴阳来干预和缓解脊髓压迫症状，尤其在早期未病阶段或病后康复阶段，能够发挥积极的治疗作用。

一、病因病机

从中医的角度，脊髓压迫主要由外邪侵袭、气血不足、肝肾亏虚、脏腑失调等多种因素引起。具体病因可从以下 5 个方面分析。

（一）外邪侵袭

在中医理论中，人体与外界环境相通，外邪可伺机而入。外界的寒、湿、风等邪气，凭借其侵袭之力，顺着经络通道侵入人体。一旦入体，便会扰乱人体正常的气血运行秩序，致使气血运行变得滞涩不畅，进而痹阻脉络。气血不能顺畅滋养脊柱及脊髓周围组织，久而久之，便引发压迫与损伤，出现诸如脊髓压迫症状，严重影响机体的正常功能与活动。

（二）气血不足

脊髓作为中枢神经系统的关键部分，需要充足的气血来维持其正常运转与功能发挥。气血如同养分，为脊髓提供必要的滋养。然而，当机体处于气血虚弱的状态时，这种滋养就会难以为继。常见于长期体力透支，身体能量过度消耗；营养不良，缺乏生成气血的物质基础；劳累过度，损耗正气等情况，致使脊髓营养供应匮乏，从而容易引发脊髓受压等病症，影响机体健康。

（三）肝肾亏虚

依据中医脏腑理论，肝主筋，筋能约束骨骼、维持关节活动；肾主骨，骨骼的强健与否与肾密切相关，二者对脊柱和脊髓的健康保障起着至关重要的作用。一旦肝肾亏虚，筋脉就会因缺乏肝血的濡养而变得脆弱，骨骼因肾精不足而不再坚固，容易出现脊柱退变、骨刺生成、椎间盘突出等问题，这些病变会逐渐挤压脊髓，进而产生脊髓压迫，给患者带来不适与健康隐患。

（四）脊柱损伤或退变

脊柱作为人体的中轴支柱，其自身结构的完整性和稳定性对脊髓的保护至关重要。当出现椎间盘突出、骨质增生、脊柱畸形等结构性变化时，脊髓的生存空间被挤占，受到压迫。而且这些变化还会进一步阻碍气血在经络中的正常运行，导致气血阻滞，经络不通畅，使疼痛、麻木等不适症状相继出现，严重干扰患者的正常生活与身体功能。

（五）湿热内蕴

湿热之邪若滞留于体内，尤其是聚集在脊柱周围时，会对该区域的气血流通产生极大影响。湿邪本身重浊黏滞，容易阻滞气血运行的通道，热邪又会煎熬津液，加重气血的黏稠度，二者相互裹挟，使脊柱和脊髓区域气血不畅，进而引发压迫感。患者常伴有疼痛及活动受限等症状，严重影响身体的正常活动和舒适度，给生活带来诸多不便。

二、临床表现

脊髓压迫的临床表现因压迫部位不同而有所差异，但大致上可分为以下 6 类症状。

（一）局部疼痛

脊髓压迫引发的局部疼痛是较为突出的临床表现之一。患者常能感受到脊柱部位传来的剧烈疼痛，其疼痛特点与压迫位置紧密相关，多集中在压迫部位的上方或下方区域。这种痛感有时如针刺，有时又似钝痛，且具有放射性，尤其在腰椎和颈椎部位更为明显，疼痛可沿着神经传导路径向肢体蔓延，给患者带来极大的痛苦，严重影响日常活动及生活质量。

（二）肢体麻木、无力

脊髓作为神经传导的重要通道，其一旦受压，神经传导便会受阻，进而引发肢体麻木、无力等症状。患者会明显察觉到上肢或下肢出现异样感觉，如麻木感，且常伴有肢体力量的减退。这种情况往往出现在与压迫部位相对应的肢体区域，如颈椎压迫可能影响上肢，腰椎压迫则多涉及下肢，致使患者在进行简单动作时都倍感吃力，生活自理能力也受到显著影响。

（三）运动障碍

脊髓受压对患者运动功能的影响不容小觑，常致使运动功能出现不同程度的障碍。患者在行动时会明显感到不便，原本轻松自如的行走变得艰难，肢体协调性变差，动作变得笨拙、迟缓，甚至无法完成一些基本的动作，严重时还可能发展至瘫痪状态，完全丧失自主运动能力。这不仅极大地限制了患者的活动范围，也给其心理带来沉重负担，对生活各方面都造成了严重干扰。

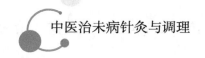

中医治未病针灸与调理

（四）反射异常

在脊髓压迫患者中，反射异常也是常见的临床表现之一。人体正常的反射活动依赖于脊髓传导的完整性，当脊髓受到压迫时，反射弧的正常传导可能被打乱，从而出现反射亢进或反射消失的情况。例如，膝跳反射，原本正常的反应可能会减弱甚至消失，这种反射的改变提示脊髓功能受到了损害，是判断脊髓压迫程度及病情进展的重要依据之一，对于医生准确诊断病情有着重要意义。

（五）大小便失禁

当脊髓遭受较大程度的压迫时，自主神经功能往往会受到严重影响，其中大小便失禁就是较为典型的表现。这是因为脊髓对控制膀胱和直肠的自主神经起着关键的调控作用，一旦其功能受损，膀胱和直肠的正常收缩和舒张功能就会失调，无法按照机体的意愿控制排便和排尿，进而出现大小便失禁的尴尬状况，同时还可能伴有性功能障碍等问题，给患者的生活和心理都带来了极大的困扰。

（六）寒湿凝滞的症状

寒湿凝滞所引发的症状在脊髓压迫中也时有体现，湿邪具有重浊、黏滞的特性，易阻滞经络，使气血运行不畅。患者常感觉局部寒冷，仿佛有冷风直吹，且伴有僵硬感，活动受限。同时，还会出现四肢沉重的情况，仿佛肢体被重物拖拽，肢体也变得不灵活。这些不适症状进一步加重了患者的痛苦，影响身体的正常状态。

三、中医治未病调治

中医治未病的治疗方案会根据患者的具体病因进行辨证施治，主要包括中药调理、针灸、推拿、拔罐等治疗手段。

（一）中药治疗

中药治疗是中医治未病的重要组成部分，依据脊髓压迫的不同证型选择不同的方剂，调理患者的气血、脏腑功能及经络，达到防病治未病的效果。

1. 气血不足型脊髓压迫

（1）方剂：四君子汤、八珍汤。

（2）药物组成：四君子汤以人参、黄芪、当归、白术、茯苓等为主；八珍汤则在四君子汤基础上增加了当归、川芎、白芍等。

（3）功效：此类方剂具有益气补血的作用，能够增强脊柱和脊髓的气血循环，改善其营养供应，促进脊髓及脊柱的自我修复。气血不足是脊髓压迫发生的基础性因素之一，通过补气养血可改善气血运行，预防脊髓受压及相关症状的出现。长期的气血不足容易使脊柱退行性变，引发椎间盘突出、骨质疏松等，从而加重脊髓压迫。因此，补气血、活化气血循环是此类患者治疗的关键。

2. 痰湿阻络型脊髓压迫

（1）方剂：二陈汤、芳香化湿汤。

（2）药物组成：二陈汤以陈皮、半夏、茯苓、甘草、白术等为主；芳香化湿汤则加入了厚朴、甘草、苍术等药物。

（3）功效：痰湿阻络型脊髓压迫主要表现为脊髓局部气血瘀滞，痰湿积聚在脊柱周

184

围，影响脊柱的功能，导致神经压迫。因此，化痰祛湿、疏通气机是治疗的核心。二陈汤和芳香化湿汤通过化湿祛痰，疏通经络，帮助解除痰湿阻滞，促进气血流通，从而缓解脊髓的压迫。

3. 肝肾不足型脊髓压迫

（1）方剂：六味地黄丸、补肾壮骨汤。

（2）药物组成：六味地黄丸由熟地黄、山茱萸、枸杞子、丹皮、茯苓、泽泻组成；补肾壮骨汤则以熟地黄、枸杞子、骨碎补等为主。

（3）功效：肝肾不足容易导致筋脉失养，脊柱和椎间盘的弹性和稳定性降低，从而引发脊髓压迫症状。通过滋补肝肾、强筋壮骨，可以改善脊柱的退行性病变，减少由肝肾亏虚所引发的脊柱问题。六味地黄丸的滋阴补肾作用，帮助恢复脊柱的稳定性，而补肾壮骨汤中的骨碎补则对骨骼有较好的滋养作用，有助于缓解由肝肾不足引起的脊髓压迫症状。

4. 外邪入侵型脊髓压迫

（1）方剂：独活寄生汤、桂枝汤。

（2）药物组成：独活寄生汤中包含独活、防风、牛膝、当归、桂枝、白芍等药物；桂枝汤则以桂枝、白芍、生姜、大枣、甘草为主。

（3）功效：外邪（如风寒、湿邪等）入侵人体，导致气血运行不畅，从而引发脊髓周围的疼痛和压迫感。独活寄生汤可祛风散寒，活血通络，帮助缓解因外邪引起的脊髓压迫。桂枝汤则具有调和营卫、解表散寒的作用，适用于风寒湿邪入侵的患者，缓解脊柱的僵硬和肌肉疼痛。通过有效祛除外邪，改善脊髓受压症状。

（二）针灸治疗

针灸治疗通过调节人体气血、疏通经络、舒筋活络，能够有效缓解脊髓压迫引起的疼痛、麻木、运动障碍等症状。针灸不仅能直接作用于压迫区域，还能够调整整体气血的流动，帮助恢复神经功能。

1. 命门、腰阳关、腰俞、大椎

命门、腰阳关、腰俞、大椎位于腰部和脊柱区域，通过针刺可以有效疏通气血，缓解因肝肾不足、气血不足所引起的脊柱疼痛和僵硬。命门为肾的源气所在，针刺此处能够补肾固本，腰阳关和腰俞用于调节腰部气血，缓解由腰椎退化引起的压迫。大椎穴则是背部的重要腧穴，具有疏通全身经络，舒筋活络的作用。

2. 承山、委中、悬钟

承山、委中、悬钟主要用于缓解脊髓压迫引起的下肢麻木、无力等症状。承山和委中分别位于小腿部和膝部，是调节下肢气血流通的重要穴位。悬钟在足部，刺激后可有效缓解下肢的紧张感和疼痛，改善神经传导功能，帮助恢复下肢的运动能力。

3. 肩井、风池、合谷

肩井、风池和合谷常用于缓解脊柱部位的肌肉紧张和外邪引起的疼痛。肩井调理肩部肌肉的紧张，风池有疏风散寒的功效，合谷通过调节气血，帮助缓解由风寒湿邪引起的脊柱疼痛。通过这些穴位的综合调理，能够全面改善脊髓压迫的临床症状。

（三）推拿治疗

推拿治疗通过手法操作，疏通经络、活血化瘀、缓解肌紧张，对于脊髓压迫的患者具有良好的疗效。推拿治疗还能改善脊柱及周围组织的功能状态，防止病情加重。

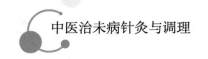

1. 推法

推法是推拿中的一种基本手法，通过手掌或手指的推压运动，作用于脊柱及其周围的肌肉、关节等，能够促进气血流通，缓解肌紧张，改善脊柱的灵活性。该手法常用于脊髓压迫引起的僵硬症状，帮助恢复脊柱的活动度。

2. 揉法

揉法主要用于对脊柱、椎间盘附近的肌肉和软组织进行揉捏，通过改善血液循环，促进局部营养供应，有效缓解脊柱受压带来的疼痛。揉法能放松紧张的肌肉，减轻因脊髓压迫导致的肌肉酸痛及不适。

3. 点压法

点压法通过对脊柱特定部位的按压，直接刺激相关腧穴，达到舒筋通络、活血化瘀的效果。点压法能够刺激局部血液循环，缓解因气滞血瘀引起的疼痛、麻木等症状。

（四）食疗干预

食疗作为中医治未病的重要组成部分，注重通过饮食调整来调节身体内外环境，增强脊柱和脊髓的自我修复能力。

黑枸杞和枸杞子在中医中有滋补肝肾、养血安神的功效，长期食用有助于提高脊柱和脊髓的自我修复能力。枸杞的抗氧化作用能改善细胞代谢，促进组织修复，对脊髓压迫引起的症状有辅助治疗作用；黄豆和黑豆含有丰富的植物蛋白，能够滋补肝肾，强健筋骨。猪骨汤中含有胶原蛋白，能帮助增强脊柱和关节的韧性，改善退行性变。此类食物有助于脊柱健康，缓解由骨质疏松、关节病等引起的脊髓压迫症状。

四、护理干预

（一）疼痛管理

1. 药物治疗

在脊髓压迫患者的疼痛管理中，依据医生的专业指导合理选用药物至关重要。止痛药能直接作用于中枢神经系统，减轻疼痛；非甾体抗炎药（NSAIDs）则可通过抑制体内炎症介质的产生，缓解因炎症引发的疼痛；对于存在神经痛的情况，使用针对性的神经痛药物，能有效改善神经传导异常导致的疼痛症状。护理人员需严格把控用药剂量、时间及频率，密切观察患者用药后的反应，确保药物治疗安全且有效地缓解患者的疼痛。

2. 物理治疗

物理治疗在缓解脊髓压迫所致的脊柱部位疼痛方面有着积极作用。热敷能够促进局部血液循环，使紧张的肌肉放松，减轻因肌肉痉挛等引发的疼痛，如用温热的毛巾或热敷袋敷于疼痛部位，每次 15 ～ 20 分钟即可；冷敷则适用于急性疼痛发作期，通过收缩血管，减轻局部的肿胀与炎症反应，缓解疼痛。此外，专业的理疗手段，如超声、电刺激等，能从更深层次改善局部组织状态，缓解疼痛不适，提高患者的舒适度。

（二）运动功能训练

1. 早期康复训练

对于脊髓压迫导致运动障碍的患者而言，早期康复训练意义重大。在患者病情稳定后，应尽早启动肢体的活动训练。早期的被动活动可由护理人员或家属协助进行，如帮助患者活动四肢关节，进行屈伸、旋转等动作，能有效预防关节挛缩，促进血液循环。随着患者身体状况的改善，逐渐引导其开展主动活动，激发肌肉力量，为后续的功能恢复奠定基础。

2. 功能训练

在物理治疗师的专业指导下，进行系统的功能训练对患者运动功能恢复十分关键。关节活动范围训练可借助专业器械或人工辅助，逐步扩大关节的活动幅度，防止关节僵硬，保障肢体的灵活性；肌肉强化训练则通过针对性的锻炼，如抗阻运动等，刺激肌肉纤维生长，增强肌力，避免因长期缺乏运动而导致的肌肉萎缩。持续规律的功能训练有助于提高患者的运动能力，使其能更好地应对日常生活活动，提升生活质量。

（三）感觉障碍管理

1. 皮肤护理

鉴于脊髓受压患者可能存在感觉丧失或异常的情况，做好皮肤护理尤为重要，特别是对于长时间卧床的患者。由于他们对身体局部的压力、摩擦等感知能力下降，皮肤更容易受损，进而引发压疮等问题。护理人员需定期帮助患者擦拭身体，保持皮肤清洁，使用温和的清洁用品避免刺激皮肤；同时确保皮肤干燥，及时更换潮湿的衣物、床单等，定时为患者翻身，减轻局部皮肤长时间受压的状况，预防压疮发生，维护皮肤健康。

2. 感官保护

帮助患者保护感觉丧失区域，避免外伤或压力损伤是感觉障碍管理的重要内容。对于那些感觉麻木的部位，患者可能无法及时察觉外界的危险因素，护理人员要加强教育，告知患者尽量避免接触尖锐、高温等可能造成伤害的物体，在日常活动中要格外留意这些区域。可通过穿戴防护用品，如手套、护膝等，增加保护屏障，同时提醒家属密切关注，共同保障患者感觉区域的安全，防止意外损伤带来的不良后果。

第七节　脑炎

脑炎是一种由病原体感染引起的急性脑部炎症，表现为头痛、发热、昏迷等中枢神经系统症状。脑炎的发病机制复杂，既可与病毒感染直接相关，也可与免疫异常、细菌感染等因素有关。中医治未病强调早期辨识和干预，以防疾病的发生与发展，尤其在脑炎的预防和治疗方面，提供了独特的视角和疗法。

一、病因病机

从中医角度来看，脑炎的发病往往是外邪侵袭、气血不足、脏腑失调等多方面因素共同作用的结果。

（一）外邪侵袭

在中医理论体系里，人体与外界环境相通，外界的风寒、风热、湿热等邪气可伺机侵入人体。当这些邪气入侵后，易使体内原本平衡的正气变得虚弱，进而致使气血失和。而脑部作为人体的重要器官，亦会受到影响。其中，风邪善行数变、湿邪重浊黏滞，二者尤易干扰神经系统，阻碍气血运行，造成气血不通畅及神经功能失调。像风热之邪，常侵袭脑部引发急性炎症反应，致使患者出现头痛、发热等典型症状，危害健康。

（二）正气虚弱

正气在人体抵御外邪过程中起着关键作用，脑炎的发生与正气虚弱有着紧密联系。那

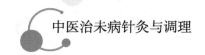

些体质虚弱、免疫力低下的人群，其自身防御机制薄弱，外邪极易趁虚而入，进而引发脑部炎症反应。长期存在气血亏虚状况，会使人体缺乏滋养；阴阳失调又会打乱脏腑间的平衡协调，致使脏腑功能紊乱，无法为脑部提供充足的营养供应，最终导致脑部功能出现障碍，增加脑炎发病的可能性。

（三）痰湿壅阻

痰湿这一病理产物在中医看来，是引发脑部功能障碍不容忽视的因素。当痰湿在体内积聚，困阻于脑部时，会导致气血运行的通道不畅，脑部供血便会受到影响，进而干扰神经的正常运作。尤其在脑炎恢复期，若痰湿不能及时排出体外，就可能持续发展，导致头痛经久不愈、昏迷不醒、语言表达障碍等一系列后遗症，严重影响患者的生活质量和康复进程。

（四）热毒内生

在急性脑炎发病时，病毒、细菌等病原微生物在人体内滋生繁殖，它们所产生的毒素会在体内引发内热，进而形成"热毒"。依据中医理论，热毒具有向上蒸腾的特性，会上扰脑部，对脑神经的正常功能产生不良影响。此时，患者往往会出现高热不退、神志陷入昏迷及颅内压增高等严重症状，极大地威胁着患者的生命健康，需要及时进行针对性的治疗干预。

二、临床表现

脑炎的临床表现随着病因、病程、患者体质等因素的不同而有所变化，但通常包括以下 5 类症状。

（一）头痛与发热

在脑炎发病初期，头痛剧烈与高热是较为常见的症状表现。炎症反应刺激着脑部的血管，使其出现扩张状态，进而导致头部血液循环量显著增多，对周围组织产生压迫等影响，由此引发了头痛症状。而发热情况的出现，往往与外邪侵袭人体后正邪交争，或是体内内热毒盛有关，这些因素扰乱了人体正常的体温调节机制，致使体温升高，给患者带来明显的不适。

（二）意识障碍

随着脑炎病情的逐步发展，不同程度的意识障碍会在患者身上显现出来，如昏迷、嗜睡及定向力丧失等都是较为典型的表现形式。意识障碍的出现往往意味着病情较为严重，这背后可能是脑水肿导致颅内压升高，压迫脑组织，或是脑血管受到损伤，影响了脑部正常的血液供应及神经传导，进而使大脑的功能受到抑制，无法维持正常的意识状态，对患者的生命健康构成极大威胁。

（三）神经系统症状

脑炎还常伴有各类神经系统症状，如呕吐、抽搐、偏瘫及语言障碍等。因为脑部的病变一旦扩展到神经系统的不同部位，就会对相应的神经功能造成损害。当影响到控制肢体运动的神经时，肢体就会变得不灵便；波及语言中枢时，便会出现语言表达或理解方面的障碍。这些症状严重干扰了患者的正常生活和身体功能，也为诊断病情提供了重要的依据。

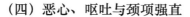

（四）恶心、呕吐与颈项强直

脑炎患者常会出现恶心、呕吐这一症状，尤其是当中枢神经系统受到损害时，呕吐更是成为重要的临床表现之一。这是由于脑部病变干扰了人体正常的神经调节机制，影响了胃肠道的功能，导致胃肠逆蠕动增加，从而引发呕吐。此外，颈项强直，即脖部呈现僵硬状态，是脑膜受累的典型表现，提示着脑膜炎合并脑炎的可能性，需要进一步通过相关检查来明确诊断，以便采取针对性治疗措施。

（五）恢复期症状

即便脑炎急性期的症状有所缓解，部分患者在恢复期依旧可能面临一些慢性症状的困扰，如记忆力减退、注意力集中困难、眩晕及睡眠障碍等。这是因为脑炎对脑部造成的损伤在一定程度上影响了大脑的正常功能，虽然急性期的炎症反应得到了控制，但神经功能的恢复还需要一个过程，这些症状会持续影响患者的生活质量，需要进行相应的康复治疗及调养来逐步改善。

三、中医治未病调治

中医治未病的核心在于"未病先防，已病防变"。对于脑炎的防治，中医强调通过调整气血、疏通经络、平衡阴阳等方法，避免外邪入侵、增强体质、改善免疫力，从而实现预防和早期干预的目的。

（一）中药干预

中医药治疗脑炎时，根据不同的病因病机，采用辨证施治的原则，使用不同的方剂来达到调理体质、清热解毒、疏风散邪等多重作用，早期防治脑炎。

1. 风邪侵袭型脑炎

（1）方剂：风热解毒汤（如银翘解毒丸、柴胡疏肝散等）。

（2）药物组成：金银花、连翘、桑叶、薄荷、柴胡、黄芩等。

（3）功效：风热解毒汤具有清热解毒、疏风解表的作用，适用于风热邪侵袭脑部时的脑炎症状，常见表现为头痛、发热、恶心等。此类病因以外感风热为主，外邪入侵时，脏腑功能失调，气血运行不畅，导致脑部炎症反应。金银花、连翘清热解毒，桑叶、薄荷疏风解表，黄芩则具有清热燥湿、解毒的作用，协同增强治疗效果。

2. 湿热阻滞型脑炎

（1）方剂：黄连解毒汤、龙胆泻肝汤。

（2）药物组成：黄连、黄芩、龙胆草、栀子、柴胡等。

（3）功效：湿热阻滞型脑炎常见湿热内蕴引发的头痛、发热、意识不清等症状。黄连解毒汤具有清热解毒、燥湿利水的功效，黄芩、龙胆草能清热燥湿，栀子则通过清热解毒，促进湿热的排出，全面解决湿热对脑部的影响。龙胆泻肝汤则通过疏肝清热，适用于因肝火上扰引起的脑炎症状，有助于缓解头痛、呕吐等症状。

3. 痰火扰脑型脑炎

（1）方剂：安神定志汤、温胆汤、涤痰汤。

（2）药物组成：半夏、茯苓、陈皮、甘草、黄连等。

（3）功效：痰火内扰型脑炎常见神志不清、抽搐等表现，治疗时重点在于化痰清火。

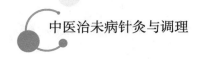
安神定志汤有助于清除痰火、安神定志，常用于神志模糊、意识障碍的患者。温胆汤和涤痰汤具有化痰清火的作用，半夏、茯苓的协同作用可有效祛痰降火，减轻脑部负担，缓解因痰火扰脑所带来的抽搐及神志不清。

4. 气血虚弱型脑炎

（1）方剂：八珍汤、归脾汤、人参养荣汤。

（2）药物组成：人参、黄芪、当归、白术、茯苓等。

（3）功效：气血虚弱型脑炎主要表现为嗜睡、记忆力减退、神志不清等症状。八珍汤具有益气养血、调和脏腑的作用，能够有效改善因气血虚弱所导致的脑部功能障碍。归脾汤和人参养荣汤同样具有益气养血的功效，能够通过调补脾胃，增强气血生成，从而改善患者的整体状态，促进神经系统的恢复。

（二）针灸干预

针灸通过刺激特定腧穴，调节气血阴阳，改善脑部的血液循环和神经功能，能够有效辅助脑炎的治疗。针灸在脑炎的治疗过程中，不仅能缓解症状，还能在一定程度上促进病情恢复，减轻患者的痛苦。

1. 百会

百会位于头顶，具有镇静安神的作用，常用于脑炎引起的头痛、意识不清、记忆力减退等症状。通过刺激百会穴，可以疏通气血，调节大脑的血液供应，缓解脑部压力，促进脑神经的恢复。在针灸治疗过程中，针刺百会穴有助于改善脑炎患者的神志不清、精神萎靡等问题，起到恢复神经功能的作用。

2. 神门

神门位于手腕部，具有安神定志的功能，常用于治疗脑炎患者的意识障碍、焦虑、失眠等表现。通过刺激神门穴，可以调节中枢神经系统，减轻因脑炎引起的神经症状，帮助患者恢复清醒和正常的心理状态。神门穴的刺激，能够通过调节大脑皮层功能，改善脑炎导致的意识障碍、焦虑等表现，促进患者的康复。

3. 风池

风池位于颈部，能够疏风清热、疏通经络。风邪引起的脑炎表现为头痛、恶心等，针刺风池穴能够疏通经络，清除外邪，改善头痛和其他由风邪引起的症状。风池常用于风邪侵袭型脑炎的治疗，特别是对伴有头痛、恶心的患者，能迅速缓解症状，增强机体抗风能力，促进脑部康复。

4. 合谷、足三里

合谷和足三里能够调节全身气血，增强免疫力，帮助机体对抗外邪。通过增强整体气血，促进体内的正气，帮助患者增强抵抗力，减少脑炎的发生或进一步发展。针刺合谷和足三里，特别适用于脑炎患者的恢复期，帮助改善免疫力，防止反复发作。

5. 太冲、三阴交

太冲和三阴交对疏肝解郁、养血安神有显著效果。脑炎后的恢复期，患者常出现情绪不稳、记忆力减退等症状，通过调节肝气、养血，可以帮助患者恢复正常的生理功能。在脑炎的后期，太冲和三阴交可帮助调节肝功能，疏通气血，缓解由于肝气郁结或血虚所导致的恢复迟缓，促进脑部神经功能的恢复。

（三）推拿干预

推拿是中医传统的治疗方法之一，通过对经络和腧穴的刺激，改善气血循环，调节脏

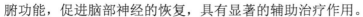

腑功能，促进脑部神经的恢复，具有显著的辅助治疗作用。

1. 揉捏风池、百会、神门等部位

揉捏风池、百会、神门等部位可以促进局部血液循环，减轻脑部压力，缓解脑炎所引起的头痛、头晕等症状。通过对这些腧穴的揉捏，能够舒展脑部经络，增强脑部的气血供应。对于脑炎患者，特别是在急性期或恢复期，使用适当的推拿手法可有效减轻脑部的压迫感和不适，促进血液循环，帮助患者舒缓症状。

2. 轻拍头部

轻拍头部有助于舒缓大脑压力，改善脑炎引起的头痛、恶心等症状。头部轻拍的方式柔和且温和，不仅能有效缓解脑部紧张，还能促进血液流动，缓解由于血液循环不畅所引起的脑部不适。对于脑炎患者，尤其是在脑部血压升高、头痛严重时，轻拍头部可带来舒适的感觉，有助于放松大脑，减轻头痛的程度。

3. 推拿脊柱

推拿脊柱能够调整脊柱功能，改善整体的气血流通，从而间接改善脑部的血液供应，缓解由于脑炎引起的症状。脊柱推拿通过调整神经的传导功能，帮助大脑恢复正常的神经活动。脊柱推拿对于脑炎患者的恢复期尤为重要，能够通过疏通全身经络，缓解因脑炎引起的全身不适，促进患者的整体康复。

四、护理干预

脑炎的护理不仅要配合中医治疗，还需要对患者进行系统的护理干预，帮助患者减轻症状、促进康复。护理内容应包括以下 3 个方面。

（一）病情观察与监测

1. 神志监测

神志状态对于脑炎患者是极为关键的观察指标。护理人员需时刻密切留意患者的意识清醒程度，仔细辨别是否出现昏迷、谵妄等症状。昏迷程度的深浅、谵妄发作的频率及表现等都要详细记录。因为这些变化能直观反映患者脑部功能的受损情况及病情的进展趋势，一旦发现异常，应及时准确地通知医生，可为调整治疗方案提供有力依据，从而更精准地对患者实施救治，保障患者的生命安全。

2. 生命体征监测

定期对脑炎患者的体温、心率、呼吸、血压等生命体征进行测量意义重大，尤其是在发热期间，更需增加监测频率。体温的异常升高可能提示炎症反应加剧，此时要依据体温情况及时采取合理的降温措施，如物理降温或遵医嘱使用退热药物等，避免高热对患者脑部等重要器官造成进一步损害；同时密切关注心率、呼吸、血压的变化，能及时察觉患者身体的潜在问题，以便早期干预，维持患者生命体征的平稳。

3. 神经系统监测

定期为脑炎患者进行瞳孔反射、四肢活动、深腱反射等神经功能检查不可或缺。瞳孔反射的变化能反映出患者脑部神经及颅内压等情况，如瞳孔大小不等、对光反射迟钝等都可能是病情加重的信号；观察四肢活动可了解肢体运动功能是否受影响，有无偏瘫等问题出现；深腱反射的异常也提示着神经系统功能的障碍。通过细致监测，能尽早发现异常，帮助医生及时调整治疗策略，促进患者康复。

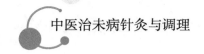
（二）环境护理

1. 安静舒适的环境

为脑炎患者营造一个安静、温暖、舒适的病房环境至关重要。外界的嘈杂声、强光等刺激会加重患者的不适，干扰其休息，不利于病情恢复。保持病房安静，可适当拉上窗帘，调暗灯光，减少人员走动及交谈声。适宜的温度和湿度能让患者感觉舒适，同时病房布置要温馨，如摆放绿植等，使患者身处其中能放松身心，利于安静休息，有助于缓解病情，促进身体功能的恢复。

2. 适宜的卧床姿势

在照顾脑炎患者时，保持其体位舒适且合理十分关键。避免患者长时间处于过度躺卧的姿势，根据病情，通常保持仰卧位或头稍抬高为宜。这样的体位有助于促进颅内静脉回流，减轻颅内压力，可有效缓解因颅内压升高引发的头痛、呕吐等症状。护理人员要定时协助患者调整体位，确保其始终处于舒适且利于病情缓解的状态，为患者的康复创造良好条件。

（三）营养支持与饮食护理

1. 清淡易消化的饮食

针对脑炎患者，提供清淡易消化且高营养的食物是饮食护理的重要原则。过于油腻、刺激性食物会加重胃肠负担，不利于消化吸收，甚至可能引发恶心、呕吐等不适，影响患者营养摄入。可选择小米粥、软面条搭配蔬菜、鸡蛋羹等食物，采取小餐多食的方式，既能保证营养供应，又便于患者进食。对于存在吞咽困难的患者，更要谨慎喂食，防止误吸。

2. 液体补充

适时给予脑炎患者水分补充，维持体液平衡是护理工作的重要环节。水分对于人体正常代谢、血液循环等起着关键作用，但也要注意避免过度饮水。因为过量饮水可能导致水肿或使原本存在的脑水肿情况加重，影响患者的病情。护理人员要依据患者的具体情况，如出汗量、尿量等合理估算补充水分的量，通过口服或遵医嘱静脉补液等方式，确保患者体内的水分处于适宜状态，促进身体康复。

第八节　面神经炎

面神经炎是面部神经（第七脑神经）受损引起的面部肌肉急性单侧瘫痪，通常表现为面部表情失常、肌无力等症状。面神经炎的病因较为复杂，既有外感因素，也有内部因素的影响。中医治未病理论则从全身的气血、阴阳平衡等方面进行辨证施治，具有独特的治疗优势。

一、病因病机

面神经炎的病因病机较为复杂，通常涉及外界病邪的侵袭、气血虚弱、阴阳失调等多个方面。

（一）外感风寒湿邪

在面神经炎的发病因素中，外感风寒湿邪占据重要地位，其中受寒、吹风等不良环境因素尤为常见。风邪其性善行而数变，侵犯人体体表后，肆意扰乱气血运行，致使气血流通受阻，进而引发面神经功能障碍。寒邪性质收引，侵袭人体时会让气血凝滞，如同河道结冰，脉络不通畅，最终造成面部肌无力乃至瘫痪。患者常于早晨醒来后，突然发觉面部一侧无力，还伴有面部麻木、刺痛之感，给生活带来不便。

（二）肝火犯肺、气血失调

面神经炎的发病与内在情志因素密切相关，情志不舒、肝气郁结往往是其潜在诱因。长期处于情绪压抑、焦虑、愤怒等不良状态下，肝气难以顺畅条达，便会郁结于内。气行不畅，久而久之则郁而化火，火气循经上扰，最终波及面部神经。这类患者通常面部表情显得僵硬，存在面部麻木症状，严重时眼睑都无法完全闭合，同时还会伴随焦虑、易怒等明显的情志表现，影响身心健康。

（三）脾虚湿滞、气血不足

脾虚湿困在面神经炎的发病机制里不容忽视，脾作为后天之本，主运化，一旦脾虚，气血生化就会匮乏，缺乏足够的气血去滋养面部神经，致使神经功能受到损害。而且湿气容易停滞体内，进一步阻碍气血正常运行，使面部肌肉失去应有的张力与运动能力。临床上，患者除有面部麻木、面部瘫痪症状外，还常伴有纳差、倦怠无力等典型的脾虚表现，整体状态欠佳。

（四）肾精亏虚，面神经萎缩

肾为先天之本，对人体各脏腑组织起着滋养濡润的根基作用。肾精充足时，面部肌肉、皮肤等方能维持良好的生理功能。然而，当肾精亏虚，面神经得不到充足的养分供应，长此以往，便可能出现面神经萎缩的情况，具体表现为面部肌肉萎缩、下垂，面容也随之改变。这种情况在长期体虚、步入衰老阶段或过度劳累的个体身上较为多见，对患者的外貌及生活质量影响颇大。

二、临床表现

面神经炎的临床表现通常为突发性单侧面部肌无力，症状可以在数小时或数天内迅速发展。常见的临床症状包括以下 5 个方面。

（一）面部瘫痪

面神经炎最为显著的临床表现当属面部瘫痪，具体体现为面部一侧的肌肉呈现出麻痹、无力的状态。正常情况下，人们能够自如地通过面部肌肉做出微笑、皱眉等丰富多样的表情，然而该病患者却常因肌肉功能受限而无法完成这些动作。病情严重时，眼睑闭合会受到阻碍，无法完全闭合，致使眼球易受外界刺激，同时口角也会出现下垂现象，极大地影响了面部的正常形态与外观。

（二）面部麻木感

面部受面神经炎影响的一侧，常会伴有明显的麻木或者其他异样感觉。这种感觉并非单一的，部分患者会感觉到刺痛，仿佛有细微的针在面部肌肤上轻轻扎刺；部分患者会出现灼热感，使面部皮肤的感知变得异常。这种麻木及异样感觉会给患者带来不适，干扰其正常的生活体验，也反映出了面神经功能受损的状况。

（三）味觉丧失

面神经所承担的功能较为多样，除对面部肌肉起着支配作用外，还与舌前 2/3 的味觉

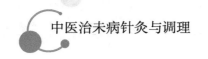

密切相关。因此，在面神经炎发生时，部分患者会出现味觉丧失症状，尤其在舌的前端部分表现得更为明显。原本能够敏锐感知酸甜苦辣等各种味道的舌，此时却变得迟钝，品尝食物时味道变得模糊不清，这无疑对患者的饮食体验产生了较大影响，也进一步提示了面神经病变的累及范围。

（四）耳部不适

鉴于面神经与耳的部分功能存在关联，在面神经炎发病期间，部分患者会出现耳部不适的症状。其中，耳痛较为常见，疼痛的程度因人而异，部分患者是轻微隐痛，部分则是较为明显的刺痛，给患者带来痛苦。此外，听力也可能发生变化，如出现听力下降或者对某些声音的辨识度降低等情况，提示着面神经病变对耳部功能产生了不良影响，不容忽视。

（五）其他症状

除上述典型症状外，面神经炎还可能伴随某些其他症状，如流泪过多或眼干涩等情况。患者可能会无端地频繁流泪，即使没有受到外界因素的刺激，眼泪也会不由自主地流出，给生活带来不便；而眼干涩则会让患者感觉眼部有异物感，十分难受，需要通过频繁眨眼或使用人工泪液等方式来缓解，同样反映面神经炎对相关神经功能的影响。

三、中医治未病调治

根据中医治未病的理念，面神经炎的治疗不仅在疾病发生后进行干预，更强调在疾病发生之前，通过调理身体的阴阳气血，防止外邪侵袭，增强身体的自愈力和免疫力，从而达到预防的效果。一旦发生面神经炎，中医的治疗则侧重于疏通经络、调和气血、恢复面神经的功能。

（一）辨证施治

中医治未病的关键在于辨证施治。辨证施治的核心思想是根据患者的病因、症状、体质及病程的不同，制定个性化的治疗方案。对于面神经炎的不同类型，治疗方法也有所差异。

1. 湿邪证

风寒湿邪侵袭是面神经炎的常见诱因之一，特别是在寒冷季节或潮湿环境下更容易发生。风寒湿邪阻滞经络、气血不畅，导致面神经功能受损。其临床表现为面部麻木、表情不对称、眼睑无法完全闭合，伴随头痛、重感风寒等症状。治疗上应以祛风散寒、通络止痛为主。

常用方剂：如羌活胜湿汤或九味羌活丸，具有祛风散寒、通络活血的功效。配合外敷中药，如川乌、草乌等，能够进一步加速局部血液循环，缓解症状。患者在治疗过程中应避免受寒，保持温暖，避免湿气侵袭。

治法：通过中药的内服和外敷，祛风除湿，恢复经络通畅。同时，加强对患者的生活管理，避免暴露于寒冷潮湿环境，以减少外邪侵袭。

2. 肝火犯肺证

面神经炎的另一常见病因是肝火上炎，情志不畅或情绪波动过大，导致肝气郁结，肝火上逆，进而损伤肺气，影响面神经的功能。此类患者常伴有急躁易怒、失眠、口干舌红、舌苔黄腻等症状。治疗上应疏肝解郁、清热凉血。

常用方剂：如逍遥散或丹栀逍遥散，具有疏肝解郁、清热泻火的功效，可以调节患者

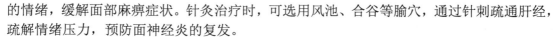

的情绪，缓解面部麻痹症状。针灸治疗时，可选用风池、合谷等腧穴，通过针刺疏通肝经，疏解情绪压力，预防面神经炎的复发。

治法：治疗时不仅是调理气血，还应关注情绪管理，适时进行情志疏导，避免过度情绪波动导致本病的诱发。配合中药、针灸等方法，帮助患者恢复面部神经的正常功能。

3. 脾虚湿滞证

脾虚湿滞是面神经炎的另一病理机制，脾胃虚弱、湿气内生，导致身体气血生化不足，气血运行不畅，面部神经受累。此类患者常有纳呆、乏力、面色苍白、舌苔白腻、脉缓等症状。治疗时应健脾益气、化湿通络。

常用方剂：如补中益气汤或香砂六君子汤，具有健脾益气、化湿通络的功效。通过增强脾胃的消化吸收功能，改善气血的生化，从根本上改善患者的免疫力，避免外邪侵袭。饮食上可以建议患者食用具有健脾益气作用的食物，如山药、白术、黄芪等。

治法：通过中药治疗来增强脾胃功能，改善体质。配合生活中的饮食调理，增强患者体内的气血和免疫功能，以预防外邪侵袭，减少面神经炎的发作。

4. 肾精亏虚证

肾精亏虚是面神经炎的长期原因之一，尤其是在体虚、年老或长期劳累的患者中更为常见。肾精亏虚可导致肝肾阴虚，面神经的功能受到影响。常见症状包括腰膝酸软、头晕耳鸣、面色苍白、睡眠不佳、舌红少苔等。治疗时应补肾益精，强壮脾胃。

常用方剂：如六味地黄丸或金匮肾气丸，具有滋补肾气、填补精血的作用。通过滋阴补肾，改善身体的免疫力和抗病能力，增强机体自我修复能力，帮助恢复面神经功能。

治法：治疗时通过补肾益精，滋养肝肾，以增强体质，提高面神经的自愈力，减少疾病的发生。此外，生活中应注意休息，避免过度劳累，确保充足的睡眠。

（二）针灸治疗

针灸治疗面神经炎具有显著的临床效果，能够通过刺激特定的腧穴，疏通经络，调和气血，恢复神经功能。常用的针灸穴位包括以下3种。

1. 风池

风池所处位置在颈部，归属于足少阳胆经这一重要经络。在针灸治疗面神经炎时，刺激风池穴有着独特的功效。从中医理论来讲，风池具有疏风散寒的作用，驱散侵袭人体的外界风寒之邪，让气血得以在经络中顺畅通行，进而达到通络止痛之效。对于因风寒湿邪入侵而引发的面神经炎，风池的合理刺激能帮助改善面部肌肉麻痹、疼痛等症状，在整个治疗过程中发挥着重要的作用。

2. 合谷

合谷是手阳明大肠经中极为重要的腧穴，在针灸领域应用广泛且意义重大。它有着疏通全身经络的卓越功效，使气血能够在各条经络间畅行无阻。同时，合谷还具备调和气血的能力，对于因气血不畅而出现功能障碍的面部表情肌肉，通过针刺合谷穴进行刺激，能够调节其状态，改善面部肌肉的协调性，对面神经炎患者恢复正常面部表情起着积极的助力作用。

3. 颊车、地仓、太阳等面部相关穴位

颊车、地仓、太阳等皆为与面部紧密相关的穴位，在针灸治疗面神经炎中有着不可或缺的地位。针刺这些局部穴位，能直接刺激面部的经络气血，有效改善面部肌肉的功能状

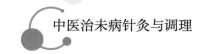

态，促使原本麻痹、无力的面部肌肉逐渐恢复活力，增强其收缩与舒张能力。而且还能进一步促进面部的血液循环，为受损神经提供充足的养分，加速神经的修复进程，提升整体治疗效果。

针灸治疗通常配合中药治疗，通过内外合治的方式，增强治疗效果，促进神经功能恢复。

（三）中药外治

对于面神经炎的急性期，外治法具有重要作用。中药外敷可以直接作用于患部，增强血液循环，减轻面部麻木和瘫痪症状。常用的外敷药物有活血化瘀、祛风散寒的中草药，如川乌、草乌、白芷等。通过局部敷贴，可改善面部的气血流通，促进神经的恢复。此外，外治法对急性期的面神经炎具有良好的辅助治疗效果，能够减轻症状，缓解患者的不适。

（四）生活调养与预防

中医治未病强调日常养生对于疾病的预防作用。对于面神经炎的预防，建议患者保持良好的生活习惯，增强身体的免疫力和自愈力。

（1）睡眠充足：保持规律的作息时间，避免熬夜，增强体力恢复。

（2）避免情绪波动：避免情绪过度波动，保持情绪稳定，减少精神压力。

（3）避免风寒湿邪侵袭：特别是在寒冷季节，要注意保暖，避免长时间处于潮湿、寒冷的环境中，防止外邪侵袭。

（4）食疗方面，建议患者摄入有助于增强免疫力的食物，如枸杞、桂圆、山药等，这些食物可以补益气血、滋养肝肾，有助于预防面神经炎的发生。

四、护理干预

（一）症状观察与评估

1. 面部表情监测

在面神经炎患者的护理过程中，面部表情监测至关重要。护理人员需细致观察患者面部表情的每一处细节，判断是否处于正常状态。例如，观察嘴角是否能保持水平，有无出现口角歪斜的情况，留意眉毛能否顺利上升，以及眼睑闭合是否完全等。因为这些表现直接反映了面神经功能的受损程度，通过持续观察记录，能精准掌握病情变化，为后续调整治疗及护理方案提供关键依据。

2. 疼痛评估

对患者疼痛情况的评估同样不容忽视。护理人员要认真记录患者是否存在面部疼痛以及是否伴有头痛等症状，并且进一步评估疼痛的程度，如是轻微疼痛还是剧痛，疼痛发作的频率如何等。同时，密切关注疼痛缓解情况，是通过何种方式缓解，缓解的效果怎样。准确的疼痛评估能协助医生合理调整用药，也有助于判断护理措施的有效性，保障患者舒适。

（二）面部护理

1. 眼部护理

鉴于面神经炎常致使患者眼睑无法完全闭合，极易引发眼干、结膜炎等问题，眼部护理成为面部护理的重点内容。护理人员应耐心指导患者正确使用人工泪液，按照规定的频次和剂量滴眼，确保眼时刻保持湿润状态，避免干燥带来的不适与损伤。在必要时，如睡

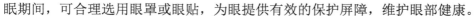

眠期间，可合理选用眼罩或眼贴，为眼提供有效的保护屏障，维护眼部健康。

2. 面部表情练习

为帮助面神经炎患者恢复面部表情的协调性，指导其进行面部肌肉的轻度锻炼意义重大。护理人员可引导患者借助镜子进行练习，通过有意识地进行微笑、皱眉、闭眼等各种面部动作，使面部肌肉得到适度锻炼，保持一定的张力。这种规律性的练习，能刺激面部神经，增强肌肉控制能力，逐步改善因面神经炎导致的面部表情不对称等问题，助力面部功能的恢复。

（三）疼痛与不适缓解

1. 局部热敷

对于面神经炎患者出现的面部神经痛，局部热敷是一种有效的缓解措施。护理人员可指导患者用热水袋或热毛巾敷于患处，操作时注意温度适宜，避免烫伤皮肤。热敷能够使局部血管扩张，促进血液循环，为僵硬的肌肉注入活力，有效缓解肌紧张状态，减轻因肌肉痉挛等引起的疼痛，让患者感觉舒适，在一定程度上改善病情，利于患者的康复进程。

2. 药物辅助

依据医嘱协助患者按时使用止痛药物，也是缓解疼痛与不适的重要手段。例如，非甾体抗炎药（NSAIDs）能通过抑制体内炎症介质的产生，减轻炎症反应，从而缓解疼痛；还有某些局部用药，可直接作用于疼痛部位，发挥止痛作用。护理人员要严格把控用药剂量、时间等，密切观察患者用药后的反应，确保用药安全，最大程度减轻患者的痛苦。

第九章 代谢性常见病

第一节 肥胖症

肥胖症是现代社会常见的代谢性疾病之一，其病因复杂，涉及遗传、环境、饮食和生活习惯等多方面因素。中医认为，肥胖症的发生不仅是简单的体重增加，更是脏腑功能失调、气血不畅、痰湿内生的结果。在中医的治未病理论指导下，肥胖症的预防和治疗强调从整体调节、辨证施治入手，通过改善脏腑功能、调节气血和湿气，达到恢复体重和健康的目的。

一、病因病机

从中医角度看，肥胖症的发生与脏腑失调、气血失和密切相关，尤其与脾胃功能、肝气疏泄、肾气不足和痰湿内生有关。常见的病因病机包括以下5种。

（一）脾虚湿困

在中医理论中，脾起着运化水湿的关键作用。一旦脾虚，其运化水湿的功能便会失职，致使水湿无法正常代谢，从而滞留于体内。这些积聚的水湿进而化为痰湿，阻碍气血生化之路，影响气血的正常生成与运行。脂肪也随之堆积起来，导致肥胖。此类肥胖症患者往往呈现面色萎黄之态，伴有纳呆、腹胀及便溏等典型的脾虚湿盛症状。

（二）肝郁气滞

肝主疏泄，对人体气机的调畅起着主导作用。当出现肝郁气滞时，气机阻塞，无法顺畅流通，脾胃运化功能也因此受到阻碍。脾胃运化失常，便会引发食欲不正常的情况，可能出现过度进食或饮食不节的现象，使摄入的能量远超身体所需，进而加重肥胖。同时，肝气郁结还会导致情绪波动、焦虑等问题，这些不良情绪反作用于身体，形成恶性循环。

（三）肾虚水湿泛滥

肾作为先天之本，在人体水液代谢过程中有着不可或缺的地位。当肾气不足时，水液代谢就失去了正常的调节能力，水无法正常运转湿邪便会内生且难以排出体外。湿气在体内阻滞，逐渐导致肥胖。肾虚型肥胖患者常会伴有腰膝酸软的不适感，还会出现耳鸣、阳痿及夜尿频多等症状。这些都是肾气亏虚在身体上的外在表现。

（四）痰湿内生

痰湿内生是引发肥胖症的重要病机之一。对于痰湿体质的人群而言，其体内本身就易产生痰湿，而痰湿滞留于体内，不仅阻碍气血的正常流通，使身体各脏腑得不到气血的充分濡养，还可能对脏腑产生压迫，干扰脏腑正常的功能运作，进而导致体重不断增加。这类肥胖症患者通常会有头重如裹、胸闷不适、痰多及便秘等一系列症状表现。

（五）饮食过度

长期暴饮暴食，且偏好高脂肪、高糖食物，是导致肥胖的常见外在因素。脾胃的消化

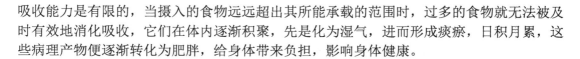

吸收能力是有限的，当摄入的食物远远超出其所能承载的范围时，过多的食物就无法被及时有效地消化吸收，它们在体内逐渐积聚，先是化为湿气，进而形成痰瘀，日积月累，这些病理产物便逐渐转化为肥胖，给身体带来负担，影响身体健康。

二、中医治未病调治

治疗的两个主要环节是减少热量摄取及增加热量消耗。强调以行为、饮食、运动为主的综合治疗，必要时辅以药物或手术治疗。继发性肥胖症应针对病因进行治疗。各种并发症及伴随病应给予相应处理。结合患者实际情况制定合理减肥目标极为重要，体重过分和（或）迅速下降而不能维持往往使患者失去信心。一般认为，肥胖患者体重减轻 5% ～ 10%，就能明显改善各种与肥胖相关的心血管病危险因素及并发症。

（一）行为治疗

通过宣传教育使患者及其家属对肥胖症及其危害性有正确认识，从而配合治疗，采取健康的生活方式，如改变饮食和运动习惯，自觉地长期坚持，是治疗肥胖症最重要的步骤。

（二）体力活动和体育运动

与医学营养治疗相结合，并长期坚持，可以预防肥胖或使肥胖患者体重减轻。必须进行教育并给予指导，运动方式和运动量应适合患者具体情况，注意循序渐进，有心血管并发症和肺功能不好的患者必须更为慎重。尽量创造多活动的机会，减少静坐时间，鼓励多步行。

（三）中医治疗

1. 胃热滞脾

（1）症状：多食，消谷善饥，形体肥胖，脘腹胀满，面色红润，口干口苦，心烦头晕，胃脘灼痛嘈杂，得食则缓，舌红苔黄腻，脉弦滑。

（2）治法：清胃泻火，佐以消导。

（3）方药：小承气汤合保和丸。枳实、厚朴、山楂、神曲、莱菔子、半夏、陈皮、茯苓、连翘、大黄、黄连、黄芩、白术。

2. 脾虚不运

（1）症状：肥胖臃肿，神疲乏力，身体困重，胸闷脘胀，四肢轻度浮肿，晨轻暮重，劳累后明显，饮食如常或偏少，既往多有暴饮暴食史，小便不利，便溏或便秘，舌淡胖且边有齿印，苔薄白或白腻，脉濡细。

（2）治法：健脾益气，渗湿利水。

（3）方药：参苓白术散合防己黄芪汤。黄芪、山药、薏苡仁、防己、猪苓、泽泻、大腹皮、桑白皮、广陈皮、莱菔子、肉桂。

3. 痰浊内盛

（1）症状：形盛体胖，身体重着，肢体困倦，胸膈痞满，痰涎壅盛，头晕目眩，呕不欲食，口干而不欲饮，嗜食肥甘醇酒，神疲嗜卧，苔白腻或白滑，脉滑。

（2）治法：燥湿化痰，理气消痞。

（3）方药：导痰汤。半夏、橘红、茯苓、生姜、枳实、南星、竹茹、黄芩、栝楼。

4. 脾肾阳虚

（1）症状：形体肥胖，颜面虚浮，神疲嗜卧，气短乏力，腹胀便溏，自汗气喘，动则更甚，

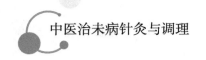

畏寒肢冷，下肢浮肿，尿昼少夜频，舌淡胖，苔薄白，脉沉细。

（2）治法：温补脾肾，利水化饮。

（3）方药：真武汤合苓桂术甘汤。桂枝、茯苓、白术、白芍、甘草、生姜、人参、黄芪、泽泻、猪苓、大腹皮、川朴、陈皮、苍术、莱菔子、补骨脂、仙茅、淫羊藿、益智仁、附子。

5. 气滞血瘀

（1）症状：体形丰满，面色紫红或暗红，胸闷胁胀，心烦易怒，夜不能寐或夜寐不安，大便秘结，舌暗红或有瘀点、瘀斑，或舌下青筋，脉沉弦或涩。

（2）治法：活血祛瘀，行气散结。

（3）方药：血府逐瘀汤合失笑散。桔梗、枳壳、牛膝、蒲黄、五灵脂、茵陈、山栀、大黄、黄芩、郁金、厚朴、陈皮、莱菔子、虎杖、夏枯草、泽泻、防己。

（四）其他措施

1. 耳穴疗法

（1）可采用耳穴贴压或埋针。

（2）贴压：用胶布将王不留行子或白芥子等贴压在耳穴上。

（3）埋针：常规消毒后将揿针刺入耳穴，再用胶布固定。嘱患者每进餐前按压 1～3 分钟，以酸麻或疼痛为度，一般选 1～3 穴贴压或埋针，每 5 天换穴 1 次，5～8 次为 1 个疗程，常用穴有内分泌、神门、肺、胃、脾、贲门、口等。虚胖多选肺，有抑制食欲及利尿作用；实胖多选贲门、胃，抑制食欲效果显著，利尿作用小。

2. 体穴疗法

以梁丘、公孙为主穴；结合辨证取穴，每天 1 次，每次留针半小时，15 次为 1 个疗程。若虚寒者，或温灸，或结合埋针治疗。

第二节　脂肪肝

脂肪肝作为一种常见的代谢性疾病，通常表现为肝内脂肪堆积，可能与肥胖症、糖尿病、高脂血症等代谢异常疾病密切相关。脂肪肝的中医治疗，特别是治未病的角度，强调通过辨证施治，早期调整体质，避免疾病的加重或转化为更严重的肝病（如肝硬化、肝癌）。

一、病因病机

脂肪肝的发生和发展与多种因素密切相关，中医认为其病因病机主要涉及脏腑失调和气血阴阳失衡两个方面，尤其是脾胃、肝肾的功能紊乱，常导致体内的气血不畅、湿热内生，从而引发脂肪在肝的堆积。

（一）脾虚湿困

脾为后天之本，主运化水湿。脾虚或脾气不足时，水湿难以运化，湿气积聚，停滞于体内。湿气困脾，进一步阻滞气机，导致脂肪和毒素在肝堆积，形成脂肪肝。尤其是饮食过量、高脂肪、高糖的饮食习惯，往往使脾胃负担加重，湿气内生。

（二）肝郁气滞

肝主疏泄，调节全身气机。长期的情绪压抑、精神紧张、抑郁等可导致肝气郁结。肝气瘀滞不仅影响气血的运行，还可能引发内热、湿邪，进而导致脂肪的积聚。肝气瘀滞常

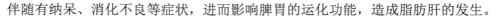

伴随有纳呆、消化不良等症状，进而影响脾胃的运化功能，造成脂肪肝的发生。

（三）肾虚生火

肾为先天之本，主藏精，气血生成的根本。肾虚则无法滋养肝，肝容易产生内热，导致肝气逆乱。热毒内生可使脂肪沉积于肝，形成脂肪肝。此外，肾虚还可能导致代谢功能失调，影响体内脂肪的正常代谢和清除。

（四）饮食不节与嗜酒

不规律的饮食，尤其是过食高糖、高脂食物，以及长期饮酒，都会导致脾胃失调，湿气和热毒内生，诱发脂肪肝。此外，长期饮酒还可损害肝功能，进一步加重脂肪肝病理变化。

二、中医治未病调治

中医治未病的核心理念是通过调整体质，早期干预，防止疾病的发生和发展。脂肪肝的中医治疗强调"辨证施治、治未病"的思路，主要通过以下 3 个方面来调整和干预。

（一）辨证施治

根据中医理论，脂肪肝的不同证型应选择不同的治疗方法，常见的证型包括肝气郁结型、脾虚湿滞型、肝肾阴虚型等。

1. 肝气郁结型脂肪肝

（1）症状：通常表现为情绪抑郁、易怒、胸闷、嗳气、纳呆等症状。患者常有脾胃功能失调，消化不良，腹胀不舒等表现。肝气郁结型主要是由于情志不畅、肝气郁结引起，气机不畅导致的肝功能异常，进而影响脂肪的代谢。

（2）治疗方法：中医治疗肝气郁结型脂肪肝的基本方针是疏肝解郁，理气行滞。治疗的核心是调整气机，疏通肝气，解除郁结，促进气血流畅，达到减轻脂肪肝症状的效果。常用的方药有柴胡疏肝散、逍遥散等，它们能够调和肝气、疏肝解郁，改善胃脘部气血瘀滞，从而促进肝脂肪的代谢，缓解脂肪肝的症状。

（3）常用方剂：柴胡疏肝散的主要作用是疏肝解郁，调和脾胃，适用于肝气郁结引起的脾胃气滞、腹胀、纳呆等症状。常配合当归、白芍等药材，调和气血，舒畅气机；逍遥散具有疏肝解郁、调和脾胃的作用，适合肝郁脾虚引起的消化不良，气滞腹胀等症状，常用于脾胃虚弱和情绪不畅所导致的脂肪肝。

2. 脾虚湿滞型脂肪肝

（1）症状：表现为纳呆、乏力、腹胀、大便溏泄、舌苔厚腻等。脾胃虚弱导致消化吸收功能不良，湿邪积聚，湿气滞留体内，进一步导致脂肪在肝的堆积。此类患者多呈现消化不良、纳呆、乏力等临床表现，病情较为慢性，往往与不良的饮食习惯和长期不良生活方式有关。

（2）治疗方法：脾虚湿滞型脂肪肝的治疗要从健脾利湿、化痰消脂入手。通过健脾运化湿气，去除体内湿邪，减少脂肪的沉积。常用的方剂有健脾丸、二陈汤、苍术汤等，通过化湿、化痰、健脾等多重作用，帮助改善脾胃功能，促进体内湿气的排出，从而减轻脂肪肝的症状。

（3）常用方剂：健脾丸具有健脾运气、益气消食的作用，适用于脾胃虚弱、纳呆、腹胀等症，能够有效缓解由脾虚导致的湿滞型脂肪肝；二陈汤具有燥湿化痰、理气健脾的

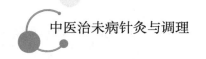

功能，适合湿阻脾胃、脾胃虚弱的脂肪肝患者，帮助清除体内湿气，调节脾胃功能，改善代谢。

3. 肝肾阴虚型脂肪肝

（1）症状：通常表现为腰膝酸软、头晕耳鸣、口干舌燥、失眠多梦等。该类型脂肪肝主要是由于肝肾阴虚，肝功能减退，导致脂肪代谢不正常，逐渐积聚在肝。由于肝肾不足，体内的阴液不能滋养肝，导致脂肪堆积。患者常有不同程度的肝损伤或功能减退表现。

（2）治疗方法：治疗肝肾阴虚型脂肪肝的基本策略是滋阴补肾、养肝护肝。通过补充肝肾的阴液，调理肝肾功能，增强肝的解毒与代谢功能。常用的方剂有六味地黄丸、知柏地黄丸等，能够滋阴补肾，增强肝的代谢功能，减少脂肪在肝中的堆积。

（3）常用方剂：六味地黄丸具有滋阴补肾的作用，适用于肝肾阴虚引起的脂肪肝，可以改善患者的疲乏、腰膝酸软等症状，提升肝的代谢功能；知柏地黄丸可以滋阴补肾，适用于阴虚火旺、肝肾不足的患者，能够有效缓解脂肪肝患者的口干咽燥、失眠等症状。

（二）针灸治疗

针灸在脂肪肝的治疗中也有显著效果，通过疏通经络、调理脏腑、促进气血运行，从而达到调节脂肪代谢、改善肝功能的目的。

1. 常用腧穴

（1）肝俞：位于背部，主治肝的病症，具有疏肝解郁、调节气血的作用。通过刺激该腧穴，可以促进气血流畅，改善肝代谢功能，帮助脂肪肝的恢复。

（2）脾俞：位于背部，主要治疗脾胃功能失调，通过刺激该腧穴，能够改善脾胃气血，促进消化和吸收，帮助体内湿气排出，减轻脂肪肝症状。

（3）足三里：在小腿部，属于胃经腧穴，能够调节胃肠功能，促进食物的消化吸收，进而减少脂肪在肝中的积累。

（4）太冲：位于足背，是肝经的原穴，能够疏肝解郁，理气行滞，改善肝的代谢功能，帮助脂肪肝的缓解。

治疗方法通过针刺这些腧穴，疏通肝功能，促进脂肪代谢，调节脾胃功能，帮助脂肪肝患者减轻症状，提高肝的解毒能力。

（三）推拿疗法

中医推拿疗法有助于疏通经络，促进血液循环，改善脾胃功能，调节肝功能，尤其适用于脾胃虚弱、湿滞型脂肪肝。

（1）推脊：通过推拿脊柱，可以调节脾胃功能，促进气血流畅，改善脾胃的运化能力。脊柱推拿有助于改善消化吸收功能，促进脂肪代谢，减轻脂肪肝症状。

（2）揉腹：通过按摩腹部，增强脾胃的功能，帮助脂肪的消化与吸收，从而有效减少脂肪在肝的堆积，达到减轻脂肪肝的目的。

（3）点按肝俞：点按肝俞能够直接增强肝功能，改善脂肪肝的代谢功能，调节气血，使肝更好地排出体内的脂肪。

三、护理干预

对于脂肪肝患者，护理干预不仅要关注中医治疗的效果，还需从饮食、生活方式、体重管理等方面进行全面的管理和干预。

（一）饮食护理

1. 控制热量摄入

在脂肪肝患者的护理中，严格把控热量摄入至关重要。高热量、高脂肪食物往往富含大量油脂与糖分，过量摄入易造成体内能量过剩，进而转化为脂肪堆积，加重肝脂肪浸润程度，使病情恶化。因此，患者需合理规划饮食，减少此类食物摄取，控制总能量摄入在适宜范围，积极预防肥胖，从饮食源头为改善脂肪肝病情奠定基础。

2. 低脂饮食

对于脂肪肝患者而言，选择低脂饮食意义重大。动物脂肪含饱和脂肪酸较多，摄入后易升高血脂，加重肝代谢负担，不利于脂肪肝的恢复。而橄榄油、亚麻籽油等健康植物油富含不饱和脂肪酸，有助于调节血脂水平，降低胆固醇含量，为肝"减负"，使其能更高效地进行脂肪代谢等生理活动，从而助力缓解脂肪肝症状，促进肝功能的改善。

（二）运动护理

1. 运动种类

合适的运动对脂肪肝患者改善病情效果显著。有氧运动如快走、慢跑、游泳、骑车等，是非常适宜的选择。快走能使全身肌肉参与运动，加快血液循环速度；慢跑可增强心肺功能，提升机体代谢能力；游泳借助水的浮力减轻身体重量对关节的压力，同时锻炼全身肌群；骑车可有效活动下肢，促进血液循环。它们都有助于加速脂肪代谢，减少肝内的脂肪沉积，对脂肪肝康复大有益处。

2. 运动强度

运动强度的合理把控是脂肪肝患者运动护理的关键环节。鉴于每位患者身体状况各异，运动强度需因人而异进行调整。初期以低强度运动起步，让身体逐渐适应运动节奏，随后再循序渐进地增加运动时间与强度，这既能避免过度运动带来的身体损伤，又可保证运动效果。建议每周至少进行 150 分钟的中等强度运动，或 75 分钟的高强度运动，以达到促进脂肪代谢、改善脂肪肝的目的。

（三）体重管理

1. 合理减重

体重过重是引发脂肪肝的重要因素，减轻体重对病情改善作用突出。但脂肪肝患者务必避免采取快速减肥方法，因为急速减重可能导致机体代谢紊乱，影响肝正常功能，甚至加重肝损伤。合理的减重方式应是循序渐进的，每周减重不超过 0.5kg 为宜。这样能使身体平稳适应体重变化，保障肝在健康的代谢环境下逐步减少脂肪堆积，促进脂肪肝的好转。

2. 避免暴饮暴食

对于脂肪肝患者，避免暴饮暴食是维持体重稳定、控制病情的必要举措。暴饮暴食以及频繁进食会使短时间内摄入的热量远超身体消耗所需，多余热量极易转化为脂肪堆积在体内，导致体重快速增加，加重肝负担，加重脂肪肝病情。保持均衡的膳食习惯，定时、定量进餐，有助于维持身体能量平衡，防止体重出现大幅度波动，为脂肪肝的康复营造良好条件。

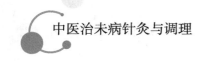

第三节　痛风

痛风是由一种单钠尿酸盐晶体沉积所致的晶体相关性关节病，属代谢性风湿病范畴。嘌呤代谢紊乱和（或）尿酸排泄减少所致的高尿酸血症是导致痛风发作的根本原因。临床常见反复急性发作性关节炎、痛风石沉积、痛风石性慢性关节炎和关节破坏，或可引起慢性间质性肾炎，并发尿酸性尿路结石。痛风可分为原发性痛风和继发性痛风，本节重点讨论原发性痛风。此病一般属于中医学"痛风""浊瘀痹"的范畴。

一、病因病机

痛风本为中医病名，近代被西医借用，故古今"痛风"概念有差异。古代中医所谓"痛风"是痹病的一种，清代喻嘉言在《医门法律》中指出："痛风，一名白虎历节风，实则痛痹也。"《素问·痹论》曰："风寒湿邪三气杂至，合而为痹也……寒气胜者为痛痹。"此处痛痹的病机是外感邪气，风寒湿杂合为患，以寒气为主。

然而，元代朱丹溪明确提出"痛风"一病，意在指出其病因乃内伤因素所致。一般认为，痛风的病因主要有脏腑亏损、多食燥热、风寒外搏和浊瘀滞络。

（一）脏腑亏损

《医学六要》明确指出"脏腑气血亏损"是痛风的根本原因，或因脾虚不运，或因肾气不化，聚津为痰，或元气亏虚，阴火（湿热）内生，继而内生浊毒化热，流滞经络，发为此病。发于四肢末端者，为关节红肿热痛；客于腰背者，可能伴有肾结石。

（二）多食燥热

《万病回春》指出："膏粱之人，多食煎、炒、炙煿、酒肉，热物蒸脏腑，所以患痛风、恶疮痈疽者最多。"燥热伤津，炼液为痰，故不同于普通痰湿，而以痰热津伤为多见。西医认为，食物中核苷酸分解而来的是外源性尿酸，约占体内尿酸的 20%，其中高蛋白饮食可增加尿酸合成，酒类、较高蛋白饮食影响更大。

（三）风寒外搏

《格致余论·痛风论》云："彼痛风者，大率因血受热，已自沸腾，其后或涉冷水，或立湿地，或扇取凉，或卧当风，寒凉外搏，热血得寒，汗浊凝涩，所以作痛，夜则痛甚，行于阴也。"从临床症状特征看，已经与西医学所说的"急性痛风性关节炎"非常接近。朱丹溪认为，风、寒、湿只是诱因，血热才是内在因素，复合因素致病。有研究发现，约10% 的女性痛风发作是因外感风寒而诱发。

（四）浊瘀滞络

痰浊内生是痛风发作的必要条件，尿酸盐晶体沉积于关节，即浊瘀蓄积阻滞于关节才是痛风发作的主要条件。高尿酸血症患者中，仅有 10% 的有痛风关节炎的发作。

痛风的病机，主要是先有脏腑气血亏损，产生湿热、痰浊、瘀血等病理因素，再逐渐阻滞于经络、关节，多因劳累、暴饮暴食、饮酒、外受风寒而诱发。从中医病机来看，尿酸即是浊瘀，其排泄不畅究因元气不充、肾不化气，导致清浊不分、浊气不降。

西医认为，如果摄取低嘌呤饮食 5 天后，24 小时尿酸排泄超过 800mg，则为尿酸产生过多症，此类高尿酸血症占痛风患者的 10% 以下；而 90% 的痛风患者存在尿酸排泄不

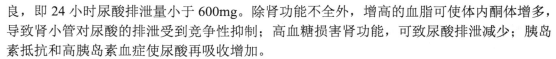

良，即 24 小时尿酸排泄量小于 600mg。除肾功能不全外，增高的血脂可使体内酮体增多，导致肾小管对尿酸的排泄受到竞争性抑制；高血糖损害肾功能，可致尿酸排泄减少；胰岛素抵抗和高胰岛素血症使尿酸再吸收增加。

因此，尿酸的排泄减少、再吸收增多是导致高尿酸血症和痛风的关键因素，受到整体新陈代谢的影响。我国痛风的患病率为 1%～3%，并非所有高尿酸血症者会发展为痛风，仅有 5%～12% 的高尿酸血症患者最终表现为痛风发作。

二、中医治未病调治

痛风的中医治未病，当着眼于内伤病因，恢复脏腑功能，节制饮食，改善其整体代谢状态，促进尿酸代谢恢复平衡，合理运动促进经络、骨节间的气血流通，缓图其本，坚持不懈。

（一）情志调治

风湿热痹的发生与肝脾功能失调有关，忧思郁怒等情志变化常为本病的内在因素，而外邪侵袭只是诱因，因怒致郁，因郁化热，因思致结，因结致湿。特别是暴怒伤阴，阴虚血热，或遇寒凝滞，或凝思气结，则平素所蓄积之痰浊瘀毒痹阻于经脉，发为痛风之证。故平素保持良好的精神状态，恬淡为务，避免精神紧张，做到和喜怒而安居处，使肝气条达，气血流通无阻，也是防治痛风的积极手段之一。

（二）起居调治

《景岳全书》曰："故凡四时之中，皆不得久坐、久立湿冷之地，亦不得因酒醉汗出脱衣洗足，当风取凉，皆成脚气。暑月久坐、久立湿地，则湿热之气蒸人经络，病发必热，而四肢酸疼，烦闷胕肿寒热。"虽论脚气，其起居调养之法也可适用于痛风患者。

对于痛风的诱因有所规避，也是治未病的策略。保持下肢温暖，因为寒冷刺激可导致局部体温下降，尿酸盐呈细小针型结晶，触发急性炎症。避免疲劳，因为疲劳状态容易诱发痛风发作。跖趾关节承压较大，容易引起局部损伤，导致局部尿酸盐容易析出和沉积。因此，经常按摩足部，柔筋正骨，促进局部气血流通，将可能降低痛风发作的风险。

（三）饮食调治

饮食在痛风的未病调治中占有重要地位。发作期，饮食宜素淡，半流质为宜。平时，忌食肥腻、油脂类（肉类、动物内脏、鱼虾海鲜类）、辛辣，以及豆类、乳制发酵品、香菇、海产品类发物；严格戒酒。忌食以上食物的目的在于减少外源性嘌呤的摄入，常见低嘌呤食物有谷米、蔬菜、瓜果、茶类、咖啡等。

因痛风多在夜间发作，且夜重昼轻，故晚餐进食更应注意清淡饮食，严格控制肉类食物的摄入，多吃新鲜蔬果、坚果、海藻类食物，如西兰花、芹菜、洋葱、柑橘、草莓、杏仁、核桃、海带等。平日应适当多饮水，每天饮水量 1500mL 以上，保证每天尿量达 2000～2500mL，可促进尿酸排出，减少尿酸性结石的沉积，而且睡前或夜间适量饮水对于预防痛风发作也有一定意义。有利尿作用的食物也比较适合预防痛风，如薏苡仁、玉米须、苋菜、菠菜、冬瓜、黄瓜等。

（四）药物调治

对于湿热或痰湿体质者，土茯苓、薏苡仁是常用的单味中药。土茯苓是最常用的排泄

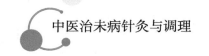

尿酸的中药，重用至 60g 以上，利湿泄浊之力颇强。薏苡仁具有渗湿宣痹的作用，尤其对脾虚湿阻者最为合宜。二者亦药亦食，可以加入日常食谱，或煮粥，或煲汤，均有效用。对痰浊阻滞证，化痰行瘀，益痹通络，用双合汤。中成药可选用四妙丸、参苓白术丸。

凡有瘀血阻络之象者，无论是否有症状，均可用活血通络中药进行调治，因其血热多见，应用性平或性凉之品，如西红花、泽兰（泡水代茶饮）、丝瓜络（煎水代茶饮）。对瘀热阻滞证，清热通络，祛风除湿，用白虎加桂枝汤，中成药可选用复方丹参滴丸。

对于肝肾亏损证，培补肝肾，舒筋止痛，用补血荣筋汤或独活寄生汤，还可选用桑寄生、杜仲等有补益肝肾、祛风胜湿之功的药物。中成药可选用六味地黄丸或益肾蠲痹丸。

（五）针灸调治

1. 针刀疗法

针刀行闭合式松解术治疗痛风性关节炎疗效满意，可缓解关节腔压力，松解关节周围组织，属于特色疗法。方法是铺无菌巾，于受累关节压痛处或肿胀处进针刀，刀口线与关节纵轴平行刺入，用切开剥离法切割三刀直达骨面，纵行疏通后贴骨面横行铲剥二刀。出针刀后将血液挤出或用负压罐拔出血液，部分患者可引流出黄色黏液，此时于针刀孔处注入消炎镇痛液。此方法近期疗效满意，6～8 个月可明显减少复发。但急性期红肿热痛时禁用此法。

2. 刺络放血

活血祛瘀、通络止痛，可选择曲池、合谷、足三里、三阴交、阴陵泉、太溪、太冲、内庭、丰隆等穴位，以 75% 乙醇消毒后，以皮肤针扣刺阿是穴，局部出血 3～5mL 为宜，治疗面保持干爽，适用于急性痛风。

3. 艾灸

对于间歇期患者，选取足三里、商丘等进行悬灸，每次 30 分钟，隔天 1 次，30 天为 1 个疗程，共治疗 3 个疗程。

（六）推拿调治

有学者以运脾化浊推拿法治疗中老年痛风，以达到疏通经络、调节脏腑、扶正祛邪目的。

主要方法有揉按中脘，双掌叠加运腹，推按肾、胃、脾三经，颤脾区，环揉带脉法，点按章门、梁门、中脘、天枢、大横等穴。10 天为 1 个疗程，3 个疗程可缓解症状、降低血尿酸水平。

（七）熏浴调治

1. 急性期

可用双柏散（大黄 2 份、侧柏叶 2 份、泽兰 1 份、薄荷 1 份），加用热水和少量白酒，趁热熏洗、浸泡关节，每次 30 分钟，对急性痛风发作有明显的消肿止痛、活血化瘀功效，且比简单外敷效果好。一般 20 天为 1 个疗程。

五味甘露药浴颗粒方为藏药浴的基本经典组方，含有刺柏、烈香杜鹃、大籽蒿、麻黄、水柏枝等，有消肿止痛、舒筋活络、化瘀血、通经脉之功效。有报道显示，五味甘露药浴颗粒对急性痛风性关节炎的症状、体征及急性炎症指标均有很好的疗效，且没有不良反应。每次 40g，置于可加热足浴木桶中，加水 1000mL，蒸汽熏蒸。

2. 慢性期或间歇期

可选用清热渗湿的土茯苓、萆薢，活血通络的牛膝、泽兰，熏洗、浸泡关节，治其未成，防其复发。

三、护理干预

除中医治疗外，护理在痛风的预防、治疗和康复过程中同样发挥着重要作用。通过合理的护理干预，可以有效减少痛风发作的频率，减轻症状，促进疾病的康复。

（一）药物护理

1. 按时用药

在痛风治疗中，患者使用降尿酸药物（如别嘌醇、非布司他等）时，按时、按量服用至关重要。药物在体内发挥作用有其特定的时间和剂量规律，严格遵守医嘱按时用药，才能维持稳定的血药浓度，确保降尿酸效果。若出现漏服情况，可能使尿酸水平波动，影响治疗进程；自行增减药量更是不可取，易破坏药物治疗的平衡，甚至引发不良反应，所以务必保证规范用药。

2. 监测尿酸水平

定期检测血尿酸水平是药物护理的关键环节。尿酸水平是衡量降尿酸药物疗效的直观指标，通过定期检测，能清晰知晓药物对尿酸代谢的调控情况。例如，观察尿酸数值是否逐渐趋近正常范围，以此来科学评估药物是否达到预期治疗效果。基于检测结果，医生可针对性地对治疗方案做出调整，如调整药物剂量或更换药物种类等，从而更精准地控制尿酸水平，助力痛风的治疗与康复。

3. 药物不良反应管理

对于使用降尿酸药物的痛风患者，药物不良反应管理不容忽视。由于部分降尿酸药物可能会对肝肾功能产生影响，所以需密切监测肝肾功能指标。例如，别嘌醇等药物在长期使用过程中，可能导致肝肾功能出现异常变化。定期进行相关检查，能及时发现潜在的不良反应，便于医生采取相应措施，如调整用药剂量、更换药物等，最大程度降低药物不良反应对患者身体的损害，保障治疗的安全性和有效性。

（二）疼痛管理

1. 局部冷敷

当痛风发作，关节出现剧痛时，局部冷敷是一种有效的缓解疼痛措施。采用冰袋对疼痛关节进行冷敷，其原理在于低温可促使局部血管收缩，减少血液渗出，进而减轻关节部位的炎症反应与肿胀程度。给疼痛关节降温降火，缓解因炎症刺激和肿胀压迫带来的不适，帮助患者在一定程度上减轻痛苦，提高发作期的舒适度，为后续的治疗和康复创造有利条件。

2. 合理使用止痛药物

在痛风发作且疼痛严重的情况下，合理使用止痛药物是缓解患者痛苦的重要手段。非甾体抗炎药（NSAIDs）或其他合适的止痛药物，能通过抑制体内炎症介质的产生、阻断疼痛信号传导等机制发挥止痛作用。不过，用药时需严格遵循医嘱，考虑患者的个体差异，如年龄、基础疾病等因素，选择适宜的药物种类及剂量，确保在有效减轻疼痛的同时，避免因不合理用药引发其他不良反应，保障用药安全。

3. 保持关节休息

痛风发作期，让受累关节保持休息和得到妥善保护极为关键。活动受累关节会进一步

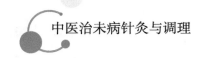

刺激炎症部位，加重局部的疼痛感受，同时也可能造成关节的额外损伤，不利于病情恢复。尽量避免关节活动，使其处于相对静止状态，能减少对关节的刺激，有助于缓解疼痛，为炎症的消退营造良好环境，待发作期过后，再逐渐恢复关节正常活动，促进身体整体的康复进程。

第四节　糖尿病

糖尿病是一组多种病因引起，胰岛素分泌和（或）作用缺陷，以慢性高血糖为特征的内分泌代谢性疾病。一般分为1型糖尿病和2型糖尿病，本节重点叙述最常见的2型糖尿病。糖尿病，一般归属于中医学"消渴病""脾瘅""消瘅"范畴。

一、病因病机

糖尿病可分为"胖""瘦"两种类型，分别有不同的病机和病程特点。肥胖型糖尿病属"脾瘅"，是临床糖尿病的主体人群，其常见自然病程是"肥胖或超重→脾瘅→消渴→消渴并发症"。消瘦型糖尿病属"消瘅"，其自然病程是"消瘅→消渴→消渴并发症"。消渴病的病因多为内伤因素，有禀赋不足、过食肥甘、久坐少动、情志失调、劳欲过度等。

（一）禀赋不足

先天禀赋不足，五脏虚弱，是引起糖尿病的重要内在因素。《灵枢·五变》曰："五脏皆柔弱者，善病消瘅。"其中尤以阴虚体质最易罹患，以阴虚而内火自生也。

（二）过食肥甘

长期过食肥甘、醇酒厚味、辛燥刺激食物，"肥者令人内热，甘者令人中满"，加之"饮食自倍，肠胃乃伤"，损伤脾胃，致中焦运化失司，湿热内蕴，气阴两伤，发为消渴。

（三）久坐少动

脾主四肢、肌肉，若久坐少动，活动减少，则脾气呆滞，运化失常；脾不散精，精微物质不归正化，则为湿为痰、为浊为膏，体丰痰盛，日久化热，发为"脾瘅"。

（四）情志失调

《灵枢·五变》指出，"怒则气上逆，胸中蓄积，血气逆留，髋皮充肌，血脉不行，转而为热，热则消肌肤"是"消瘅"的病因，即指长期过度的精神刺激可诱导发病，尤以郁怒与思虑过度为甚，五志过极而化火，火热内燔，消灼肺胃阴津而发为消渴。正如刘完素《三消论》所说："消渴者……耗乱精神，过违其度，而燥热郁盛之所成也。"

（五）劳欲过度

肾乃藏精制水之脏。房事不节，劳欲过度，肾精亏损，亏损过度则虚火内生，火因水竭而益烈，水因火烈而益干，终致消渴。

在糖尿病的早、中、后期及并发症期，其病机可以用"郁、热、虚、损"四字概括。疾病早期相当于糖耐量受损期，以胰岛素抵抗为主。中医病机以"郁"为主，实胖型患者六郁相兼为多见，虚胖型患者以脾虚胃郁为本，消瘦型患者多以肝郁为主。疾病中期相当于糖尿病期，以"热"为主，无论气郁、痰湿、瘀血，郁久皆可化热，以胃热、肝热为主，可兼见肠热、肺热。若因年老体衰，肾精损耗，则阴虚火旺与实火相兼为病，亦属常见。

疾病后期，"虚"成为主要矛盾，此时糖尿病的病机与传统"消渴病"更为吻合，以阴虚为本，燥热为标；阴虚燥热日久，则气阴两伤，进而阴阳两虚；这一阶段多虚实夹杂，可夹热、夹痰、夹湿、夹瘀。糖尿病的慢性并发症期，以"损"为主，或因虚极而脏腑受损，或因久病入络，络损"微血管病变"、脉损（大血管病变），进而导致脏腑损伤。值得注意的是，糖尿病自身的病理特点决定了"络瘀"贯穿病程始终。

西医认为，2 型糖尿病的发病机制主要是胰岛素分泌障碍和胰岛素抵抗，与基因缺陷和生活方式有关。胰岛素分泌障碍与 B 细胞功能损伤有关，而胰岛素抵抗则主要与胰岛素转运减慢、胰岛素受体基因突变、脂代谢紊乱有关。早在空腹血糖受损（IFG）和糖耐量减低（IGT）阶段，胰岛功能就有 50% 的损伤，主要与脂质过氧化、高血糖症对 b 细胞的毒性有关，也与胰高血糖素样肽 -1（GLP-1）水平下调和衰老氧化应激状态有关。近 40 年来，随着我国人口老龄化与生活方式的变化，糖尿病从少见病变成一个流行病，其患病率从 1980 年的 0.67% 飙升至 2013 年的 10.4%。

二、中医治未病调治

糖尿病前期要积极采取非药物治疗方法，如平衡饮食和有氧运动，调整心态和生活方式，控制体重，做到自我管理、自我监测血糖；运用中医辨体施养和辨证施治的原则，合理应用情志疗法、针灸疗法、中药疗法等，努力纠正偏颇体质，损有余而补不足。

糖尿病期血糖控制要达标，中医治疗着重减少西药的使用种类和剂量，防治微血管和大血管病变，延缓或逆转自然病程。糖尿病并发症期，根据体质特征，提前了解其并发症倾向，针对性地采取益气养阴、温阳通络的中药。掌握糖尿病的自然进程及其机转，对于治未病策略至关重要。值得注意的是，未诊断的糖尿病患者占总数比例的 63%，针对高危人群进行糖尿病筛查，有助于早期发现糖尿病，及时进行治未病干预，控制血糖，减少并发症的发生。

（一）动静调治

对于糖尿病前期和轻、中度 2 型糖尿病患者，尤其是肥胖者，建议实施强度较低、节奏稳定和持续时间较长的有氧运动，如慢跑、骑车、游泳、打太极拳、徒手体操等单人运动，以及羽毛球、集体健身操等团体运动项目。每周至少运动 3 ~ 5 次，推荐餐后 60 ~ 90 分钟运动为宜，累计时间 150 分钟为宜。其中，太极拳、八段锦等传统健身运动，不仅能够达到一般运动的目的，还有舒筋活络、流通气血的作用，从而达到综合、整体调节的效果。

若气阴两虚，则宜静养，避免运动之后耗气伤阴；若血糖控制不稳定者，则宜适量运动，避免过量运动之后致低血糖。

（二）饮食调治

强调营养均衡，戒烟、限酒；定时、定量，少食多餐。

（1）五谷为养：多食粗粮，但糯米、土豆、番薯之类淀粉含量较高，血糖负荷较高，尽量少吃；面条、馒头、面包比米饭更好。

（2）五果为助：适食水果，虽然水果含糖量稍高，但血糖负荷相对较低，合理食用无妨，从生津滋阴的角度而言，反而有益阴虚者。

（3）五畜为益：应适当补充蛋白质和脂肪，既不可恣食肥甘，也不宜盲目禁食。

（4）五菜为充：纤维素有益于肠道微生态，豆类对血糖负荷较低。可适当食用具有

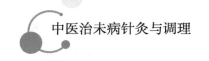

辅助降糖作用的蔬菜，如苦瓜、薏苡仁、葛根、生地黄、山药、黄芪等药食两用之品。

一般而言，糖尿病多有阴虚燥热，故应忌食热性肉食，如羊肉、狗肉、鹿肉、鹅肉等。

（三）起居调治

患者一定要保证充足的睡眠，按时作息，切忌熬夜。注意卧床宜软硬适宜，选择右侧卧位为佳。睡前不可过食，也不宜食用刺激性和兴奋性食物，"胃不和则卧不安"。睡前以温水泡脚 20 ～ 30 分钟，能改善下肢血液循环，有防治糖尿病足的功效，又可消除疲劳，提高生活质量。

（四）情志调治

不良情绪与疾病的转归及预后关系密切，要加强对糖尿病患者的心理疏导，嘱其平时要自我戒除不良情绪，忌大悲、大喜、大怒。家人应多体贴关心，不要与其针锋相对，宜给予患者精神支持，这对减轻症状、提高生活质量有一定的帮助。

患者缺少对糖尿病的正确认识，可能造成精神压力，可能存在疑虑或漠视、焦虑和抑郁，甚至悲观和恐惧的情绪，需要医生疏导、家人关心和健康教育。可通过观看喜剧、小品和相声等，保持放松的心态，舒缓紧张的情绪，缓解精神压力。

（五）药物调治

1. 药膳

郁热者，可用玉米须煲黄鳝、苦瓜炒肉、玫瑰五花糕、槐花石斛茶；气阴两虚者，可用人参枸杞茶、西洋参三七茶、生地黄芪猪横脷（猪胰子）汤、石斛鸭子汤；阴阳两虚者，可用洋葱炒胰片、苁蓉猪腰汤；气虚血瘀者，可用山楂枸杞茶、黄芪西红花饮、虫草饮。

2. 药物治疗

糖尿病早期多以"郁"为主，选方用药注重疏肝解郁、调理肝脾；糖尿病中期以"热"为主，治以清热泻火、清热解毒；糖尿病后期以"虚"为主，着重于益气养阴；糖尿病并发症期则以"损"为主，注重滋补肝肾、温经通络。还可辨证使用六味地黄丸、天芪降糖胶囊、金芪降糖片等有效中成药，以及具有降糖作用的单味中药，如黄连、葛根、山药、白术、薏苡仁、山栀、玉竹等。

（六）针灸调治

《针灸甲乙经》最早记载消渴病的具体取穴；《备急千金要方》进一步将《针灸甲乙经》中的 6 个治疗消渴的穴位扩展为 35 个，并提出早期治疗的观点。糖尿病前期，应注重扶助正气，及早给予针灸干预，可以有效改善胰岛素抵抗的病理状态，降低糖尿病的发病率，提高患者生活质量，避免西药的不良反应。

（1）针刺：调治糖尿病常用的穴位有足三里、三阴交、曲池、合谷、阳陵泉。背俞穴常用于调节脏腑功能平衡。腹募穴也为临床常用，如关元、中脘。可根据临床证候，辨证取穴治疗糖尿病并发症所致的胃肠病变、神经病变和血管病变。

（2）耳穴：常用取穴有内分泌、胰俞、肺、脾、肾等耳穴。

（3）灸法：取用足三里、关元等穴。

（七）推拿调治

中医推拿适用于调治轻中型糖尿病，以循经按摩、穴位点压为主要方法，重在疏通经络、调理脏腑。嘱患者仰卧于治疗床上，施术者先以手掌着力，做胸腹部的推揉按摩，反

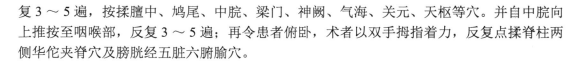

复 3 ～ 5 遍，按揉膻中、鸠尾、中脘、梁门、神阙、气海、关元、天枢等穴。并自中脘向上推按至咽喉部，反复 3 ～ 5 遍；再令患者俯卧，术者以双手拇指着力，反复点揉脊柱两侧华佗夹脊穴及膀胱经五脏六腑腧穴。

三、护理干预

糖尿病的护理目标不仅是控制血糖水平，更是要通过生活方式的管理，预防并发症的发生，提高患者的整体健康水平。糖尿病的护理应结合中医治未病的理念，采取综合措施，进行个性化护理。

（一）血糖监测

在糖尿病护理工作里，定期检测血糖占据着举足轻重的地位。它能让患者清晰知晓自身血糖的动态变化情况，进而为及时调整治疗方案提供关键依据。对于糖尿病患者，特别是那些合并了其他慢性病的人群，更需全方位检测血糖指标，如空腹血糖能反映基础状态下的血糖水平，餐后血糖体现进食后的血糖波动，糖化血红蛋白（HbA1c）则可衡量 2 ～ 3 个月的平均血糖情况，确保血糖稳稳处于理想范围，助力病情稳定控制。

（二）并发症预防

1. 眼部护理

糖尿病并发症的预防中，眼部护理不容忽视。由于长期高血糖状态易对眼底血管造成损害，进而引发视网膜病变等严重问题，所以要定期安排眼底检查，以便早发现异常情况。同时，保持良好的眼部卫生也极为关键，避免细菌等有害因素影响眼部健康，从多方面守护眼，降低高血糖对眼部的伤害风险，保障患者的视力功能。

2. 足部护理

足部护理是糖尿病护理的重要内容，因为糖尿病患者足部血液循环相对较差，且神经感觉功能易受影响，很容易出现足部溃疡和感染情况。护理人员需定期仔细检查患者足部，查看有无破损、红肿等迹象，同时保持足部清洁干燥，为其营造健康的足部环境。还要提醒患者避免穿着不合适的鞋子，防止因摩擦、挤压等对足部造成伤害，全力预防足部并发症发生。

3. 肾监测

肾监测在糖尿病护理中至关重要，定期检查尿蛋白是关键举措。糖尿病肾病作为常见且危害较大的并发症，早期往往症状隐匿，而尿蛋白的出现是其重要信号之一。通过定期检测，能尽早捕捉到这一蛛丝马迹，以便尽早采取有效的干预措施，延缓肾病的进展，保护肾功能，维护患者的整体健康状况。

（三）用药护理

在糖尿病的用药护理里，胰岛素注射技巧的传授尤为关键。护理人员要耐心教会患者正确的注射方法，从注射前的准备工作，如胰岛素的正确保存、抽取适量剂量等，到选择合适的注射部位。对于腹部、大腿外侧、上臂外侧等不同部位的轮换使用，都需详细讲解。同时，告知患者避免长期在同一部位注射，以防出现皮肤硬结和脂肪萎缩等问题，确保胰岛素能安全有效地发挥降糖作用，保障治疗效果。

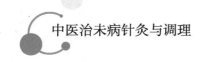

第五节　代谢综合征

代谢综合征（MS）是指一组相互关联的代谢异常症状群，通常包括腹部肥胖、高血糖、高血压、高血脂等病理表现。它不仅是心血管疾病和糖尿病等慢性疾病的重要危险因素，也是现代社会中普遍存在的健康问题。代谢综合征的发病机制复杂，与遗传、环境、生活方式等多种因素密切相关。中医通过辨证施治，运用治未病的理念，提供了有效的干预手段。

一、病因病机

在中医理论中，代谢综合征的发生通常是由多个因素相互作用所引起的，关键在于"脏腑失调、气血阴阳不和"。具体的病因病机可从以下 4 个方面来分析。

（一）饮食失调

在中医理论视域下，饮食对于人体健康影响深远。若长期过量摄入油腻、辛辣或过度甘甜的食物，脾胃运化负担便会陡然加重，易出现损伤，进而致使脾虚湿盛。湿邪停滞体内，久则湿热内生，逐渐形成内痰、痰湿阻滞的病理状态。这些病理产物会干扰脏腑正常的生理功能，成为引发代谢综合征的关键因素之一，影响机体代谢的有序进行。

（二）情志失调

在现代社会中，人们常面临较大压力，情绪波动频繁，这对人体健康有着不容忽视的影响。从中医角度来讲，情志因素会干扰肝气的疏泄功能，使肝气郁结，气机不能顺畅流通。而肝木克脾土，肝气不畅会进一步导致脾胃功能紊乱，气血生化无源，水谷精微不能正常运化，最终引发肥胖症、高血糖、高脂血症等一系列代谢综合征的相关症状。

（三）气血阴阳失调

中医认为，代谢综合征的核心病机聚焦于"气滞血瘀、脾虚湿阻、肝郁化火"这几方面。气滞血瘀时，气血运行不畅，会阻碍脏腑正常行使功能；脾虚则无力运化水湿，致使水湿停滞体内，干扰脂肪代谢进程；加之肝郁化火，热邪与湿气相互裹挟，共同困扰脏腑，使脏腑功能失调，最终外在表现为肥胖、高血糖、高脂血症等典型的临床症状，危害身体健康。

（四）先天禀赋不足

遗传因素在代谢综合征的发生与发展中扮演着重要角色，属于不可忽视的诱因。先天性脾胃虚弱患者，其脾胃运化水谷精微的能力本就欠佳，无法为气血生化提供充足原料；肾气不足则影响人体的生长发育及脏腑功能的正常维系。因此，气血生化功能难以健全，机体代谢便容易出现异常，从而显著增加了罹患代谢综合征的风险，影响个体的整体健康状况。

二、中医治未病调治

在中医治未病的理念下，代谢综合征的干预应注重早期识别、调整体质、恢复脏腑功能和维持平衡。通过辨证施治，运用调气血、化湿、疏肝、补脾、滋阴等多种手段，可以有效干预代谢综合征的发生与发展。

（一）中药调理

根据代谢综合征的不同证型，中医采用辨证施治的方式选择不同的中药方剂来调理体

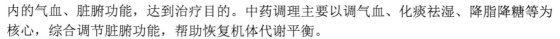

内的气血、脏腑功能，达到治疗目的。中药调理主要以调气血、化痰祛湿、降脂降糖等为核心，综合调节脏腑功能，帮助恢复机体代谢平衡。

1. **脾胃虚弱型代谢综合征**

（1）方剂：四君子汤、参苓白术散等。

（2）药物组成：人参、白术、茯苓、甘草等。

（3）功效：脾胃虚弱是代谢综合征中常见的病机，脾主运化，若脾虚则气血生化无源，水湿积聚，从而形成腹部肥胖和纳呆等症。四君子汤通过健脾益气、健脾消肿，改善脾虚所导致的湿气内生，能够缓解患者的体重增加、腹胀等症状，促进消化吸收和增强体力。参苓白术散适用于脾虚伴湿阻的情况，有效解决水湿内停问题，从而减轻体重、调节血糖和血脂。

2. **肝气郁结型代谢综合征**

（1）方剂：柴胡疏肝散、逍遥散等。

（2）药物组成：柴胡、白芍、薄荷、当归等。

（3）功效：肝气郁结是导致代谢综合征的常见病理，肝气郁结不仅会影响情绪，还会导致气血不畅，进而引发血脂异常、血糖升高等问题。柴胡疏肝散能够疏肝解郁，调理肝功能，改善情绪，从而帮助降低体内脂肪含量，缓解高脂血症和高血糖等代谢问题。逍遥散则更为全面，适用于肝气郁结导致的体质不佳、内分泌紊乱等症，通过调和肝脾，疏肝解郁，帮助恢复身体的代谢平衡。

3. **肾精不足型代谢综合征**

（1）方剂：六味地黄丸、金匮肾气丸等。

（2）药物组成：熟地黄、山茱萸、枸杞子、丹皮等。

（3）功效：肾精不足可影响人体的内分泌系统，导致高血糖、高血压等代谢异常。六味地黄丸能够滋阴补肾，改善肾虚引起的代谢紊乱，特别适用于肾精亏损、精力不足的患者。金匮肾气丸则侧重于温阳补肾，通过补肾的作用调节血糖和血压，恢复肾功能，改善体内环境。

4. **痰湿阻滞型代谢综合征**

（1）方剂：二陈汤、平胃散、苓桂术甘汤等。

（2）药物组成：陈皮、半夏、茯苓、甘草等。

（3）功效：痰湿阻滞是代谢综合征的另一重要病机，湿气内生，痰湿积滞，往往导致腹部肥胖、糖脂代谢异常。二陈汤具有化痰祛湿的功效，能够帮助排除体内的湿气和痰湿，恢复脾胃运化功能。平胃散则主要用于化湿理气，促进消化，适合湿气内停、体重过重的患者。苓桂术甘汤则以利水化痰为主，调节体内的水液代谢，能够有效减轻水肿、促进脂肪代谢，改善代谢综合征相关症状。

（二）针灸调理

针灸作为中医治疗代谢综合征的重要手段，通过刺激特定腧穴，调节气血，恢复脏腑功能，能够有效调理体内的代谢平衡。针灸不仅能够缓解病理症状，还可以通过促进气血流畅和改善内脏功能，从而帮助预防和治疗代谢综合征。

1. **常用腧穴**

（1）中脘：位于上腹部，属于胃经腧穴。通过针灸中脘可以调节脾胃功能，促进消

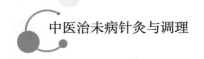

化吸收，适合脾虚型代谢综合征患者使用。刺激此穴有助于增强脾胃的运化能力，促进体内湿气的排出，减轻腹胀、腹部肥胖等症状。

（2）三阴交：位于小腿部，是肝、脾、肾三条经脉的交点。通过针灸三阴交能够调节肝脾肾的功能，疏肝解郁，调节内分泌。适用于肝气郁结型代谢综合征，帮助改善血脂和血糖异常，并促进代谢的恢复。

（3）气海：为肾和脾的交点，刺激气海能够补气益血，增强代谢功能。气虚型代谢综合征患者，特别是伴有乏力、纳呆的患者，刺激气海有助于改善体力，促进代谢。

2. 操作方法

针灸时，应根据患者的具体证型选择相应的腧穴，采用平补平泻的手法。补法主要用于气血虚弱的患者，泻法则适用于湿气、痰湿等阻滞的病理状态。通过合理的针灸手法，能够促进气血流畅，恢复脏腑功能，调节体内的代谢平衡，有助于改善代谢综合征的病理症状。

（三）食疗调理

食疗在中医治未病中的重要性不言而喻，作为日常生活中的重要组成部分，合理的饮食能够帮助改善脏腑功能，缓解代谢综合征的症状。通过食疗的调理，既能补充身体所需的营养，又能帮助控制体重、降低血糖和血脂，从而有效预防和干预代谢综合征。

1. 适宜食物

燕麦富含膳食纤维，能够降低血脂、稳定血糖，特别适合高脂血症、高血糖的代谢综合征患者。燕麦中的可溶性纤维能有效减少胆固醇的吸收，改善脂肪代谢，帮助减轻体重；山药性平，味甘，具有健脾益气、调理血糖的作用。对于脾虚型代谢综合征患者，山药能够帮助增强脾胃的运化功能，促进消化吸收，并稳定血糖水平；枸杞是滋补肝肾、增强免疫力的重要食材。对于肾虚引起的代谢综合征患者，枸杞能够滋补肾精，调节内分泌，改善代谢功能。

2. 忌食食物

代谢综合征患者应减少高糖、高脂食物的摄入，避免油炸食品、甜食等，这些食物会导致血糖和血脂水平的异常，增加代谢综合征的风险。精加工食品和含有大量反式脂肪的食物应尽量避免。精加工食品含有大量的空卡路里，不仅营养价值低，还容易导致体重增加、血糖波动。同时过量饮酒会导致肝负担加重，影响代谢功能，进而加重代谢综合征的症状。应控制酒精摄入，避免诱发高血压、高血糖等病症。

三、护理干预

除中医治疗的干预外，代谢综合征患者的护理也至关重要，护理不仅帮助患者顺利完成治疗，还能改善生活质量、提高自我管理能力。具体护理内容包括以下2个方面。

（一）健康教育与行为干预

1. 饮示指导

在饮示指导方面，引导代谢综合征患者合理安排饮食至关重要。应避免过量摄取高糖、高脂食品，因为这类食物易造成体内能量过剩，加重代谢负担。鼓励增加高纤维、低脂肪食物的摄入，如全谷物富含膳食纤维，可促进肠道蠕动，利于排出代谢废物；蔬菜、水果提供丰富维生素且脂肪含量低。同时，倡导定时定量进餐，让胃肠形成规律的消化节律，

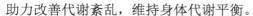

助力改善代谢紊乱，维持身体代谢平衡。

2. 运动指导

协助代谢综合征患者制定合理的运动计划意义重大。需依据患者具体身体状况来规划，起初可选择适度的有氧运动，如散步、慢跑、打太极拳等，这类运动强度适中，身体较易适应。随着身体功能的提升，再逐步增加运动量，包括延长运动时间、适当提高运动强度等。合理的运动能增强机体代谢能力，促进脂肪燃烧，有助于减轻体重，尤其是减少腹部肥胖，对改善代谢紊乱效果显著。

（二）常规监测与评估

1. 血糖监测

定期对代谢综合征患者进行血糖监测不可或缺。尤其要着重关注餐后血糖情况，因为餐后血糖波动对整体血糖水平影响较大，且与并发症的发生密切相关。通过定期测量，能及时掌握血糖的动态变化，确保其维持在合理范围内。一旦发现血糖异常升高或波动较大，便可及时调整饮食、运动计划或联系医生调整治疗方案，有效预防高血糖引发的各种急慢性并发症，保障患者身体健康。

2. 血脂监测

定期检查血脂水平对于代谢综合征患者的健康管理极为重要。重点关注总胆固醇、低密度脂蛋白（LDL）、高密度脂蛋白（HDL）等指标，它们反映了体内脂质代谢的状态。总胆固醇和低密度脂蛋白升高是动脉粥样硬化等心血管疾病的危险因素，而高密度脂蛋白则对心血管有保护作用。监测这些指标能及时了解血脂异常情况，便于采取相应干预措施，如调整饮食、增加运动或遵医嘱用药，降低心血管疾病发生风险。

3. 血压监测

定期测量血压是代谢综合征护理中的常规且关键操作。血压异常升高是代谢综合征常见的合并症之一，长期高血压会对心、脑、肾等重要器官造成严重损害。通过规律的血压监测，可尽早发现血压变化趋势，避免高血压的发生或者对已有的高血压进行有效控制。若血压出现波动，能及时调整降压方案，保障血压稳定，减少高血压相关并发症。

第六节 甲状腺功能亢进症

甲状腺功能亢进症（简称甲亢）是由多种病因引起的甲状腺激素合成和分泌过量，进入循环中，作用于全身的组织和器官，导致神经、心血管、消化等系统的兴奋性增高和代谢亢进为主要表现的一组内分泌疾病的总称。甲状腺本身的多种疾病或甲状腺外的某些疾病都可引起甲亢。

甲亢是内分泌病中的常见病，毒性弥漫性甲状腺肿（Graves 病）是甲状腺功能亢进症的最常见病因，占全部甲亢的 80% ～ 85%。临床主要表现为甲状腺毒症、眼征、胫前黏液性水肿。年发生率高达 2.0% ～ 3.0%。Graves 病是最常见的病因，占 85% 以上。其次为毒性结节性甲状腺肿和毒性自主功能性甲状腺结节。

一、病因病机

在中医理论中，甲状腺功能亢进症的病因病机主要涉及以下 4 个方面。

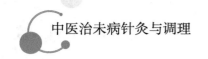

（一）肝火旺盛

在中医理论体系里，肝主疏泄，若情志不舒，肝气便易郁结，致使气机不畅。气长期瘀滞于内，久而久之便会燃起"肝火"。肝火上扰心神，扰乱人体正常的气血运行秩序，使血液循环速度加快，脉搏也随之变快。而处于肝火旺盛状态下的患者，往往情志方面受到较大影响，常呈现出焦虑不安、情绪激动且极易发怒等表现，这些皆是肝火内盛在身体及情志上的外在反映。

（二）阴虚火旺

从中医角度来看，长期的劳累过度，使人体的精气神不断损耗，加之饮食不调，营养摄入不均衡，这些因素共同作用，易造成人体阴液亏损。阴液就如同滋润机体的"清泉"，一旦亏虚，虚热内生，进而形成阴虚火旺之态。火旺则扰动气血，致使心脏失养，出现心悸；气血不能濡养筋脉，引发手颤；心神不安，造成失眠等症状。此类患者还多伴有体温上升、夜间盗汗、口干等情况，皆是阴虚火旺的典型表现。

（三）脾气虚弱

脾胃作为后天之本，在人体气血生化及滋养脏腑的过程中起着关键作用。当脾胃虚弱时，运化功能失常，水谷精微不能充分转化为气血，导致气血生成不足。气血不足则无法有效地滋养周身脏腑，使脏腑功能减弱，阴阳失衡的状态越发严重，进而影响甲状腺激素的正常分泌，出现异常情况。脾气虚弱的患者，常可见纳呆，对食物缺乏兴趣，以及倦怠乏力、精神萎靡不振等症状表现。

（四）痰湿阻滞

体内痰湿的产生多与脾胃运化失常、水湿代谢障碍有关。当痰湿在体内积聚过多时，就如同河道中堆积的淤泥，阻滞了气机的正常运行，使脏腑之间的气血流通不畅，脏腑功能随之失调。而甲状腺作为人体重要的内分泌器官，其功能也会受到波及，进而导致病情加重。痰湿阻滞型的甲亢患者，通常会伴有面部浮肿，好似面部被水浸泡一般；脘腹胀满，腹部有憋闷之感，且痰多，痰液黏腻不易咳出等表现。

二、中医治未病调治

中医治未病的核心思想是通过早期辨证施治，预防甲状腺功能亢进症的发生或控制其进展。通过调节机体的阴阳失衡、气血运行等方面，增强机体的自我修复和免疫力，进而有效地调治甲亢。

（一）辨证施治

1. 肝火旺盛型

针对肝火旺盛型甲状腺功能亢进症，依据中医辨证，选用龙胆泻肝汤、柴胡疏肝散等方剂施治。其主要药物包括龙胆草，大苦大寒，善泻肝胆实火；黄芩助龙胆草泻火；柴胡疏肝理气；白芍养血柔肝；甘草调和诸药。诸药配伍，共奏清肝火、疏肝解郁之功，对于情绪波动大、易怒，且伴有脉搏加快等因肝火上炎引发的症状，有着良好的调理与缓解作用，以恢复机体气血和畅。

2. 阴虚火旺型

阴虚火旺型甲亢，常以六味地黄丸、知柏地黄丸等方剂为用。熟地黄滋补肾阴，填精

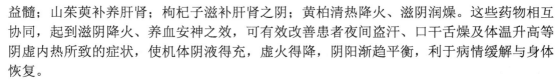

益髓；山茱萸补养肝肾；枸杞子滋补肝肾之阴；黄柏清热降火、滋阴润燥。这些药物相互协同，起到滋阴降火、养血安神之效，可有效改善患者夜间盗汗、口干舌燥及体温升高等阴虚内热所致的症状，使机体阴液得充，虚火得降，阴阳渐趋平衡，利于病情缓解与身体恢复。

3. 脾气虚弱型

对于脾气虚弱型的甲亢情况，四君子汤、补中益气汤等方剂较为适用。方剂中的人参大补元气，健脾养胃；白术健脾燥湿，助人参益气补脾；茯苓利水渗湿，健脾宁心；甘草补脾和中，调和诸药。通过这些药物的协同作用，实现益气健脾之功效，能针对性地改善患者纳呆、倦怠乏力等因脾气虚亏引发的症状，增强脾胃运化功能，为机体补充气血，助力整体健康状态的提升。

4. 痰湿阻滞型

在痰湿阻滞型甲亢的调治中，二陈汤、化痰汤等方剂常被选用。其中半夏燥湿化痰，降逆止呕；陈皮理气健脾，燥湿化痰，二者相辅相成，增强化痰之力。茯苓利水渗湿，健脾宁心，助化痰湿；甘草调和药性。诸药合用，可达化痰祛湿、疏通气机之效，对于脘腹胀满、痰多以及体重增加等因痰湿阻滞导致的症状，有着较好的调理作用，使脏腑气机通畅，减轻病症对机体的影响。

（二）针灸疗法

针灸作为中医治未病的重要手段之一，通过刺激特定的腧穴，能够调节脏腑功能，改善机体气血的运行，缓解甲状腺功能亢进症的各种症状。常见的针灸腧穴包括以下 4 种。

（1）内关：位于前臂内侧，刺激此穴可以调节心肾，缓解心悸和失眠等症状。对于甲亢患者的心悸、失眠症状，具有较好的缓解效果。

（2）合谷：为手阳明大肠经的重要腧穴，能够调节全身气血，缓解因甲亢引起的头痛、紧张情绪等症状。此穴的使用可帮助调节情绪，减轻心理负担。

（3）足三里：位于膝盖下方，刺激足三里可帮助补气养血，增强脾胃功能，适用于脾虚型甲亢患者。通过调节脾胃的功能，可以帮助改善体力不支、消化不良等症状。

（4）三阴交：是足三阴经的交汇点，具有调节阴阳、滋阴降火的作用。适用于阴虚火旺型的甲亢患者，帮助缓解夜间盗汗、口干等症状。

（三）食疗调理

食疗是中医治未病的重要手段，通过合理的饮食来调整身体的内在平衡。对于甲状腺功能亢进症患者，食疗不仅能调节脏腑功能，还能增强体质，缓解症状。

1. 常见食材

在食疗调理甲状腺功能亢进症方面，不同食材有着各自的功效。枸杞味甘性平，归肝、肾经，具有滋阴补肾之效，对于阴虚火旺型患者，能滋养肝肾之阴，改善阴虚所致的虚热等症状；百合性寒味甘，可清热解毒、润肺安神，有助于缓解燥热、心烦等不适；莲子味甘涩、性平，能养心安神，针对心火旺盛型患者，可宁心降火；山药甘平，归脾、肺、肾经，有健脾益气之功，适合脾虚型患者，以增强脾胃运化之力；海带、紫菜富含碘元素，适量食用有助于调节甲状腺功能，但需把控好量，避免加重病情。

2. 食疗建议

甲状腺功能亢进症患者的食疗需讲究合理搭配。可适量摄入富含碘的海带、紫菜等食

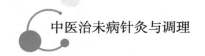

物，因其对甲状腺功能调节有一定作用，但过量食用易加重甲亢症状，故要谨慎把控量。同时，应避免过多食用辛辣、油腻、生冷食物，此类食物易损伤脾胃，影响脾胃正常运化，不利于机体恢复。饮食宜以温和、易消化的食物为主，如米粥、软面条等，保证充足营养供给，维持机体的内在平衡，助力身体康复。

三、护理干预

除中医治未病调治外，甲状腺功能亢进症患者在日常生活中还需要进行综合的护理，以提高生活质量，减轻病症的影响。

（一）饮食护理

1. 低碘饮食

在甲状腺功能亢进症的护理中，低碘饮食有着关键意义。碘是甲状腺激素合成的重要原料，甲亢患者本身甲状腺功能处于亢进状态，若过多摄入富含碘的食物，如常见的海带、紫菜等，会使甲状腺合成激素进一步增多，极大地加重甲状腺负担，导致甲状腺激素水平更容易失控，进而加重诸如心悸、多汗、手颤抖等甲亢症状，所以严格控制碘的摄入十分必要。

2. 少食多餐

鉴于甲亢患者基础代谢率较高这一特点，其身体能量消耗快，往往容易出现食欲亢进的情况。但如果一次性进食过多，会给胃肠带来较大消化负担，甚至可能影响机体代谢平衡。因此，建议采取少食多餐的方式，将每天所需营养合理分配到多次进食中，既能保证充足的营养摄入，满足高代谢下身体的需求，又可避免暴饮暴食对身体造成的不良影响。

3. 富含维生素和矿物质的饮食

增加富含维生素和矿物质的食物摄入对于甲亢患者至关重要。水果和蔬菜富含多种维生素，如维生素C、B族维生素等，以及钙、钾、镁等矿物质。维生素能参与机体众多代谢过程，有助于调节生理功能；矿物质对于维持神经、肌肉的正常兴奋性以及酸碱平衡等起着关键作用。补充足够的这些营养物质，可增强身体的抵抗力，促进身体恢复。

（二）药物管理与护理

1. 药物管理

对于甲状腺功能亢进症患者而言，长期规律服用抗甲亢药物是控制病情的重要环节。护理人员应指导患者建立药物使用档案，详细记录用药的时间、剂量等情况，这就如为用药过程留下清晰的"轨迹"，便于随时查看，确保患者能按时按量服药。因为一旦出现漏服，可能影响药物对甲状腺功能的调控效果，所以规范的药物管理对病情稳定意义重大。

2. 不良反应监测

在患者服用抗甲亢药物期间，不良反应监测不容忽视。例如，甲硫咪唑、丙硫氧嘧啶等常用药物，可能会引发不良反应，如皮疹，皮肤表面可能出现红斑、瘙痒等症状；还可能导致肝功能异常，影响肝正常的代谢、解毒等功能。护理人员需密切留意这些情况，及时与医生沟通，以便尽早采取相应措施，调整用药方案等，最大程度降低药物不良反应对患者健康的影响，保障治疗的安全性和有效性。

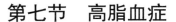

第七节　高脂血症

高脂血症是指由于脂肪代谢或运转异常致使血液中的总胆固醇、低密度脂蛋白胆固醇、甘油三酯等升高的病症。其中主要是指高胆固醇血症和高甘油三酯血症。本病常分为原发性与继发性两类。高脂血症是动脉硬化的首要危险因素，常见并发症包括冠状动脉粥样硬化性心脏病、脑血管病、代谢综合征等。此病一般属于中医学"膏浊""血浊"等的范畴。

一、病因病机

从中医病因的角度，高脂血症的发病主要与饮食不节、运动过少、年老体虚、体质禀赋、他病累及等因素有关。

（1）饮食不节：长期偏食、恣食肥甘厚味，脾胃运化不及，或嗜酒成癖，损及脾胃，运化失健，聚湿生痰，酿生脂浊，留滞血中。了解饮食情况，对高脂血症的治未病具有重要的意义。

（2）运动过少：喜静懒动，或贪睡少动；或因职业工作所限，长期伏案，久坐少动，气机失于畅达，津液输布不利，膏脂利用转化不及，耗少积多，浸淫血中。

（3）年老体虚：年老体虚，脏气衰减。肾阳亏虚，火不暖土，温化不及；肝肾阴虚，虚火炼液成痰浊；脾虚则饮食不归正化；肝弱则津液输布不利。终致痰饮内停，化为脂浊。

（4）体质偏颇：先天禀赋不足，或禀赋特异，自幼多脂；成年后，形体丰腴；素体阳气不足，膏脂输化迟滞；或素体阴虚内热，灼津炼液，酿成痰脂，引起血脂升高。

（5）他病累及：消渴、黄疸、胁痛、癥积、水肿等病经久不愈，痰瘀内阻，精微不能输布、转化，脂浊聚积，也可引起血脂升高。

（6）情志刺激：郁怒伤肝，疏泄失常，肝失条达，胆气瘀滞，则清净无权，清浊不分，脂浊难化；思虑伤脾，脾虚气结，失于健运，膏脂运化输布失常，滞留血中，致血脂升高。

高脂血症属于中医学"痰"的病理范畴，但不能认为凡痰证皆有高脂血症的存在。血脂系阴精所化，具有黏稠、沉着之性。痰积日久，血行瘀滞，痰瘀互结。其病机可归纳为"清从浊化，脂由痰生"；病机的关键是"痰"，病久可夹"瘀"。因此，防治高脂血症必须重视其未病状态，痰瘀内阻是不可忽视的重要因素。

西医认为，原发性高脂血症是由于单基因缺陷或多基因缺陷，使参与脂蛋白转运和代谢的受体、酶或载脂蛋白异常所致；继发性高脂血症多发生于糖尿病、甲状腺功能减退症、肾病综合征、痛风、急（慢）性肝胆疾病等。

二、中医治未病调治

高脂血症治未病，以化痰降浊、活血逐瘀、健脾除湿为治则。总以控制血脂水平、恢复脏腑功能为主要，从而达到降低发病风险、控制血脂、缓解症状、防止和减少并发症及提高生活质量的目的。根据是否存在冠状动脉粥样硬化性心脏病或其他动脉粥样硬化性疾病及是否存在危险因素，结合血脂水平，确定血脂目标水平和调治措施。原发性高脂血症患者应长期坚持综合治疗。继发性高脂血症患者应积极调治原发性疾病。

中医药治疗高脂血症具有明显的疗效优势，可以使部分患者减停西药，并且稳定血脂。因此，对低危、中危的高脂血症（轻度、中度）患者，建议在调控饮食、适当运动、改善

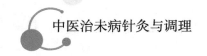

生活方式的基础上，以中药治疗为主，改善血脂水平，以期使部分患者临床痊愈，避免长期服用降脂西药。如治疗 3 ～ 6 个月，血脂仍不达标时，开始改为中西医结合降脂。

（一）情志调治

我们要重视健康教育，使高脂血症患者及其高危人群了解该病的病因、病理变化及并发症的危害，消除麻痹或恐惧心理，积极配合治疗。避免心理紧张、恼怒、忧虑、抑郁等反应；保持情绪稳定、精神愉悦、乐观开朗的心理状态，这有利于调治本病。

（二）起居调治

建立和实施健康、有规律的生活方式，保持规律饮食和充足睡眠；纠正不良生活习惯，戒烟、限酒等。生活在适合运动的绿色环境中，方便体育锻炼；控制饮食，不吃夜宵，少开车，多走路。

（三）饮食调治

高脂血症的饮食原则是"四低一高"，即低热量、低脂肪、低胆固醇、低糖、高纤维饮食。每人每天热量摄入控制在 294 卡路里 / 公斤体重以内，盐摄入量控制在 8g 以内。严格控制动物脂肪和胆固醇的摄入，每人每天不超过 300mg，不吃或少吃动物内脏，蛋类每天不超过 1 个。宜增加瘦肉、鱼、海鲜、豆、蔬菜、水果等的比例。

食品烹饪宜采用煮、蒸、烩、炖等方法，不采用油炸、炒、烤、熏的方法。部分食物，如茄子、海带、芹菜、荞麦、马兰头、洋葱、苦瓜、大蒜、猕猴桃、葡萄等，以及各种茶类，都有降脂作用。

（四）药物调治

1. 药膳

许多药食同源之品，如白果、山楂、茯苓、枸杞、荷叶、黄精、人参等，适用于高脂血症的调治，可单味食用或烹饪加工成为食品、菜肴。常用药膳如白果羹、山楂粥、枸杞瘦肉汤、薏仁山药粥、山楂鲤鱼汤、冬虫夏草汤、人参汤等，都具有一定的降脂作用。

2. 药物治疗

临床研究证实，银杏叶、绞股蓝、红花、决明子、蒲黄、三七、丹参、虎杖、川芎等单味中药，当归芍药散、柴胡疏肝散等经方，消脂片、桑葛降脂丸、脂必康胶囊、乐脉颗粒等中成药，以及近现代医家的一些验方，对高脂血症治未病都有较好效果。临床上还可以根据不同体质和证候，分别采取清热化湿、化痰理气、活血化瘀、健脾利水、滋补肝肾、温补脾肾等治疗。

（五）针灸调治

针灸能调节神经和内分泌功能。体针、耳针、梅花针、穴位注射、穴位埋线等多种针灸方法，对高脂血症治未病确有疗效。临床应用时，常针药结合以加强疗效。

1. 体针

多选用具有补益脾肾、化痰降浊、活血通络作用的经穴，取穴常用天枢、足三里、阳陵泉、丰隆、三阴交等。每次选取 3 ～ 5 穴，交替使用，每天 1 次，留针 20 ～ 30 分钟。亦可用电针或温针。

2. 耳针

全息耳针能协调脏腑功能，畅通经络，有升清降浊、化痰通络之效。取胰、脾、胆、

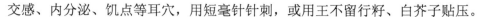

交感、内分泌、饥点等耳穴，用短毫针针刺，或用王不留行籽、白芥子贴压。

（六）推拿调治

通过推拿可以改善局部的血液循环，促进新陈代谢，增加热量的消耗，从而减少脂质的堆积。首先在腰部用探法，在背部脊柱两侧施术放松，再用一指禅推法揉摩关元、足三里、丰隆等经穴，以补肾培元、健脾化痰。尤其在全腹部或下腹部实行手法，对高脂血症治未病效果较好。

（七）动静调治

运动可以加速脂质代谢，促进脂质消耗，是高脂血症治未病的基础。有氧运动还能增加高密度脂蛋白含量，预防动脉粥样硬化。运动时心率控制在最大心率的 80% 左右。方式可选慢跑、快慢交替步行、打太极拳、跳绳、骑自行车、游泳等。运动宜安全有效，循序渐进。每次运动控制在 30 ～ 40 分钟。有血脂异常伴较严重心脏病、糖尿病时要停止运动，采取静养或室内小强度运动。

（八）熏浴调治

药浴熏蒸用于高脂血症治未病，可以开泄腠理、化脂降浊；且药物不经胃肠道破坏，不增加肝肾负担，与内服药相比，具有见效快、针对性强、毒性反应小的优点。常选用藿香、佩兰、香薷、石菖蒲、艾叶、草豆蔻、桂枝等具有芳香化湿、开窍解表作用的药物。但血脂异常伴有心脑缺血性疾病、心功能不全，以及过敏体质者不宜采用熏浴法。

（九）其他调治

1. 刮痧

刮痧有改善脏腑功能、调节经络气血、健脾益气、疏肝理气、化瘀降浊的功效，适用于高脂血症治未病。临床多采用经脉刮痧与穴位刮痧相配合。可选躯干部的督脉、膀胱经、任脉的穴位，或四肢的特定穴位，还可刮拭手掌和足底部的心脏、肝、脾反射区，以激发相应脏腑的功能。

2. 拔罐

拔罐能够调动人体对干细胞的修复功能，促进人体脂质代谢。选择合适的罐口，采用火罐、药罐等，在背俞穴走罐以调理各脏腑功能，并在腹部和四肢穴位拔罐以益气活血化痰，有助于高脂血症治未病。

3. 贴穴

通过贴穴，药物通过皮肤进入经络，以激发经气；药物还能直接刺激穴位，以调理脏腑。因此，贴穴能发挥叠加效应。选穴以膀胱经、胃经、脾经为主。常用白芥子、白蔻仁、石菖蒲、吴茱萸、生姜等制成的药饼，贴敷于心俞、膈俞、脾俞、肾俞、足三里、丰隆、公孙等穴，以达到疏经活络、化痰降脂的功效。

三、护理干预

（一）定期监测

1. 血脂检测

在高脂血症患者的护理过程中，定期进行血脂检测意义重大。要着重对总胆固醇、甘

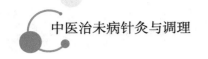

油三酯、低密度脂蛋白及高密度脂蛋白这些关键指标展开检测。总胆固醇水平能反映体内胆固醇的总体含量；甘油三酯过高易引发血液黏稠等问题；低密度脂蛋白常被视为"坏胆固醇"，其升高会增加心血管疾病风险；高密度脂蛋白则是"好胆固醇"，对心血管有保护作用。通过定期检测，能精准掌握血脂动态，确保血脂水平得到有效控制。

2. 血压和体重监测

鉴于高脂血症与高血压、肥胖存在着紧密联系，定期监测血压和体重不可或缺。高血压是心脑血管疾病的重要危险因素，而肥胖往往伴随着代谢紊乱，二者与高脂血症相互影响，共同威胁患者的健康。定期测量血压，可及时发现血压异常波动；记录体重变化，能评估肥胖程度及减重效果等。综合这些信息，可全面评估患者的整体健康状况，适时调整干预措施。

（二）药物依从性教育

1. 解释药物的作用与不良反应

对于依靠药物治疗的高脂血症患者，护理人员强化药物依从性教育至关重要。首先，要详细帮助患者理解降脂药物的作用机制，如他汀类药物可抑制胆固醇合成，贝特类药物主要降低甘油三酯等。其次，清晰告知患者可能出现的不良反应，如部分患者服用他汀类药物后可能有肝功能异常、肌肉疼痛等情况。让患者知晓这些内容，有助于提高用药的依从性。

2. 指导按时服药

督促高脂血症患者按照医嘱按时服药是保障治疗效果的关键环节。药物在体内发挥作用有其特定的时间和剂量规律，按时服药才能维持稳定的血药浓度，确保降脂效果的持续性。若出现漏服情况，可能导致血脂水平波动，影响病情控制；自行停药更是会使之前的治疗成果付诸东流，甚至加重病情。所以，护理人员要耐心指导患者养成按时服药的良好习惯。

第十章　骨科常见病

第一节　颈椎病

颈椎病又称颈椎综合征，是颈椎骨关节炎、增生性颈椎炎、颈神经根综合征、颈椎间盘脱出症的总称，是一种以退行性病理改变为基础的疾患，临床上常分为颈型、神经根型、脊髓型、椎动脉型、交感神经型、食管压迫型、混合型等类型。本病属于中医学"痹证""眩晕""头痛""项筋急""项肩痛"等范畴。

一、病因病机

颈椎病的发生主要与外邪侵袭、脾气虚弱、肝肾亏虚、外伤劳损等因素有关。

（一）外邪侵袭

正气虚弱，营卫不固，风寒湿邪乘虚侵袭颈项，致经络痹阻不通而痛。

（二）脾气虚弱

脾虚则气血生化不足，气虚则无力推动血行，血不能上荣于头部，则易眩晕。脾又为生痰之源，脾气虚弱则痰湿内生，壅阻于中则清阳不升，无以荣养清空之窍而致本病。

（三）肝肾亏虚

肝主筋藏血，肾主骨生髓，肝肾亏虚则筋脉骨髓失于精血的濡养，易致变性退化，再加上风寒湿邪侵袭或劳损、外伤的影响，而致颈项部气血运行不畅，脉络痹阻而致本病。

（四）外伤劳损

长期看手机、电脑、书籍令颈部姿势固定不移或长期颈部姿势不良，可引起颈项部肌肉过于紧张而致劳损，而颈部闪挫、落枕等亦可令气滞血瘀，闭阻络脉而成此病。

以上病因皆可致气血循行不畅，经脉闭阻不通。无论何种原因导致气血不能濡润颈项部筋骨肌肤，不能上荣于头目清窍则诸症生焉。

西医认为，颈椎病主要由于颈椎长期劳损、骨质增生，或椎间盘脱出、韧带增厚，致使颈椎脊髓、神经根或椎动脉受压，出现一系列功能障碍的临床综合征，表现为椎节失稳、松动，髓核突出或脱出，骨刺形成，韧带肥厚和继发的椎管狭窄等，刺激或压迫了邻近的神经根、脊髓、椎动脉及颈部交感神经等组织，引起一系列症状和体征。

二、临床表现

颈椎病的临床表现主要有头、颈、背疼痛，上肢无力，手指发麻，下肢乏力，行走困难，眩晕、恶心、呕吐，甚至视物模糊，心动过速及吞咽困难等。中医的辨证分型及其临床表现如下。

（一）寒湿痹阻证

头痛或后枕部疼痛，颈项部有受凉的感觉，颈项僵硬，转侧不利，一侧或双侧肩臂及

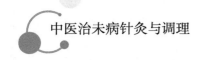

手指酸胀痛麻，或头痛牵涉至上背痛，肌肤冷湿，恶寒喜热，颈椎项韧带旁可触及软组织肿胀结节；舌淡红，苔薄白，脉细弦。

（二）痰浊内阻证

眩晕，视物旋转，头重如裹，胸脘满闷，胃纳呆滞，心烦欲呕，惊悸怵惕；舌苔白腻，脉滑或濡。

（三）风阳上扰证

颈项部不适伴头痛眩晕头胀，耳鸣目眩，心烦易怒，失眠多梦，胸痛胸闷，肢体麻木，血压升高；舌红，脉弦。

（四）气滞血瘀证

因颈部外伤或损伤而发病，颈项部刺痛明显，痛有定处，眩晕目眩，站立时更甚，面色苍白，视物模糊或视物目痛，肢体麻木，可伴心悸怔忡，胸胁胀闷，纳差；舌淡红或紫暗有瘀斑，脉弦或涩。

颈椎病的未病状态往往可见感冒、久坐、劳累时容易颈项肌肉僵硬，韧带失于柔韧，颈关节转动时有异响，范围可涉及双侧肩部肌肉和胸锁乳突肌等肌群，低头时易眩晕，颈部周围肌肉疼痛，睡醒后肩颈部容易黏滞不爽，活动后可恢复正常。

三、中医治未病调治

颈椎病的中医治未病调治以补益肝肾、温经通络、祛痰除湿、行气活血为原则，同时应当重视起居调治，重视坐姿及颈项、肩背部肌肉的活动锻炼。综合、全面的调治，方可有效改变颈椎病发病进程，恢复颈部健康。

（一）情志调治

颈椎病是慢性退行性病变，病程较长，病情容易反复，易对患者的身心造成压力，产生抑郁、焦虑、恐惧等不良情绪。要帮助患者了解颈椎病产生的原因、诱发和加重因素及预后转归，对患者因病产生的不良情绪进行积极疏导，避免不良情绪加重病情，为舒缓病情、治愈疾病创造有利条件。

（二）起居调治

1. 纠正坐姿

坐姿不正时间久了就会导致颈项部骨损筋伤、气血瘀滞而引发颈椎病，因此，保持正确、良好的坐姿非常重要。椅凳与桌面的相对高度要合适，坐姿端正，双目平视，颈、肩、腰部肌肉要放松。若操作电脑，则屏幕中心点应低于视平线，键盘、鼠标也应放置合适，以双肩、颈项舒适为度。伏案工作 30 ～ 40 分钟应起身活动或放松颈肩部肌肉，切忌趴在桌上午睡。

2. 选好枕头

枕头高度一般以 8 ～ 15cm 为宜，平素喜仰卧者，其枕头中心按压后的高度应与自己握紧的拳头高度相当；平素喜侧卧者，其枕头中心按压后的高度应与自己一侧肩宽长度一致为宜。两边高中间低的枕头比较适合颈椎病患者，因其中间的凹陷部位可以用来在眠时固定颈部，维持颈椎的生理曲度，减少睡觉时头颈部的损伤。枕芯填充物以柔软透气为佳，亦可根据患者体质类型选用鸭绒、荞麦皮、蒲绒、决明子、木棉、茶叶等。

（三）饮食调治

颈椎病是由颈椎椎体骨质增生、骨质退化疏松引起，所以颈椎病患者在治疗期间，应以富含钙质、蛋白质和维生素 C、维生素 D、维生素 E 及 B 族维生素的饮食为主，如各种乳制品、芝麻、虾皮、板栗、绿叶蔬菜、海带、燕麦、鲑鱼、黄豆、豆腐等。阳虚体质者可以吃温经散寒、祛风通络之品，如葛根、樱桃、干姜等，忌生冷寒凉之物，如瓜果、雪糕之类。

阴虚体质者可以多吃滋养阴血、补益肝肾的食物，如黑芝麻、黑豆、香菇、山药、枸杞等；痰湿体质者可以多吃健脾利湿化痰的食物，如薏苡仁、山药、芡实、紫菜、扁豆等；血瘀体质者可多选择能行气活血的食物，如山楂、洋葱、油菜等，亦可用蛇肉、当归、黄鳝、川芎等泡酒饮用。

（四）药物调治

1. 葛根煲猪脊骨

葛根 30g，猪脊骨 500g。葛根去皮切片，猪脊骨切段，放入锅内加适量清水煲汤，饮汤食肉。可以益气养阴、舒筋活络，适用于神经根型颈椎病。

2. 木瓜陈皮粥

木瓜、陈皮、丝瓜络、川贝母各 10g，粳米 50g。将原料洗净，川贝母切碎，木瓜、陈皮、丝瓜络先煎，去渣取汁，加入川贝母、粳米煮粥，至粳米熟烂时加冰糖适量即成。该粥可以化痰、除湿、通络，适用于痰浊内阻型颈椎病。

3. 当归天麻炖鱼头

当归、天麻适量，花鲢鱼头 1 个。材料洗净，生姜、葱适量，一并放入炖锅内，中小火炖半个小时左右，加盐即成。饮汤吃肉，有平肝息风、活血通络的作用，适用于风阳上扰型颈椎病。

如果相关全身症状较明显，在采取上述方法调治的同时，还需要进行中医辨证方药调治。

（五）针灸调治

针灸颈项局部，可以起到通经活络、活血化瘀止痛的调节作用；针灸整体调节，可有祛风散寒、祛湿通络、平肝息风、健脾益气等作用。

1. 体针

取颈夹脊穴、风池、大椎、肩井、曲池、外关、后溪等穴。寒湿盛，可加列缺、阴陵泉、丰隆、足三里等穴；痰湿盛，可加内关、丰隆等穴；风阳上扰，可加阳陵泉、太冲、太溪等穴；气滞血瘀，可加血海、膈俞、三阴交等穴。

2. 耳针

取颈椎、枕、内分泌、交感、肾上腺、神门等耳穴，用短毫针针刺或用王不留行、白芥子贴压。

（六）推拿调治

推拿按摩可以通过法、按法、揉法等多种手法，缓解颈项部肌群和颈肩部肌群的紧张、僵硬、痉挛，恢复颈椎正常生理活动，松解相应神经根及软组织粘连，是颈椎病较为有效

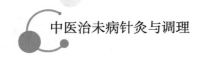

的治疗方法。需要注意的是，脊髓型颈椎病一般禁止重力按摩和复位，否则轻则症状加重，重则导致截瘫。

（七）熏浴调治

颈椎病患者可以选用温泉泡浴，温热的泉水可以放松颈肩部肌肉，缓解肌肉痉挛，减轻颈部神经根肿胀及局部炎症，温泉水中对于人体健康有益的小分子物质可通过皮肤吸收进入人体，从而达到防治颈椎病的目的。如果无法进行温泉泡浴，简单的浴缸泡浴、温热的洗澡水同样也有一定的防治颈椎病的作用。需要注意的是，泡浴水温不宜过高，时间不宜太长，心脑血管疾病患者更需谨慎。

（八）其他调治

1. 刮痧

选择颈肩部位，刮痧范围可包括颈部、肩部，风池至肩井，双侧颈夹脊线，颈部督脉。采用经络刮痧和穴位刮痧配合施术，穴位可以选择局部穴位及阿是穴，远端可选列缺、足三里、丰隆、三阴交、悬钟等。

2. 拔罐

拔罐可以祛风除湿、散寒通络、活血止痛。可选穴位包括大杼、肩井、曲垣、天宗、膈俞等，也可采用走罐、药罐等方法。

3. 熨敷

选用温经散寒、舒筋活络、行气活血的中药，如川椒、透骨草、红花、羌活、鹿衔草、防风、木瓜等炒热，置于药袋中，趁热熨敷于颈部、肩部、背部及上肢的疼痛、麻木等不适的部位，可改善各种颈椎病的症状，尤其是寒湿痹阻型和气滞血瘀型颈椎病。

4. 穴位敷贴

选用白芥子、乳香、没药、沉香、香附、苍术、川椒等辛温中药研末，以生姜汁调成药饼，敷贴于大椎、肩井、百劳等穴位或痛处，刺激穴位，利用中药和穴位的双重作用，达到温经通络、活血止痛的作用，缓解颈椎病的症状。每次敷贴的时间为 0.5～2.0 小时，以患者能耐受为度。皮肤过敏的患者不宜使用此法。若敷贴处生成水疱，应小心护理。

（九）生活调养

在中医治未病的理念下，治疗不仅局限于药物和治疗手段的干预，生活习惯的调整同样至关重要。针对颈椎病的患者，以下 3 个方面的生活调养非常关键。

1. 适量运动

对于颈椎病患者而言，适量运动有着不可忽视的积极意义。适度开展颈部运动，如颈部旋转，可按照顺时针、逆时针方向缓慢转动，让颈椎各个关节得以活动；侧弯动作，轻轻将颈部向一侧弯曲，感受肌肉的拉伸与收缩。这类运动有助于维持颈椎良好的灵活性，强化颈部周围的肌肉力量，助力病情改善与身体康复。

2. 颈部保暖

颈部保暖在颈椎病患者的生活调养中极为关键。颈部一旦受到寒冷刺激，就如给病情"雪上加霜"，尤其在寒冷季节，外界的寒湿之邪容易趁虚而入，顺着肌肤侵入人体经络，进而影响颈椎周围气血的正常运行，导致气血凝滞，使原本的病情加重。所以，患者应时刻留意颈部的保暖，如戴围巾等，为颈部营造温暖的环境，减少外邪侵袭的风险。

3. 按摩和热敷

按摩和热敷是颈椎病患者生活调养中有效的辅助手段。使用热敷袋或温水袋对颈部进行热敷操作时，温热的感觉能使颈部肌肉逐渐放松下来，让肌肉从紧张状态恢复到舒缓状态。而且热敷还能促进颈部的血液循环，加快血液流动，带走局部堆积的代谢废物，从而减轻因颈椎问题引发的疼痛症状，提高患者的舒适度。

四、护理干预

（一）患者教育

对于颈椎病患者，护理人员需要进行健康教育，帮助患者了解疾病的性质、发展过程以及预防措施，指导患者养成正确的生活方式和姿势，避免不良习惯加重病情。

1. 正确坐姿和睡姿

在对颈椎病患者开展健康教育时，教导正确的坐姿和睡姿是关键内容。护理人员要向患者详细讲解坐直的重要性，坐时应保持脊柱正直，双肩自然下垂，避免弯腰驼背或低头过久，以防颈椎长时间处于过度前屈状态，加重椎体压力。同时，告知患者合理调整电脑屏幕高度，使其与眼平视，减少固定姿势带来的颈部肌肉劳损。在睡眠方面，指导选择合适的枕头，维持颈椎生理曲度，保障睡眠中颈椎健康。

2. 颈部锻炼

鼓励颈椎病患者进行简单的颈部运动意义重大。护理人员可指导患者开展头部前后摆动，动作要缓慢、幅度适中，感受颈部前后肌肉的拉伸与收缩；侧转运动，将头部向两侧轻轻转动，锻炼颈部侧面的肌肉。这些简单动作能有效增加颈部的灵活性，促进局部血液循环，避免肌肉因长期紧张而变得僵硬，帮助患者缓解颈部不适，增强颈部肌肉力量，对颈椎病的防治起到积极作用。

（二）观察和评估

护理人员应定期观察患者的病情变化，尤其是在颈椎病的急性期或复发期，重点监测以下内容。

1. 疼痛评估

护理人员对颈椎病患者进行疼痛评估极为重要，尤其在急性期或复发期。需仔细观察患者疼痛程度，是轻微疼痛还是剧痛难忍；分辨疼痛性质，如是刺痛、钝痛还是牵拉痛等；记录持续时间，是间歇性发作还是持续不断。通过这些全面且细致的观察，能准确衡量当前治疗效果，为后续是否调整治疗方案提供有力依据，进而更精准地缓解患者疼痛，促进病情的好转。

2. 运动功能评估

定期对颈椎病患者进行运动功能评估不可或缺。重点监测颈部活动范围，观察头部转动时是否灵活自如，有无受限情况；查看前屈动作，能否顺利将下巴贴近胸部，以及后仰时是否能达到正常幅度。准确评估颈部各方向的活动状况，能清晰掌握患者运动功能的恢复情况，有助于医护人员了解病情进展，及时调整康复计划，助力患者逐步恢复正常的颈部运动功能，提高生活质量。

3. 神经功能监测

针对存在神经压迫症状的颈椎病患者，神经功能监测不容忽视。护理人员要密切留意

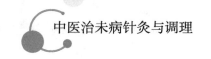

患者是否出现上肢麻木情况，如手部是否有蚁行感；观察有无刺痛症状，如手臂是否会突然出现针扎样疼痛；还要关注上肢力量变化，是否存在无力表现，影响正常的持物、抬手等动作。一旦发现这些神经症状，需及时准确报告医生，以便迅速调整治疗方案，避免神经损伤进一步加重，保障患者神经功能正常。

第二节　腰椎间盘突出症

腰椎间盘突出症（LDH）是常见的骨科疾病之一，通常表现为腰痛、下肢放射痛、感觉异常等症状，严重影响患者的生活质量。现代医学认为，腰椎间盘突出症的发生多与脊柱退行性变化、外伤、过度负重等因素有关。中医则从整体调治、辨证施治的角度，综合调理腰椎间盘突出症的病因病机，采取防治并举的"治未病"策略。

一、病因病机

腰椎间盘突出症的发生，主要与脊椎退行性变化、外力刺激以及体质因素等密切相关。从中医角度来看，病因病机可归纳为以下5个方面。

（一）肾气亏虚

在中医理论体系中，"肾主骨"阐释了肾与骨骼健康的紧密联系。肾气作为人体生命活动的根本动力之一，对骨骼、关节以及脊柱的正常发育和健康维护起着关键作用。当肾气亏虚时，肾精亦随之不足，气血生化无源，无法为脊柱提供充足的滋养。如此一来，脊柱的营养功能逐渐衰退，椎间盘出现退行性变，纤维环变得脆弱易破，最终致使椎间盘突出，影响腰部乃至整个脊柱的正常功能。

（二）气滞血瘀

人体气血的运行贵在通畅，一旦气血运行不畅，便易在腰部形成淤积，进而引发气滞血瘀的病理状态。气血如滋养脏腑、经络、骨骼的源泉，当其在腰部出现阻滞时，局部的气血供应就会匮乏，代谢功能也随之紊乱。缺乏气血的濡养与推动，椎间盘的正常结构难以维持，逐渐发生变形，最终发展为突出。这类气滞血瘀型患者，常会感到腰部局部僵硬，疼痛难忍，严重影响日常活动与生活质量。

（三）风寒湿邪侵袭

外界的风寒湿邪趁人体正气不足之时侵入体内，且因其重浊、黏滞的特性，多会聚集在腰部这一人体关键部位。腰部受邪后，寒湿凝滞于脊椎周围，犹如阴霾笼罩，使气血运行的道路受阻，变得不畅。椎间盘原本依赖气血的滋养与维持正常功能，此刻却因气血不畅而受到影响，功能失调。风寒湿邪型患者尤为明显的特点是，每逢寒冷天气或者腰部受潮后，症状便会显著加重，痛苦不堪。

（四）劳损过度

长期从事重体力劳动，腰部需持续承受巨大的压力，如一根长期绷紧的弹簧，弹性逐渐丧失；长时间保持不良姿势，如弯腰驼背等，会使腰部肌肉、椎间盘等组织长期处于不均衡的受力状态；而运动过量同样会让腰部过度劳累。这些情况都会致使腰椎间盘遭受过度的磨损，原本富有弹性和韧性的椎间盘逐渐失去正常结构，发生退变，日积月累，最终

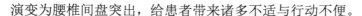

演变为腰椎间盘突出，给患者带来诸多不适与行动不便。

（五）情志内伤

情志因素与人体的健康息息相关，长期处于情绪压抑、焦虑、紧张等负面状态下，易导致肝气郁结。肝主疏泄，调畅全身气机，肝气一旦郁结，气机便无法正常升降出入，进而引发气滞血瘀。气血如人体内的河流，本应顺畅流淌，此刻却因气滞血瘀而运行受阻，无法为腰椎间盘提供充足的营养支持。长此以往，会加剧腰椎间盘的退行性病变，使病情愈发严重，影响患者的生活与身心健康。

二、临床表现

腰椎间盘突出症的临床表现因患者个体差异而异，但通常会表现为以下 5 个方面。

（一）腰痛

腰痛作为腰椎间盘突出症最为常见的症状，多集中于下腰部区域。在日常活动中，如弯腰搬重物、长时间弯腰劳作，又或是长期维持某一固定姿势时，疼痛便会明显加剧。其疼痛性质丰富多样，有可能是那种隐隐作痛、持续不断的钝痛，也可能是如针刺般尖锐、让人猝不及防的刺痛，还可能是时轻时重的隐痛，并且在腰部相应部位往往能找到压痛点，给患者的生活带来诸多不便与痛苦。

（二）下肢放射痛

患者常会出现下肢放射痛这一典型症状，疼痛从腰部起始，沿着臀部、大腿，甚至一路延伸至小腿部位，其中以坐骨神经痛最为常见。这种疼痛呈现出明显的辐射性，仿佛有一条"疼痛线"在下肢蔓延。每当身体活动时，如行走、站立过久，疼痛程度便会显著加剧；而在休息状态下，疼痛才会稍有缓解，严重干扰着患者正常的肢体活动与日常行动。

（三）运动障碍

随着腰椎间盘突出症病情的逐步加重，运动障碍的问题愈发凸显出来。患者先是感觉下肢麻木，仿佛有无数蚂蚁在腿部爬行，随后肢体力量也开始减弱，变得无力，就连简单的行走都变得困难重重，走起路来摇摇晃晃，步伐不稳。病情严重的患者，日常生活更是受到极大影响，甚至可能出现大小便失禁，降低患者的生活质量。

（四）感觉异常

患部下肢时常会呈现出感觉异常的状况，麻木、刺痛等感觉交替出现或者同时存在。特别是在经历了久坐、长时间站立或是弯腰这类动作之后，这些异常感觉会更加明显。例如，患者久坐后起身，腿部就会瞬间袭来一阵麻木感，同时夹杂着刺痛，使下肢的舒适度大大降低，也进一步提示着腰椎间盘突出对神经造成的不良影响。

（五）肌肉萎缩

鉴于神经受压这一关键因素，腰椎间盘突出症患者很可能出现部分肌肉萎缩的现象，腿部肌肉尤其容易受到影响。神经如为肌肉输送养分的 "管道"，一旦受压，肌肉得不到充足的营养供应，便会逐渐萎缩变小，进而导致肌力减退。患者会明显察觉到腿部力量大不如前，原本轻松能完成的动作，如今做起来却十分吃力，对正常的肢体活动和运动功能都造成了严重的阻碍。

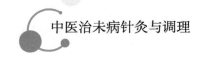

三、中医治未病调治

在中医治未病的理念下，针对腰椎间盘突出症的干预不仅关注治疗，更强调预防和早期调理，以减少疾病的发生和加重。通过调理气血、舒筋活络、养肾固本等手段，旨在达到防治并存的效果。中医治未病不仅从病因入手，更侧重于加强机体的整体平衡，以增强患者的自愈能力，降低病变的风险。

（一）中药调理

1. 活血化瘀、通络止痛

活血化瘀、通络止痛是治疗腰椎间盘突出症的关键手段之一。中医认为，腰椎病变往往伴随气血淤滞，致使局部血液流通不畅，从而加剧腰部的病痛。通过选用具有活血化瘀功效的中药，可以改善局部血液循环，消散淤血，从而缓解疼痛和不适。

常用的活血化瘀方剂包括独活寄生汤、桂枝茯苓丸和四妙丸，它们分别以当归、独活、威灵仙、牛膝、桂枝等药材为主，具有祛风湿、活血通络、舒筋止痛的作用。特别是独活寄生汤，适用于寒湿侵袭引起的腰部不适，其成分中的独活和威灵仙具有很好的风湿寒湿祛除效果，可迅速缓解腰部的炎症和疼痛。通过这些方剂的使用，能够有效促进血液循环，改善局部气血流动，从而减轻椎间盘的负担，防止病情进一步加重。

2. 补肾强腰、固本培元

中医治疗腰椎间盘突出症时，强调肾气的强健。腰部是肾气的"藏身之地"，而肾主骨、藏精，肾虚常导致骨质疏松、椎间盘退行性病变，容易引发腰椎问题。因此，补肾强腰是治疗腰椎间盘突出症的一个重要方面。

常用的补肾方剂如六味地黄丸、杞菊地黄丸和右归丸，主要由熟地黄、山茱萸、枸杞子等药材组成，具有滋阴补肾、强腰固本的作用。六味地黄丸是补肾的经典方剂，通过滋养肾阴，增强机体的内在调节能力，减缓椎间盘退化的过程。对于由于肾气不足所致的腰部无力、疼痛等症状，六味地黄丸具有显著的改善效果。通过增强肾气，固本培元，可以提高脊柱的稳定性，减少因退行性变化引发的病理改变。

（二）针灸调理

1. 常用腧穴

针灸调理在治疗腰椎间盘突出症方面发挥着重要作用。通过刺激特定的腧穴，可以调节局部气血流动，缓解疼痛，改善脊柱的功能。

（1）腰俞：为治疗腰部疾病的主穴，通过针刺该穴可以显著缓解腰部的不适感，促进气血循环，改善腰椎的功能状态。该穴不仅对缓解局部疼痛有效，还能调节全身气血，增强腰部的自我修复能力。

（2）肾俞：位于腰部，针刺此穴可滋补肾气，强化脊柱的支撑力，帮助修复由于肾虚导致的脊柱损伤。肾俞的刺激有助于改善血液循环，增强脊柱韧性，减缓退行性病变。

（3）委中：具有调节腰部血流的作用，针刺此穴能够有效放松腰部肌肉，缓解肌肉痉挛和紧张，缓解由腰椎突出引起的放射性疼痛。

2. 针灸操作

在治疗过程中，针灸师通常采用平补平泻的针法。平补平泻能够调和气血，避免过度刺激，确保治疗的温和性和安全性。在针刺深度方面，应根据患者的实际情况来决定，避

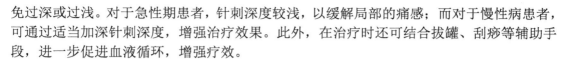

免过深或过浅。对于急性期患者，针刺深度较浅，以缓解局部的痛感；而对于慢性病患者，可通过适当加深针刺深度，增强治疗效果。此外，在治疗时还可结合拔罐、刮痧等辅助手段，进一步促进血液循环，增强疗效。

（三）推拿和按摩

1. 推拿手法

推拿和按摩在腰椎间盘突出症的治疗中有着独特的优势。通过推拿可以帮助放松腰部肌肉，疏通经络，缓解因肌紧张和气滞血瘀所致的疼痛。

通过双手掌心或指腹的揉捏动作，可以有效舒展腰部肌肉，减少肌肉的僵硬，缓解疼痛。轻按脊柱两侧的督脉和膀胱经有助于放松肌肉，疏通经络，改善气血流通。通过适度的压力，可以减少腰部的紧张，提升局部的血液循环，促进康复。推拿和按摩不仅是缓解症状的有效手段，也是防治并重的辅助治疗。长期的按摩和推拿可有效保持腰部的灵活性，防止疾病的反复发作。

2. 推拿的效果与注意事项

推拿的效果在于通过手法的适当调整，能够疏通局部的经络，缓解肌肉疲劳，恢复脊柱的自然活动能力。然而，推拿应避免力度过大或手法不当，这可能导致病情加重或损伤软组织。在进行推拿时，必须由专业的推拿师进行操作，并结合患者的具体病情进行个性化治疗。

四、护理干预

除中医治未病的调治外，针对腰椎间盘突出症的护理同样重要。护理工作不仅能帮助缓解症状，还能提高患者的生活质量，促进康复。

（一）患者教育与健康宣教

1. 正确的姿势

在对腰椎间盘突出症患者进行健康宣教时，教导正确姿势至关重要。正确的坐姿要求背部挺直，肩部放松，桌椅高度适配，使眼平视电脑屏幕；站姿应抬头挺胸，收腹提臀，重心均匀分布；走姿要步伐平稳，身体正直。长时间弯腰、久坐或搬运重物会让腰椎承受过大压力，易加重病情，因此要尽量避免，通过保持良好姿势来减轻腰椎负担，维护腰部健康。

2. 合理休息

向患者强调合理休息是护理工作的重要内容。剧烈运动和过度劳累极易使腰部肌肉疲劳，加重腰椎间盘突出症的症状。建议患者避免长时间持续坐立，定时起身活动，伸展腰部。日常活动中要把握好节奏，采取适度休息的方式，如每工作或学习 1 小时，休息 10 ～ 15 分钟，让腰部肌肉得到放松，利于缓解腰部压力，促进病情稳定，提升生活质量。

3. 运动锻炼

适当的运动锻炼对于缓解腰椎间盘突出症患者的腰部不适效果显著。例如，散步等较为缓和的有氧运动，能促进全身血液循环，减轻腰部肌肉的僵硬；游泳可借助水的浮力分担身体重量，减少腰椎压力，同时锻炼腰部肌肉；瑜伽中的部分体式有助于拉伸和强化腰部肌肉。尤其核心肌群训练，能增强腰部的支撑力，稳固腰椎，预防病情进一步恶化，助力患者康复。

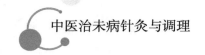

（二）疼痛管理

1. 药物治疗

针对症状较重的腰椎间盘突出症患者，配合使用镇痛药物进行疼痛控制是必要的护理措施。镇痛药物可依据医嘱合理选用，能有效缓解疼痛症状，提高患者的舒适度。同时，外敷膏药也是常用的辅助手段，其药物成分可透过皮肤渗透，起到活血化瘀、消肿止痛的作用；配合适当的理疗，如按摩、针灸等，还能进一步缓解肌肉痉挛，减轻疼痛，改善患者的病情状况。

2. 物理治疗

运用热敷、冷敷等物理治疗手段在疼痛管理中有着积极意义。热敷能够使腰部的血管扩张，加速血液循环，促使肌肉放松，缓解紧张状态；冷敷则适用于急性疼痛发作或局部肿胀时，通过收缩血管，减轻炎症反应，缓解疼痛。但需注意，物理疗法的应用要适度，避免过度使用而加重腰部已有的损伤，确保治疗安全有效。

第三节　膝骨关节炎

膝骨关节炎（OA）是常见的骨科疾病之一，特别在老年人群体中普遍存在。该病以膝关节的软骨退化、关节变形、疼痛及功能障碍为主要特征。随着人们生活方式的改变和老龄化进程的加快，膝骨关节炎已成为影响人群生活质量的重要疾病之一。中医治未病的理念强调通过早期调理、预防疾病的发生和发展，针对膝骨关节炎的病因病机、临床表现和中医调治提供了有效的干预措施。

一、病因病机

中医认为，膝骨关节炎的发生主要与风、寒、湿等外邪侵袭，脏腑功能失调，特别是肝肾不足、气血不畅及局部气滞血瘀等因素密切相关。具体病因病机从以下4个方面分析。

（一）外邪侵袭

在中医认知里，风寒湿邪常是膝骨关节炎发病的重要诱发因素。风邪善行数变，寒邪收引凝滞，湿邪重浊黏滞，三者相互裹挟，趁人体正气不足之时侵入膝关节。一旦入体，便致使关节腠理阻塞，气血运行的通路不畅。如此一来，关节软骨得不到充足气血的濡养，开始出现退化，骨质也因代谢异常而增生。其中，湿邪滞留关节后，更易造成关节肿胀、疼痛，且活动也会受到明显限制。

（二）肝肾不足

依据中医理论，肝主筋，筋能约束骨骼、维持关节的正常活动；肾主骨，骨骼的强健与否与肾息息相关。长期处于肝肾不足的状态，人体气血生化就失去了源头，如源泉干涸，难以生成足够的气血去滋养关节。这样一来，关节的营养供给日益减少，关节退变、损伤便接踵而至。尤其肾虚时，无力滋养，会出现"骨枯"现象，膝关节软骨得不到滋养，久而久之，关节功能障碍也就逐渐显现出来了。

（三）气血不畅与血瘀

膝关节作为人体频繁活动的关节，在长期劳损、遭受创伤或者过度使用的情况下，气血运行的秩序极易被打乱，进而导致气血不畅。气血阻滞便会形成血瘀，瘀血留滞在关节

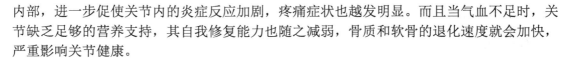

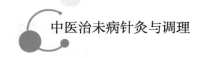

内部，进一步促使关节内的炎症反应加剧，疼痛症状也越发明显。而且当气血不足时，关节缺乏足够的营养支持，其自我修复能力也随之减弱，骨质和软骨的退化速度就会加快，严重影响关节健康。

（四）年老体衰

随着年龄不断增长，人体的各项生理功能如同运转多年的机器一样，逐渐走向衰退。气血不再充盈，肝肾的阴阳也渐趋不足，难以维持膝关节的正常代谢与修复功能。在这样的大背景下，膝关节的软骨开始慢慢磨损、退化，随后骨赘逐渐生成，关节也随之发生变形，膝骨关节炎也就悄然发生，给老年人的日常生活带来诸多不便与痛苦。

二、临床表现

（一）关节疼痛

膝骨关节炎患者常见的临床表现之一便是关节疼痛，其疼痛特征多呈现为膝部的持续性或间歇性发作。在活动时，如行走、上下楼梯等情况下，疼痛会明显加重，仿佛膝关节处有一股力量在牵扯、刺痛着。而处于静息状态时，疼痛可稍有缓解。随着病情进展，起初仅是轻度的不适，会逐渐演变为剧烈疼痛，严重干扰患者的日常活动，如站立、坐下等简单动作都可能变得十分艰难。

（二）关节僵硬

关节僵硬也是膝骨关节炎的显著表现，膝关节的活动范围受到限制。许多患者晨起时会有明显的僵硬感，活动极为不顺畅。不仅如此，在久坐之后或者休息后准备起步时，这种僵硬感同样会出现，需要经过一段时间的缓慢活动，关节才能逐渐恢复灵活，这使患者的行动变得迟缓，给日常生活带来诸多不便，影响生活节奏与质量。

（三）关节肿胀

由于风寒湿邪的侵袭或者气血瘀滞等因素影响，膝关节周围常出现明显的肿胀现象。从外观上看，膝盖部位能够看到软组织呈现肿胀状态，有时还会伴有积液产生。这种肿胀不仅影响膝关节的外观，更重要的是会进一步加重关节的不适，使原本就受限的关节活动变得更加困难，而且还可能伴随疼痛加剧等情况，让患者饱受折磨，行动越发不便。

（四）功能障碍

当膝关节疼痛不断加剧时，与之相伴的便是功能障碍问题。患者往往会出现屈伸困难的情况，尝试弯曲或伸直膝关节时，会感觉有很大阻力，甚至根本无法完成这些动作，严重到一定程度时，连正常的行走都无法实现，只能依靠辅助工具或者他人帮助才能移动。这极大地降低了患者的生活自理能力，导致生活质量严重下降，给患者身心都带来沉重负担。

（五）关节变形

在病程较长的膝骨关节炎患者中，膝关节可能出现畸形，常见的如膝外翻或膝内翻。此时，膝关节原本正常的形态和结构发生了显著变化，关节的稳定性遭到破坏。这种变形不仅让患者的下肢外观出现明显改变，更关键的是使行走变得更加艰难，且极易摔倒，进一步增加了患者受伤的风险，严重影响患者的正常生活及身心健康。

三、中医治未病调治

（一）辨证施治

中医治未病的理念强调通过辨证施治、调整机体内外环境的平衡，防止疾病的发生或进一步发展。对于膝骨关节炎的中医治疗，可从以下 4 个方面入手。

1. 风寒湿痹型

（1）方剂：痛风散、祛风湿汤等方剂常用于风寒湿痹型膝骨关节炎的治疗。此类方剂有着显著的祛风湿、通络止痛功效。当风、寒、湿邪侵袭关节，致使关节出现寒冷，疼痛发作且活动变得不便时，这些方剂可发挥作用，驱散外邪，疏通阻滞的经络，改善关节气血运行，从而缓解疼痛等不适症状，帮助患者恢复关节的正常活动功能，提高生活质量。

（2）针灸：选取膝眼、合谷、委中、曲池等穴位并配合艾灸进行治疗，有着独特的治疗优势。通过针刺这些穴位，能调节人体经络气血，起到活血化瘀的作用，就如疏通了关节部位气血运行的"道路"，让气血得以顺畅流通，减轻因气血瘀滞导致的膝关节炎症。艾灸的温热之力还可温通经络，驱散寒湿之邪，进一步增强治疗效果，改善关节的整体状况。

（3）推拿：运用推拿、拔罐等手法对局部进行治疗意义重大。推拿能以专业的手法，如揉、按、滚等，作用于关节周围的软组织，使其放松，缓解肌紧张。拔罐则可通过负压原理，改善局部气血循环，促进新陈代谢，排出寒湿等病理产物。二者相互配合，有助于舒缓关节周围僵硬的软组织，增强关节的灵活性，减轻患者的痛苦，辅助病情恢复。

2. 肾虚型

（1）方剂：左归丸、大补阴丸等方剂在肾虚型膝骨关节炎的调治中发挥关键作用。肾在人体主骨生髓，肾虚会引发关节功能下降等问题。这些方剂通过滋阴补肾，为机体补充肾中阴精，进而强健骨骼，改善因肾虚导致的关节退变情况，提升关节功能，让关节能够更好地维持正常活动，减少疼痛等不适症状的出现，从根本上对病情起到改善和调理作用。

（2）针灸：针刺肾俞、足三里、大赫、昆仑等经络穴位，对于滋补肾精、温补肾阳有着积极影响。肾俞为肾之背俞穴，能直接调节肾功能；足三里可补益气血，为补肾提供助力；大赫关乎生殖泌尿系统，对肾精有滋养作用；昆仑则可疏通经络，协同调节。通过刺激这些穴位，有助于改善骨骼和关节的退行性变化，增强肾对关节的滋养，缓解关节的不适，延缓病情进展。

（3）食疗：选用黑枸杞、枸杞子、羊肉、鸽肉等食材进行食疗，对滋补肾阴、强健骨骼效果显著。黑枸杞、枸杞子富含多种营养成分，能有效滋补肾阴，为肾补充养分；羊肉性温热，可温中补肾阳，增强机体阳气；鸽肉则有补肝肾、益气血之效。长期合理食用这些食材，可从饮食方面辅助改善肾虚状况，进而为关节健康提供保障，提高身体的整体素质。

3. 气血两虚型

（1）方剂：四君子汤、八珍汤等方剂适用于气血两虚型膝骨关节炎。气血是维持人体生命活动及滋养关节组织的重要物质基础，当气血两虚时，关节周围组织营养供应不足，修复能力减弱。这些方剂以益气养血为主要功效，可有效补充人体气血，使气血充足后更好地滋养关节周围组织，增强其修复能力，改善关节的营养状态，缓解因气血不足引发的关节疼痛。

（2）针灸：针刺气海、膝眼、髋关节等部位，对于补充气血、促进气血流通有着重

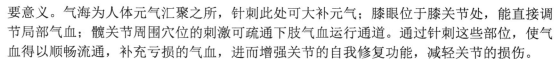

要意义。气海为人体元气汇聚之所，针刺此处可大补元气；膝眼位于膝关节处，能直接调节局部气血；髋关节周围穴位的刺激可疏通下肢气血运行通道。通过针刺这些部位，使气血得以顺畅流通，补充亏损的气血，进而增强关节的自我修复功能，减轻关节的损伤。

4. 脾虚湿盛型

（1）方剂：健脾化湿汤、五苓散等方剂针对脾虚湿盛型膝骨关节炎疗效确切。脾主运化，脾虚则水湿运化失常，湿邪积聚于关节周围，导致水肿、僵硬及活动受限等问题。这些方剂通过健脾化湿、行气祛湿的作用，恢复脾运化功能，消除体内多余的湿邪，使关节周围的水湿代谢恢复正常，减轻水肿情况，改善关节的僵硬状态，从而让关节活动变得更加灵活。

（2）针灸：选择脾俞、阳陵泉、足三里等穴位进行针灸治疗，有着祛湿化痰、促进关节灵活度的作用。脾俞可调理脾功能，增强脾的运化之力，从根源上解决湿邪产生的问题；阳陵泉为筋会，能疏通经络，调和气血，改善关节周围的气血运行；足三里能健脾和胃，助力运化水湿。通过针刺这些穴位，有助于祛除关节部位的痰湿之邪，提升关节的灵活程度。

（二）中药外治

1. 药物熏洗

采用药物熏洗这一中医外治方法，对于膝骨关节炎患者益处颇多。可选用独活、威灵仙、透骨草等中草药，将其制成药液后进行局部熏洗。独活能祛风除湿、通痹止痛；威灵仙善于祛除风湿、通络止痛；透骨草可活血止痛、祛风除湿。这些药物的药效借助熏洗时温热的药力，渗透至关节部位，起到散寒祛湿、活血止痛的功效，能有效为患者减轻病痛。

2. 膏药敷贴

使用如膏药、贴布等外用药物进行局部敷贴，是治疗膝骨关节炎的常用手段之一。此类外用药物通过皮肤渗透作用，将药物成分直接作用于膝关节局部。其含有的活血化瘀、祛风散寒等功效的药物成分，能够促进局部血液循环，改善关节部位因气血不畅导致的疼痛、肿胀等症状，为关节营造良好的气血运行环境，如为关节注入活力，缓解患者的不适，提高患者的舒适度，辅助病情的治疗与恢复。

四、护理干预

除中医治未病的调治外，膝骨关节炎的护理也至关重要，合理的护理可以减缓关节退变，缓解疼痛，提高生活质量。

（一）关节活动功能训练

1. 关节运动

在膝骨关节炎患者的护理过程中，关节活动功能训练极为关键，鉴于患者常有关节活动受限的情况，适当的膝关节屈伸练习不可或缺。通过规律地进行屈伸动作，能有效打破长时间静止状态，促使关节处的血液循环得以改善，如为关节注入活力，增强其灵活性。同时，在物理治疗师专业的指导下开展此类练习，可确保训练的科学性与安全性，更利于关节功能的逐步恢复。

2. 步态训练

对于膝骨关节炎患者而言，步态训练有着重要意义。在专业康复师的指导下进行此项

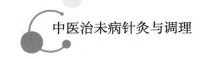

训练，能帮助患者调整走路姿势，纠正因关节不稳定而形成的不良运动模式。例如，部分患者可能因膝关节疼痛，走路时出现跛行或重心偏移等情况，通过针对性的步态训练，可使患者学会合理分配身体重量，保持平衡且正确的行走姿态，从而减轻关节压力，减少损伤风险，提升日常活动能力。

（二）日常护理与生活方式指导

1. 关节保护

做好膝关节的保护工作是膝骨关节炎日常护理的重点内容。由于膝关节在长期负重或长时间站立时，所承受的压力较大，容易加重病情，所以要尽量避免这类情况。此时，可选择适当的支撑物来辅助保护关节，如膝托、护膝等。它们能为膝关节提供有效的支撑力，分担一部分身体重量，减轻关节负担，如给关节穿上了一层"保护铠甲"，有助于维持关节的稳定性，延缓关节退变进程。

2. 避免剧烈运动

膝骨关节炎患者应严格避免剧烈运动，特别是会使膝关节负担过重的活动，如跳跃、快速跑步等。这类运动产生的冲击力较大，容易对已经受损的膝关节造成进一步伤害，加剧关节疼痛与退变程度。相对而言，推荐选择游泳、骑行等低冲击的运动方式。它们既能达到锻炼身体、增强体质的目的，又能在运动过程中减少对膝关节的压力，有助于维持关节的健康状态，保障患者的生活质量。

3. 控制体重

控制体重对于膝骨关节炎患者来说意义重大，过重的体重会对膝关节形成极大的负担，使关节在日常活动中承受的压力远超正常范围，进而加速关节软骨的磨损及骨质增生等退变过程。因此，建议患者通过合理的饮食搭配，保证营养均衡的同时控制热量摄入，结合适度的运动锻炼，如散步、练瑜伽等，将体重控制在适宜的体重指数（BMI）范围内，从而有效减轻膝关节所承受的负担，利于病情的缓解与康复。

第四节　骨质疏松症

骨质疏松症是一种骨量减少、骨微结构退化、骨脆性增加和易于骨折的全身性骨病。可发生在任何年龄，多见于绝经后女性和老年男性。本病属于中医学"骨痿"范畴。

一、病因病机

骨质疏松症的发生多与饮食失调、跌仆外伤、情志不畅及体质禀赋有关。

（一）饮食失调

《灵枢·决气》曰："谷入气满，淖泽注于骨。"饮食不当，或久病体虚，脾胃受损，水谷失于受纳腐熟，生化乏源，骨失充养，发为骨痿。

（二）跌仆外伤

跌仆外伤，长久卧床，气血失调，骨失血养，故为骨痿。

（三）情志不畅

忧思伤脾，脾失健运，精微输布失常，骨骼失养；郁怒伤肝，肝失条达，肝不藏血，

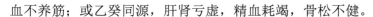

血不养筋；或乙癸同源，肝肾亏虚，精血耗竭，骨松不健。

（四）体质禀赋

《中西汇通医经精义》曰："髓者，肾精所生，精足则髓足，髓在骨内，髓足则骨强。"若先天不足，或房劳不节，或年老体衰，肾精亏空，则骨枯髓减，发为骨痿。

此外，糖尿病、水肿等病经久不愈，损及脾肾，生化乏源，肾虚精亏，无以生髓，亦可致髓虚骨疏。

西医认为，骨质疏松症包括原发性、继发性及特发性三类。原发性骨质疏松症是随年龄增长而出现的生理性退行性变，又可分为绝经后骨质疏松症（Ⅰ型）及老年骨质疏松症（Ⅱ型）两型；继发性骨质疏松症多由骨髓病变、内分泌疾病、药物、慢性疾病、营养异常等引起；特发性骨质疏松症多见于青少年，病因不详。

二、临床表现

骨质疏松症早期可无明显症状，出现腰背疼痛、身高缩短及呼吸功能下降等症状常为骨质疏松症的前兆。典型表现为疼痛、脆性骨折及脊柱变形，中医辨证分型及临床表现如下。

（一）脉络瘀阻证

外伤或久病卧床，肢体腰背疼痛，痛有定处，拒按；舌质暗，或有瘀点、瘀斑，脉涩。

（二）肾虚精亏证

腰背疼痛，胫膝酸软，眩晕耳鸣，轻微外力或不明显外力，即出现骨折，弯腰驼背，身长缩短。伴见畏寒喜暖，舌淡胖，苔白，脉沉迟，多见于肾阳虚；手足心热，盗汗，舌红，苔少，脉细数，多见于肾阴虚。

（三）脾胃虚弱证

四肢腰背疼痛，面色萎黄，肢倦神疲，少气懒言，纳呆便溏；舌淡，苔白，脉细弱。

（四）禀赋不足证

青少年期以背部、髋部、足部隐痛开始，逐渐行走困难，多见膝关节、踝关节痛及下肢骨折。可致胸廓变形，影响心肺功能。腰背疼痛多见于成年人时期，易发椎体压缩性骨折，病程日久则脊柱缩短。舌淡，苔白，脉弱。

骨质疏松症的未病状态可见骨密度轻微降低，多伴有肾气不充的表现，如腰背容易酸痛、运动后容易疲乏、身高轻微变短、牙齿松动、头发花白、妇女月经失调、月经量少、过早绝经等。

三、中医治未病调治

1989年世界卫生组织（WHO）明确提出防治骨质疏松症的三大原则，补钙、运动疗法和饮食调节。骨质疏松症以填精益髓、强筋壮骨为治未病原则，以期减少发病风险，提高生活质量。骨质疏松症的治未病调治，重在培养良好的饮食起居与劳逸结合，在衰老过程中关注自身的骨质状态，并从饮食、药物、运动等方面调补肾气。

（一）情志调治

保持心情愉悦，不良情绪易诱发跌倒，心理压力过大也会影响骨质代谢。鼓励患者积

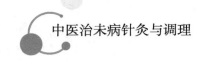

极参加社交活动，多与他人沟通，积极适应环境变化，自我调节，心态乐观，避免出现抑郁倾向。

（二）饮食起居调治

注意营养均衡，保证钙盐、维生素、蛋白质的摄入。鸡蛋、牛奶、豆类、鱼类含有丰富的钙盐，搭配莴苣、西红柿、黄瓜等蔬菜食用，能减缓骨量流失。浓咖啡、碳酸饮料影响钙的吸收，应减少摄入。规律作息，充足睡眠，戒烟，避免酗酒。适当锻炼，增加户外活动，每周 2 次充足日照，促进维生素 D 合成，增加骨量。注意预防跌倒，出行选择防滑鞋具，携带手杖，在浴室等地面湿滑的场所安装扶手。

（三）药物调治

研究表明，蛇床子、淫羊藿、熟地、骨碎补、杜仲等中药能提高骨密度，减少骨吸收，对骨质疏松有防治作用。药膳推荐黑豆大骨汤、枸杞甲鱼汤、猪蹄豆腐汤及黄芪虾皮汤等。症状显著的患者，可采用辨证调治，脉络瘀阻证，用圣愈汤合补阳还五汤；肾虚精亏证，用河车大造丸；脾胃虚弱证，用参苓白术散合补中益气汤；禀赋不足证，用金匮肾气丸、补中益气汤。

（四）针灸调治

针刺、电针、温针、灸法等可刺激穴位，通畅经络，改善骨质疏松和缓解疼痛。常用穴位有肾俞、足三里、命门、三阴交、关元、太溪、犊鼻及血海等。

（五）传统功法调治

五禽戏、八段锦等传统功法，动中有静，平衡阴阳，强身健骨，有防治骨质疏松症的作用。其中，五禽戏之熊戏，沉缓柔韧，着重调节脊柱与腰部经脉，最为适宜。

（六）其他调治

捏脊疗法及中药熏蒸、外敷、蜡疗等，能够促进气血流通，强壮筋骨，可预防骨质疏松症。微创埋线疗法首选肾俞，每次 15 ～ 30 天，疗程 3 ～ 6 个月，适用于绝经后骨质疏松症。

四、护理干预

对于关节疏松症的患者，护理工作不仅是药物治疗的辅助，还包括生活方式的管理、营养支持、康复运动等方面的护理干预。

（一）运动与康复护理

1. 推荐的运动

在关节疏松症患者的护理中，适当运动意义非凡。例如，步行等简单易行的运动，能使骨骼在适度的压力刺激下，促进钙的沉积，增强骨骼强度；游泳借助水的浮力可减轻身体对关节的压力，同时锻炼全身肌肉，改善关节活动度；骑自行车能有效活动下肢关节，提升其灵活性与稳定性。每次保持30分钟左右的运动时长，每周进行 3 ～ 5 次，长期坚持，有助于改善病情，提高患者的生活质量。

2. 注意避免的运动

关节疏松症患者需格外留意避免某些运动，如剧烈的跳跃、跑步等。因为此类运动过程中，关节和骨骼会承受较大的冲击力，而患者本身骨密度降低，骨骼较为脆弱，关节也

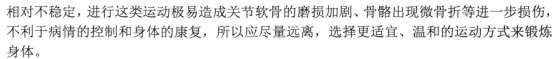

相对不稳定，进行这类运动极易造成关节软骨的磨损加剧、骨骼出现微骨折等进一步损伤，不利于病情的控制和身体的康复，所以应尽量远离，选择更适宜、温和的运动方式来锻炼身体。

3. 关节活动度训练

针对已经出现关节疼痛或活动受限的关节疏松症患者，关节活动度训练是必不可少的护理内容。通过专业指导下的关节屈伸、旋转等活动训练，能促使关节囊、韧带等组织保持良好的弹性和伸展性，让关节内的滑液更好地发挥润滑作用，帮助维持关节的灵活性，防止其因长期缺乏活动而变得僵硬，进而改善患者日常活动能力，缓解因关节问题带来的不适。

（二）跌倒与骨折预防

1. 环境安全

鉴于骨质疏松症患者因骨密度降低，跌倒后骨折风险显著增加，保障其居住环境安全就成了护理的关键环节。护理人员要协助患者仔细整理居住环境，确保地面平整无坑洼、积水，避免因地面不平整而滑倒；保证室内照明良好，消除光线昏暗导致的视觉盲区；同时，认真排查并去除（如电线、小物件等）任何可能引起绊倒的障碍物，为患者营造一个安全、舒适的生活空间，降低跌倒风险。

2. 穿着合适的鞋子

提醒骨质疏松症患者穿着合适的鞋子也是预防跌倒的重要举措。高跟鞋会改变人体重心，使身体稳定性变差，行走时极易失去平衡；拖鞋通常贴合性不佳，走路过程中容易滑脱，这些都会增加摔倒的概率。因此，应建议患者选择鞋底有良好防滑性能、鞋型合脚、穿着舒适的鞋子，这样在行走时能提供稳定的支撑，保障步伐稳健，从而有效降低因鞋子不合适而引发的跌倒风险，保护患者安全。

3. 保持良好的平衡感

建议骨质疏松症患者通过平衡训练和柔软性训练来增加身体的平衡感，这对于降低跌倒风险十分关键。平衡训练可以借助单脚站立、闭目站立等简单动作，锻炼神经系统对身体姿态的调节能力及肌肉的协同控制能力；柔软性训练，如瑜伽中的部分伸展体式等，能增强关节的活动范围和肌肉的柔韧性。长期坚持这些训练，可使患者在日常活动中更好地维持身体平衡，减少意外跌倒的发生。

第五节　类风湿关节炎

类风湿关节炎是一种以关节病变为主的慢性全身自身免疫性疾病。主要临床表现为小关节滑膜炎症所致的关节肿痛，继而软骨破坏、关节间隙变窄，晚期因严重骨质破坏、吸收导致关节僵直、畸形、功能障碍。多反复发作，致残率较高，预后不良，目前还没有很好的根治方法。类风湿关节炎属于中医学"痹证"范畴，又称"顽痹""鹤膝风""历节风"等。

一、病因病机

类风湿关节炎的发病与外邪侵袭、痰浊内结、瘀血阻络和正气亏虚有关。主要因正气

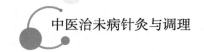

不足，腠理不密，卫外不固，外感风、寒、湿、热之邪，痹阻经络，气血不通，痰浊瘀血内阻，留注关节、筋脉而发病。

（一）外邪侵袭

风寒湿邪侵犯人体多是由外而内。由于久居寒冷，或触冒风雨，或劳累后感受寒湿之邪，都可使人体卫外功能减弱，风寒湿邪乘虚侵袭人体，注于经络，留于关节，使气血痹阻不通，而成此病。由于感邪偏盛的不同，临床表现有所不同。风气盛者，因风性善行数变，易使痛处游走不定；寒气盛者，因寒性凝滞，疼痛剧烈且痛处相对固定；湿气盛者，因湿气黏滞重着，流注关节，易使肌肤、关节麻木、重着，痛有定处。人体感受风湿邪气，或风寒湿痹郁久化热，流注关节而致关节局部红肿灼热，亦成此病。

（二）痰浊内结

痰浊是由水液输布障碍，水湿停滞，聚湿而成。外感湿邪，日久不除，湿聚成痰；饮食不节，脾失健运，或脾气衰弱，运化无力，水湿不行，聚湿成痰；瘀血阻滞，经脉不利，水液道路不顺畅，水湿停滞，聚湿成痰。痰浊留窜骨节经络，闭阻气血，而成此病。

（三）瘀血阻络

脉络痹阻是本病的重要病理环节，且类风湿关节炎病程漫长，反复发作，迁延难愈，日久则影响血行而见瘀血。如寒邪侵犯经脉，使经脉收引，血液运行缓慢，而致血瘀；热邪循经入血，热盛则伤津耗液，使血液黏稠壅滞，瘀塞经脉；久病耗伤正气，气虚则运血无力，阳虚经脉失温，血行滞涩，都可致瘀血产生。

（四）正气亏虚

正虚是导致本病的内在因素。机体正气不足时，外来风、寒、湿、热之邪才可乘虚侵袭肢体关节、肌肉，使经脉闭阻不通，从而发病。脾虚饮食失节，或因劳倦内伤，或外受寒湿之邪，都可致脾胃衰弱，运化失司，痰浊内生，湿浊为患而致病；或因先天禀赋不足，后天调治失当、房事不节而致肾精亏虚，则骨髓失充，筋骨失养，发为本病。

西医学目前对类风湿关节炎的成因仍未能了解清楚，但认为本病属于慢性炎症性疾病，是由自身免疫系统失调而攻击关节，导致关节滑膜炎，并逐渐出现关节软骨和骨破坏，最终导致关节畸形和功能丧失的疾病。流行病学研究发现，本病全球发病率为 0.5%～1.0%，中国大陆地区的发病率为 0.42%。

二、临床表现

类风湿关节炎的中医辨证分型及其临床表现如下。

（一）风寒湿痹证

关节疼痛重着，或有肿胀，风邪偏盛者痛处游走不定，寒邪盛者关节冷痛，得温则缓；舌质淡，苔白腻或白滑，脉濡或滑或弦紧。

（二）湿热痹阻证

关节肿痛，触之灼热或有热感，口渴不欲饮，烦闷不安，或有发热；舌质红，苔黄腻，脉濡数或滑数。

（三）痰瘀痹阻证

关节肿痛日久不消，晨僵，关节屈伸不利，关节周围或皮下结节；舌质暗紫，苔白厚

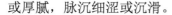

或厚腻，脉沉细涩或沉滑。

（四）肝肾不足证

关节肌肉疼痛，肿大或僵硬变形，屈伸不利，腰膝酸软无力，畏寒喜暖，临床常伴气血亏虚，可有乏力、心悸、头晕目眩、面色少华等；舌淡苔薄白，脉细弱。

本病的未病状态往往可见部分手指关节、脚趾关节、膝关节、腰部的轻微僵硬或屈伸不利，通常活动后可稍缓解。如果未能及时有效调治，则晨僵进一步加重，并出现关节肿痛甚至关节肿胀变形等。

三、中医治未病调治

对类风湿关节炎的中医治未病，当以固护正气，防止风、寒、湿、热之邪侵袭关节为主。调摄以调理脾胃、祛痰化湿、温经通络为原则。同时，由于女性的患病率较男性高，要注意根据女性的生理病理特点，做好疏肝解郁、滋补肝肾、温阳补虚的调治工作。

（一）情志调治

要重视健康教育，使患者正确认识本病，了解本病的诱发因素、病理变化及预后转归，消除初患病时的紧张、恐惧或慢性疾病患者常见的麻痹心理，正确理解并配合调治。精神要减压、减负，放松工作、生活压力。尤其是女性，要避免精神紧张、恼怒、忧思、郁闷等，保持精神愉悦、情绪安定、乐观豁达的心理状态，对调治本病有益。

（二）起居调治

寒湿入侵是本病重要的诱发因素，所以首先要注意防范风寒湿邪。无论天热还是运动后汗出，切不可当风而立，更不可卧于风口或者让风扇直吹。冷气房内也不要贪凉将温度调得过低。居处或工作环境潮湿，也要经常开抽湿机、暖风机以避免水湿之气入侵。防邪的同时更要固本，要调整生活规律，做到起居有常，坚持合理的运动，并持之以恒，从而提高抗病能力。

（三）饮食调治

防治类风湿关节炎在饮食上宜选择清淡易消化的食物，忌油腻、辛辣及冰冻的食物。应避免高脂肪的食物，如牛肉、羊肉、乳制品等，因其对关节有较强的刺激作用。海产品（如海带、海参、海虾等）也不宜多吃，因其尿酸含量较高，被人体吸收后，能在关节中形成尿酸盐结晶，加重关节症状。

少吃甜食，因糖类易致过敏，可加重关节滑膜炎的发展，引起关节肿胀及疼痛加重。少喝酒、咖啡、浓茶等饮料，注意避免被动吸烟，因为这些都可以加剧关节炎症的恶化。

部分食物及蔬果如薏苡仁、豆腐、扁豆、山药、芹菜、苦瓜、大枣、黑木耳等含有维生素、微量元素和纤维素，具有改善新陈代谢，减少脂肪的摄取，达到清热解毒、消炎止痛的作用，有助于缓解关节炎症状。鱼油中富含的 ω-3 型脂肪酸是一种抗炎物质，能够抑制可破坏关节的白细胞介素的释放，促进关节炎症的消散，因此可以多吃富含 ω-3 型脂肪酸的鱼类，如鲱鱼、鲤鱼、沙丁鱼、金枪鱼、鲑鱼、鲭鱼等。

（四）药物调治

1. 药膳

常用药膳可选用防风葱白粥、木瓜薏仁粥、桂枝粥、二活粥、薏仁绿豆汤、蕲蛇酒等，

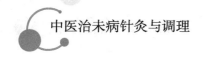

以通阳活络、祛湿止痛，适用于本病的未病状态使用。

2. 药物治疗

风寒湿痹证，选用乌头汤、寒湿痹颗粒；湿热痹阻证，选用四妙丸、宣痹汤、湿热痹颗粒；痰瘀痹阻证，选用身痛逐瘀汤、瘀血痹颗粒、小活络丸；肝肾不足证，选用补肾祛寒治尪汤、益肾蠲痹丸、尪痹颗粒。

（五）针灸调治

针灸对类风湿关节炎的调治体现在针对局部的疏通经络，活血行气止痛，以及针对整体免疫功能的调节。

1. 体针

主穴多用肝俞、肾俞、大杼、膈俞、阳陵泉、三阴交等，辅以关节局部取穴治疗。风寒湿痹者，或痰瘀痹阻而未化热者，可以用悬灸或温针灸的方法，缓解局部症状。

2. 耳针

取脾、皮质下、肾上腺、交感等耳穴，双耳交替使用，用短毫针针刺或用王不留行籽、白芥子贴压。

（六）推拿调治

类风湿关节炎可以推拿按摩调治，常用穴位有膈俞、肝俞、脾俞、胃俞、肾俞、阳陵泉、足三里、悬钟等，以及病变关节局部穴位，如曲池、外关、阳池、阳溪、合谷、后溪、血海、昆仑、解溪等。常用手法包括指揉法、捏脊法、拿法、捻法、摇法、擦法及关节运动法。

（七）熏浴调治

类风湿关节炎的熏浴调治可以选用温经散寒、活血通络止痛的中药，如海桐皮、海风藤、苏木、降香、艾叶、五加皮、透骨草、伸筋草等煎汁成药液熏浴，同时可以配合适当的关节屈伸运动，利用热力和中药的双重作用，达到温经散寒、疏通经络、活血化瘀止痛的作用。

（八）其他调治

1. 刮痧

在发病关节周围局部刮痧可以达到行气活血、通络止痛的目的，能够促进发病关节功能恢复正常。对背部督脉及膀胱经的刮痧有舒筋活络、补肾壮骨之功，同时还可以调节机体的免疫系统功能。

2. 熨敷

用芒硝或辛温、善走窜的中药，如细辛、麻黄、桂枝、苏木、油松节等制成药袋，适当炒热，趁热熨敷于患处关节部位，以达到温经散寒、活血消肿之功。尤其适于肿痛偏寒湿者。

3. 拔罐

关节部位不适宜拔罐，可选择关节附近肌肉丰厚处或背部督脉、膀胱经所循部位进行拔罐，以达到祛风除湿、行气活血、散寒止痛之功。

4. 贴穴

用雷公藤、独活、羌活、白芥子、麝香、麻黄、生姜等中药制成的药饼贴敷于关节附

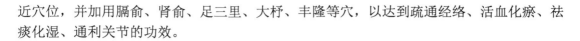

近穴位，并加用膈俞、肾俞、足三里、大杼、丰隆等穴，以达到疏通经络、活血化瘀、祛痰化湿、通利关节的功效。

四、护理干预

对于类风湿关节炎的患者，护理工作不仅局限于疾病的治疗，还需要考虑患者的生活质量、功能恢复及情绪管理等方面。具体护理内容包括以下 2 个方面。

（一）疼痛管理

1. 热敷和冷敷

在护理类风湿关节炎患者的疼痛问题时，合理运用热敷和冷敷手段意义重大。当患者关节疼痛且伴有肿胀情况时，若疼痛以酸痛、胀痛为主，热敷是不错的选择，它能使局部血管扩张，加快血液循环，舒缓肌肉痉挛，减轻疼痛；而倘若关节处炎症明显、肿胀突出，冷敷则更为适宜，可收缩血管，抑制炎症发展，有效缓解肿胀，进而缓解疼痛症状，提升患者的舒适度。

2. 非药物治疗

对于类风湿关节炎患者，非药物治疗在缓解疼痛方面起着不可或缺的作用。例如，关节牵引能通过适当的外力作用，调整关节的位置关系，减轻关节间的压力，缓解疼痛并利于关节功能恢复；理疗借助各种物理因子，如电、光、磁等刺激，改善局部组织状态；超声治疗则可利用其机械效应和温热效应，促进血液循环、减轻炎症，协同促进关节恢复，多维度缓解患者的疼痛不适。

（二）功能训练与康复

1. 制定个性化的康复计划

鉴于类风湿关节炎长期发展易造成关节功能丧失，为患者制定个性化的康复计划至关重要。护理人员需依据患者具体病情，如患病时长、关节受累程度等，精心设计功能锻炼计划。通常采用低强度的关节活动练习，因为过度用力和反复高强度运动易加重关节损伤。科学合理的计划能循序渐进地帮助患者恢复关节活动度与灵活性，提高生活自理能力，改善生活质量，助力患者更好地应对疾病。

2. 保持关节活动度

让类风湿关节炎患者保持关节活动度是功能恢复的关键环节。适度的关节运动对促进关节润滑和修复效果显著，如游泳，水的浮力可分担身体重量，减少关节受力，同时全身关节得以充分活动；步行也是一种适宜的运动方式，能带动下肢关节有节奏地运动，促使关节腔内滑液循环，保持关节的灵活性，避免因长期制动而出现僵硬，维持关节的正常功能，延缓病情进展。

第六节　运动关节损伤

运动关节损伤是常见的骨科问题，在年轻人和运动员中尤为多见。它通常是由过度或不当的运动引起，表现为关节疼痛、肿胀、活动受限等症状。通过辨证施治、调理气血、疏通经络等手段，可以有效预防和治疗运动关节损伤，促进康复。

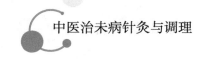

一、病因病机

在中医理论中，运动关节损伤的发生常与外力作用、体内气血亏虚、经络不通等因素有关。以下是主要的病因病机。

（一）外邪侵袭

在中医对运动关节损伤的认知里，外邪侵袭起着关键作用。当人们进行剧烈运动或运动方式不当之时，关节便会遭受过度的冲击、拉扯及扭曲，这种外力作用为外邪入侵创造了"通道"。例如，风寒湿邪会趁机侵入关节，致使气血滞涩，气血不能畅行，进而引发关节出现肿痛现象，并且活动也受到限制，严重影响关节正常功能。

（二）气血不足

气血亏虚作为运动关节损伤的重要内因不可忽视。无论是长期缺乏运动，致使气血生成不足，还是过度运动，耗损过多气血，都会使体内气血处于虚弱状态。气血作为滋养关节各组织的关键物质，虚弱时便无法有效地为关节提供营养，如此一来，关节的韧带、肌肉以及骨骼等组织极易产生疲劳，进而发生损伤。尤其老年人，气血衰退明显，关节自我修复能力差，更易出现慢性关节损伤。

（三）经络不通

关节一旦遭受损伤，往往会引发局部经络阻塞这一状况，进而导致气血运行不畅。从中医角度来看，外力侵入关节后，就如同在经脉上设置了重重阻碍，使气血难以顺畅流通。气血犹如滋养关节功能的"源泉"，流通受阻后，关节失去气血的濡养与支持，其功能便无法恢复正常，炎症反应随之而生，疼痛症状也接踵而至，给患者带来不适与痛苦。

（四）肝肾不足

依据"肝主筋，肾主骨"的中医理论，肝肾不足是运动关节损伤常见的原因之一。长期过度运动，会过度损耗肝肾之阴，而缺乏运动又使肝肾得不到有效滋养，最终导致肝肾阴虚。肝血不足时，筋脉失去滋养，关节的韧带与肌肉就难以发挥正常的支撑作用，变得松弛脆弱，在日常活动中便容易发生损伤，影响关节的稳定性和正常活动，危害关节健康。

二、临床表现

运动关节损伤的临床表现主要包括以下 4 个方面。

（一）急性症状

运动关节损伤后的急性症状较为明显且多样。局部会出现剧烈疼痛，如针刺或刀割般，令人难以忍受，同时伴有肿胀，这是由于组织液渗出与出血所致。淤血或瘀伤也随之显现，让受伤处皮肤呈现青紫色。关节活动更是受到极大限制，稍一活动便疼痛加剧。而且常伴有炎症反应，局部发热、红肿，仿佛内部有一团火在燃烧。若外伤严重，还可能出现关节错位或骨折症状，必须即刻处理，以防病情恶化。

（二）慢性症状

长期慢性关节损伤有着独特的临床表现。患者常感到关节处存在间歇性或持续性的酸痛，这种酸痛似有若无，却又挥之不去，还伴有僵硬感，活动起来十分费劲。随着时间推移，活动范围会逐渐缩小，晨起时关节僵硬尤为突出，需经过一段时间活动才能缓解。尤

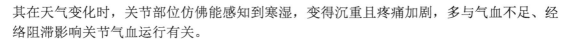

其在天气变化时，关节部位仿佛能感知到寒湿，变得沉重且疼痛加剧，多与气血不足、经络阻滞影响关节气血运行有关。

（三）功能障碍

运动关节损伤引发的功能障碍不容忽视。它不仅体现为疼痛与肿胀这些直观感受，更关键的是对关节正常功能产生了实质性影响。例如，膝关节受损后，行走时会明显感觉吃力，每迈出一步都艰难万分，甚至无法正常走路；肩关节若出现损伤，上肢举起这一平常动作都会变得困难重重，严重干扰了肢体的正常活动，给日常生活带来诸多不便，降低了生活质量。

（四）伴随症状

运动关节损伤有时还会伴有一些其他症状，其中肢体麻木、酸痛较为常见。这种麻木感如同千万只蚂蚁在肢体上爬行，而酸痛则是隐隐作痛，让人浑身不自在。尤其当损伤发生后较长时间未得到及时有效的治疗时，气血亏虚、经络不通的情况就会越来越显著。气血不能濡养肢体，经络阻滞致使气血运行不畅，这些都会加重上述伴随症状，进一步影响患者的身体状态和生活体验。

三、中医治未病调治

中医治未病的核心在于防患于未然，即通过调理体内气血、加强关节的保养和预防措施，避免运动关节损伤的发生。对于已发生的关节损伤，中医则强调辨证施治，综合治疗。具体的治疗策略包括以下4个方面。

（一）预防措施

1. 保持平衡运动

在运动过程中，保持平衡运动是预防运动关节损伤的关键环节。运动前充分的准备活动（热身）及运动后的放松（拉伸）有着不可忽视的重要性。热身能使关节和肌肉提前适应即将到来的运动强度，减少突然发力造成的过度拉扯或扭伤风险。而运动后拉伸，借助温和的拉伸或推拿手法，可有效放松肌肉纤维，增强关节的灵活性与韧性，为关节健康筑牢防护墙，最大程度避免运动中损伤情况的发生。

2. 养护关节

中医重视通过适当的食疗来养护关节，助力关节健康。枸杞、当归、黄精、党参等食材，皆是滋养筋骨的佳品。枸杞滋补肝肾，当归养血活血，黄精补气养阴，党参健脾益肺、养血生津，它们相互配伍，有助于增强肝肾功能，使气血生化有源，为关节提供充足的滋养，提升关节的内在健康状态，从而更好地应对日常活动及运动带来的压力，预防关节损伤出现。

3. 针灸调理

针灸在预防关节损伤方面发挥着重要作用。常选取合谷、膝眼、委中、太冲等穴位进行针刺。合谷可调节气血运行，膝眼关乎膝关节气血通畅，委中能疏通下肢经络，太冲可平肝理气、调和气血。通过针刺这些穴位，就如同为经络疏通"道路"，起到活血化瘀的功效，让关节处气血充盈且运行顺畅，进而提高关节的灵活性及自我修复能力，达到预防损伤的目的。

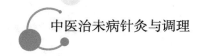
（二）中医治疗原则

1. 活血化瘀、舒筋活络

活血化瘀、舒筋活络是中医治疗运动关节损伤的基本且重要的方法之一。当关节受损后，局部气血往往瘀滞不通，经络受阻，影响损伤部位的修复。运用活血化瘀、疏通经络、调节气血的方法，能够消除瘀血堆积，让气血重新顺畅流通，就像疏通了堵塞的河道，为受损组织送去营养物质，加速新陈代谢，促使受损的关节、肌肉等组织尽快修复和愈合，恢复关节正常的功能状态，缓解因损伤带来的各种不适症状。

2. 益气养血、强筋健骨

针对气血不足、身体较为虚弱的人群，益气养血、强筋健骨尤为关键。气血是维持人体生命活动及滋养关节的重要物质基础，气血亏虚会使关节缺乏足够的滋养，抗损伤能力下降。通过补气养血的方式，使气血充足，再配合强筋健骨之法，增强关节周围筋肉、骨骼的力量，犹如为关节穿上了一层"保护铠甲"，进而提升机体整体的抗损伤能力，有效预防在运动过程中出现关节损伤的情况。

3. 祛风散寒、除湿止痛

在因风寒湿邪侵袭而导致的关节损伤或引发痛症时，中医采取祛风散寒、除湿止痛的治疗原则。风邪善行数变、寒邪收引凝滞、湿邪重浊黏滞，它们侵入关节后，会致使关节气血不畅、寒湿凝滞，出现疼痛、肿胀等症状。运用相应的中药、针灸、推拿等手段来驱散风邪、祛除寒邪、化除湿邪，消除这些病理因素对关节的影响，从而缓解疼痛等不适症状，改善关节的功能状态，促进病情恢复。

（三）常见中医治疗方法

1. 中药治疗

（1）内服药物：如活寄生汤、桂枝茯苓丸、膝骨痛汤等内服药物，在运动关节损伤的治疗中应用广泛且效果显著。独活寄生汤可祛风湿、止痹痛、益肝肾、补气血，全方位调理机体，改善因肝肾亏虚、气血不足兼受风湿之邪导致的关节疼痛等问题；桂枝茯苓丸能活血化瘀、缓消癥块，有助于消除关节损伤处的瘀血积聚；膝骨痛汤则针对性地作用于膝关节损伤，起到活血化瘀、通络止痛的作用，促进受损关节的修复与恢复正常功能。

（2）外用药物：活血膏、舒筋活络膏等外用药物在治疗中也有着独特优势。它们直接敷贴于损伤部位，药物成分透过皮肤渗透，直达病所，能够迅速发挥作用。通过促进局部血液循环，改善损伤部位的气血瘀滞状态，有效缓解疼痛，减轻肿胀，为受损关节营造良好的修复环境，加速损伤组织的愈合，并且使用方便，安全性较高，是辅助治疗运动关节损伤的常用方法之一。

（3）中成药：伤湿止痛膏、红花油等中成药深受青睐。伤湿止痛膏能祛风除湿、化瘀止痛，对于因寒湿或瘀血导致的关节疼痛、肿胀等症状有很好的缓解作用；红花油具有舒筋活络、通络止痛、消肿散结的功效，涂抹于患处后，轻轻按摩可使其药力渗透，促进局部气血运行，减轻关节损伤后的疼痛与肿胀，方便患者自行使用，在日常生活中对于运动关节损伤的应急处理及后续康复都能起到积极的辅助作用。

2. 针灸治疗

常用合谷、肩井、委中、膝眼、髌中等穴位在针灸治疗运动关节损伤中意义重大。合谷为全身气血调节的重要穴位，针刺可调节整体气血；肩井关乎肩部气血通畅，对肩关节

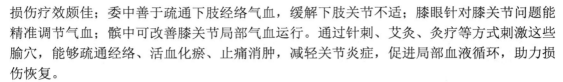

损伤疗效颇佳；委中善于疏通下肢经络气血，缓解下肢关节不适；膝眼针对膝关节问题能精准调节气血；髌中可改善膝关节局部气血运行。通过针刺、艾灸、灸疗等方式刺激这些腧穴，能够疏通经络、活血化瘀、止痛消肿、减轻关节炎症，促进局部血液循环，助力损伤恢复。

3. 推拿按摩

（1）关节松动术：推拿按摩中的重要方法，对于恢复关节活动度有着显著效果。当关节损伤后，容易出现僵硬、活动受限的情况，通过专业的推拿和手法操作，如对关节进行适度的牵引、摆动等，能调整关节的位置关系，松解关节周围粘连的组织，改善关节的活动范围，如为生锈的关节重新注入"润滑剂"，让关节恢复灵活自如，提高患者的肢体活动能力，缓解因关节僵硬带来的诸多不便与痛苦。

（2）揉捏、按压：主要用于松弛紧张的肌肉、放松关节以及促进血液循环。在关节损伤后，周围肌肉往往会处于紧张收缩状态，这不仅加重疼痛，还影响关节功能。运用揉捏、按压手法，可针对性地放松肌肉纤维，消除肌肉紧张，使关节周围的压力得到缓解，同时促进局部血液循环，为受损关节输送更多的营养物质，加速代谢废物排出，有效缓解因损伤引起的疼痛和肿胀，促进损伤修复与身体康复。

4. 拔罐、刮痧

（1）拔罐疗法：凭借其独特的负压作用，在运动关节损伤的治疗中发挥积极作用。当罐子吸附在体表时，罐内形成负压，可使局部皮肤充血、淤血，进而改善该部位的血液循环。对于肌肉和关节的紧张、僵硬状况，拔罐能起到很好的缓解作用，如将肌肉和关节中的"瘀滞之气"吸出，促进气血流通，为损伤的愈合创造有利条件，减轻患者的疼痛与不适，增强身体的恢复能力，是一种简单有效的辅助治疗手段。

（2）刮痧疗法：是通过特制的刮痧器具在皮肤浅表层经络上进行刮拭操作。刮拭过程中，能刺激皮肤及经络，促进局部血液循环，使气血运行更加顺畅。尤其对于损伤部位出现的瘀血情况，刮痧可以有效解除淤血阻滞，让气血恢复正常流动，从而缓解疼痛症状，改善关节周围的气血环境，辅助损伤的修复，提高患者的舒适度与生活质量。

（四）生活与饮食调养

1. 饮食调理

中医倡导的饮食调理注重食物的滋补作用，以帮助改善关节的柔韧性和抗损伤能力。黑枸杞富含多种营养成分，能滋补肝肾、益精明目，为关节提供滋养；桑葚可滋阴补血、生津润燥，助力气血生成；鲍鱼有滋阴清热、益精明目之效，对关节健康有益；牛膝能补肝肾、强筋骨；海味中的海带、紫菜等含有丰富矿物质，有利于骨骼健康。还有富含胶原蛋白的鸡胸肉、猪蹄等，可增强关节韧性，共同维护关节、骨骼的修复与健康。

2. 运动与体态

适度的运动和保持良好的体态是预防运动关节损伤的有效途径。中医强调运动要适度，避免过度劳损，防止因长时间高强度运动使关节承受过大压力而受损。同时，应避免剧烈运动，特别是那些对关节负担较大的运动，如长时间的跳跃、快速奔跑等。保持良好的体态，如站立时挺胸抬头、坐姿端正等，能使身体各部位受力均匀，减轻关节局部压力，降低损伤发生的可能性，保障关节的长期健康。

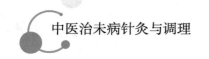

四、护理干预

在运动关节损伤的护理中，除中医治未病的调治方法外，护理工作也非常重要。运动关节损伤护理的目标是帮助患者减轻疼痛、促进恢复、避免并发症、提高患者的生活质量。以下是运动关节损伤护理中的 3 个关键内容。

（一）损伤初期的护理

在关节损伤初期，重点是减轻疼痛、控制肿胀、促进恢复。护理人员应根据损伤的类型，采取相应的处理方法，如 RICE 原则。

（1）Rest（休息）：避免关节再次受压或活动，以防进一步损伤。

（2）Ice（冰敷）：使用冰袋或冷敷包敷于受伤部位，帮助缓解肿胀、减轻疼痛。

（3）Compression（加压包扎）：适当使用弹性绷带包扎受伤部位，帮助减少肿胀。

（4）Elevation（抬高患肢）：抬高损伤部位，促进静脉回流，减少肿胀。

（二）术后护理

对于因关节损伤而进行手术治疗的患者，术后的护理至关重要，护理人员需要密切监测患者的恢复情况。

1. 术后疼痛管理

术后疼痛是关节损伤手术患者常面临的问题，有效的疼痛管理对其康复意义重大。护理人员可综合运用多种手段来缓解疼痛，药物方面，依据医嘱合理选用止痛药物，精准控制疼痛程度。针灸通过刺激特定穴位，疏通经络，调节气血，起到止痛效果。按摩则能放松周边肌肉，改善局部血液循环，减轻疼痛。多种方法协同，可帮助患者减轻痛苦，提高舒适度，利于后续恢复。

2. 早期活动

在关节损伤手术后，早期活动在康复过程中扮演着关键角色。在医生专业指导下，有序开展关节的被动运动极为必要。早期适当活动关节，能有效预防因长时间制动引发的关节僵硬问题，维持其灵活性。同时，这有助于促进关节周围组织的血液循环，加快新陈代谢，刺激关节功能逐步恢复，为患者早日回归正常生活奠定良好基础。

3. 伤口护理

伤口护理是关节损伤手术后不容忽视的重要环节。护理人员需严格按照规范定期对手术切口进行清洁和消毒操作，选用合适的消毒药剂，细致擦拭伤口周围，去除污垢与病菌，为伤口营造清洁的愈合环境，全力预防感染情况发生。并且要密切观察伤口的愈合状况，留意有无渗血、红肿、化脓等异常表现。一旦发现，需及时准确地采取相应处理措施，保障伤口顺利愈合。

（三）康复期护理

运动关节损伤的康复期护理，重点是帮助患者恢复正常的关节功能，避免后遗症的发生。

1. 关节功能锻炼

在运动关节损伤的康复期，关节功能锻炼是关键环节。需依据患者具体的恢复状况，科学且循序渐进地增加关节活动范围，开展针对性的功能锻炼。例如，膝关节损伤患者可安排膝关节屈伸训练，起初幅度宜小，慢慢加大角度，随后适时加入负重训练，从少量负重逐渐过渡。通过这样系统的锻炼，能有效激活膝关节周围肌肉，增强关节稳定性，助力其恢复正常的活动能力，减少功能障碍残留。

2. 物理治疗

物理治疗在康复过程中起着重要作用。借助理疗、按摩、推拿、热敷等多样化方式，为患者的关节康复提供助力。理疗可利用电、光、磁等物理因子，深入作用于关节组织，改善局部微环境；按摩与推拿能精准地放松紧张的肌肉，调整关节位置关系；热敷则凭借温热之力，使血管扩张，促进血液循环，为受损组织送去养分，加快新陈代谢，从而舒缓关节疼痛，推动组织修复，加速康复进程。

参考文献

[1] 甄蕾，李劲涛 . 中医治未病实用教程 [M]. 北京：中国中医药出版社，2018.

[2] 韩兴军，叶小娜 . 针灸 "治未病" 逆针灸 [M]. 济南：山东科学技术出版社，2021.

[3] 汪慧敏，吴明霞 . 针灸 [M]. 福州：福建科学技术出版社，2002.

[4] 赵奎 . 针灸技术与康复治疗 [M]. 上海：上海交通大学出版社，2023.

[5] 程海波，徐斌 . 针药结合学 [M]. 北京：中国中医药出版社，2021.

[6] 李丽霞，祝维峰，黄应杰 . 常见病针药结合治疗 [M]. 广州：中山大学出版社，2020.

[7] 田永华，虎峻瑞 . 中医治未病理论与内科临床应用研究 [M]. 银川：宁夏人民出版社，2016.

[8] 孙涛，何清湖主编 . 中医治未病 [M]. 北京：中国中医药出版社，2010.

[9] 陈涤平，师建梅，吕晓东，等 . 中医治未病学概论 [M]. 北京：中国中医药出版社，2021.

[10] 郁东海，范春香，等 . 走进中医治未病 [M]. 上海：复旦大学出版社，2024.

[11] 何希俊，邓倩，黄娜娜 . 中医治未病理论与实践 [M]. 广州：中山大学出版社，2023.

[12] 冯凤 . 经方与中医临床护理 [M]. 济南：山东科学技术出版社，2022.

[13] 王家兰，杨茜 . 中医临床护理健康教育 [M]. 昆明：云南科技出版社，2022.

[14] 刘颖，郭威，宋婧杰，等 . 谈谈中医治未病 [M]. 北京：中国中医药出版社，2021.

[15] 张琳 . 中医治未病践行集录 [M]. 昆明：云南人民出版社，2020.